実践！ 看護師・研修医・臨床工学技士のための

カテーテルアブレーション治療とケア

監修　中川義久 ● 天理よろづ相談所病院 循環器内科 部長
編著　貝谷和昭 ● 大津赤十字病院 循環器内科 部長
　　　柴田正慶 ● 北海道循環器病院 診療技術副部長 臨床検査科技師長

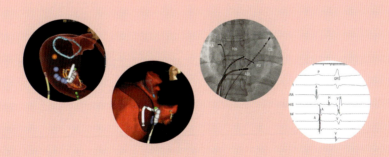

MC メディカ出版

はじめに

　心電図を勉強しようと思っても、挫折を経験した方は多いと思います。電気生理学的検査やアブレーション治療は、さらに難解で習得することは不可能に思えるほどです。多くの初学者にとって、アブレーション治療の指南本は難解で、あたかも宇宙人の暗号解読書のように感じることでしょう。

　2010年に『看護師・研修医・臨床工学技士のためのカテーテルアブレーションの治療とケア』が本書と同じく貝谷和昭氏・柴田正慶氏のコンビによる編著で上梓されました。これは「むずかしい」が「おもしろい」に変わるをコンセプトとして実践的にアブレーションを解説した書籍で、幸いにも多くの方々に読んでいただく機会を得ました。アブレーション治療に携わる方々への知識の普及に一定の役割を果たせたものと自負しております。あらゆる治療は、日進月歩さらに分進秒歩といわれるまでのスピード感をもって進歩します。そこで、最新の治療内容を加えるとともに、ケアの流れや合併症・急変時の対応もくわしく解説し、さらにわかりやすく、現在のアブレーション治療に相応しい内容に生まれ変わったのが本書です。電気生理学へのアレルギーを取り除き、アブレーション治療に実践的に参加する基本的能力を身につけるという目標は踏襲しています。

　アブレーション治療では、難しい不整脈を電気生理学的検査で理論的に追い詰め、焼灼して治療します。ポイントは理論的であるということです。逆説的には、その理論がわかれば"眼から鱗が落ちる"ようにわかります。一見難しいようにはじめは感じますが、実際は理論的である分だけ明快です。本書では、アブレーションの理論が、かゆい所に手が届くように説明されています。

　経験豊富な執筆陣の総力を結集して本書は完成しました。皆の頑張りには本当に頭の下がる思いです。本書の製作に尽力いただいたメディカ出版の鈴木陽子氏の粘り強いサポートにも感謝しております。本書に凝縮された皆のエネルギーが読者の皆様にも伝わることを確信しています。このエネルギーがアブレーション治療を普及・発展させ、不整脈に悩む人々に福音を届けることを願っています。

2017年1月

中川義久

CONTENTS 目次

はじめに　3
監修・編集・執筆者一覧　6

INTRODUCTION
1. ひと目でわかる疾患別診断・治療のポイント　7
2. アブレーションでよく使用する言葉集　14
3. アブレーションでよく使用する薬品集　22

CHAPTER 1 今さら聞けない！ そもそもカテーテルアブレーションとは？
1. 電気生理学的検査　28
2. 高周波心筋焼灼術（カテーテルアブレーション）　41
3. 電気生理学的検査・アブレーション治療に用いる機器　52
4. 3Dマッピングシステム　64

CHAPTER 2 流れがわかる！ カテーテルアブレーション治療とケア
1. 病棟への術前訪問　78
2. 事前準備（検査・処置）　81
3. 患者入室・患者準備　88
4. 術中鎮静　93
5. 患者退室・病棟への申し送り　97
6. 術後病棟管理　103
7. 知っておきたい放射線管理の知識
　　心房細動アブレーション治療における放射線管理と被ばく低減　108

CHAPTER 3 症例から学ぶ！ 電気生理学的検査の基礎知識
1. Case1　洞不全症候群（SSS）　116
2. Case2　完全房室ブロック　125
3. Case3　ブルガダ（Brugada）症候群　137

実践から学ぶ！
カテーテルアブレーションの診断・治療

❶ Case1	房室結節回帰性頻拍（AVNRT）	148
❷ Case2	房室回帰性頻拍（AVRT）	168
❸ Case3	心房粗動（AFL）	188
❹ Case4	瘢痕性心房頻拍	201
❺ Case5	右室流出路起源心室頻拍（RVOT-VT）	217
❻ Case6	発作性心房細動（PAF）	226
❼ Case7	器質的心疾患を背景に持つ持続性心室頻拍	244

実践から学ぶ！
カテーテルアブレーションの合併症・急変時の対応

❶ チャートでわかる！ 術中合併症・急変時の対応		260
❷ 心タンポナーデ		267
❸ 塞栓症		270
❹ 食道関連合併症		274
❺ 肺静脈狭窄		276
❻ 横隔膜運動低下		277
❼ 術後房室ブロック		279

索引　280
監修者紹介　287

> 聞いたことのある言葉の意味は…
> 経験したことのある
> あの場面が意味することは…
> 「こういうことだったのか」と納得！
> **アブレーションの実際を、紙上体験してみてください**

「カテ室再現会話」登場人物

患者さん	カテ室後輩看護師	カテ室先輩看護師	病棟看護師	臨床工学技士	研修医	医師
患	後	看 先	病	技	研	医

監修・編集・執筆者一覧

●監修
中川義久 天理よろづ相談所病院 循環器内科 部長

●編集
貝谷和昭 大津赤十字病院 循環器内科 部長
柴田正慶 北海道循環器病院 診療技術副部長 臨床検査科技師長

●執筆

天理よろづ相談所病院（元所属者も含む）　　　　　　　　　　**I**：INTRODUCTION　**C**：CHAPTER

柴田正慶	前出	**I**-①② ・ **C** 1-④・4-①②
今村沙梨	和歌山県立医科大学附属病院循環器内科 学内助教	**I**-① ・ **C** 1-③・3-③・4-③
杉村宗典	臨床検査部 臨床工学技士	**I**-①② ・ **C** 1-①・4-④
黒田真衣子	循環器内科（シニアレジデント）	**I**-① ・ **C** 3-①②・4-⑤
安田健治	臨床検査部 臨床工学技士	**I**-①②③ ・ **C** 2-④・4-⑥
大西尚昭	循環器内科医員	**I**-① ・ **C** 4-⑦・5-①⑤⑥⑦
吉川美幸	外来検査放射線部 副看護師長	**I**-③ ・ **C** 4-⑥・5-COLUMN
貝谷和昭	前出	**C** 1-②
安藤理裕	外来検査放射線部 看護師	**C** 2-①
若林侑子	東10病棟 看護師	**C** 2-②・2-⑥
長谷川 朗	外来検査放射線部 看護師	**C** 2-③
冨嶋大地	外来検査放射線部 看護師	**C** 2-④
吉田真悠	外来検査放射線部 看護師	**C** 2-⑤
林 秀隆	放射線部 副技師長	**C** 2-⑦
西岡宏之	放射線部 主任診療放射線技師	**C** 2-⑦
木村優友	奈良県総合医療センター臨床工学技術部 臨床工学技士	**I**-① ・ **C** 4-②
樋口貴文	青心会郡山青藍病院内科医員	**C** 4-③
佐治恭子	外来検査放射線部 准看護師	**C** 5-①
筧 晴雄	外来検査放射線部 看護師	**C** 5-②③④

＊イラスト協力：髙貝睦美

INTRODUCTION ① ひと目でわかる疾患別診断・治療のポイント

Case 1
房室結節回帰性頻拍（AVNRT） P.148〜167

AVNRT : **A**trio**V**entricular **N**odal **R**eentrant **T**achycardia

AVNRTはアブレーションの適応となる頻拍の代表で通常 narrow QRS（幅の狭いQRS）の頻拍発作として認めます。narrow QRS 頻拍の大部分は発作性上室頻拍（PSVT）であり、アブレーション治療の対象となる発作性上室頻拍の90%以上がAVNRTと房室回帰性頻拍（AVRT）です。

●12誘導心電図
narrow QRS（幅の狭いQRS）でP波もハッキリしないのが特徴。

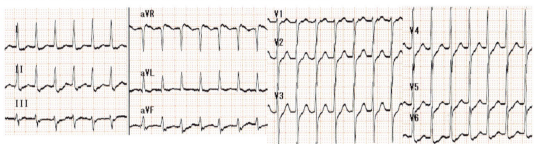

●通常型AVNRT
伝導が遅くて不応期の短い "slow pathway" を順行性に、伝導が速くて不応期の長い "fast pathway" を逆行性に伝導して、その間で回帰（リエントリー）旋回して頻拍が起こっている状態。

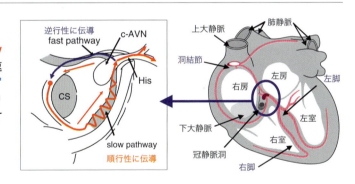

診断 主にAVRTとの鑑別が重要です。

● **室房伝導の確認**
心室刺激を与えた際に心房への逆伝導が、どこを介してかを（ヒス束なのか？ケント束なのか？）見極める！
VA conduction P.154
decremental conduction P.156

● **二重伝導路の確認**
伝導速度と不応期が異なる2本の伝導路が存在するか確認する。
ジャンプアップ現象の有無！ P.156

● **誘発後の確認検査（AVNRTとAVRTの鑑別）**
PVCスキャン P.160

● **中隔ケント束との鑑別**
ヒス束に近い部位（中隔）にあるケント束との鑑別を行う。
ParaHisian Pacing P.160

治療の実際 slow pathway を焼灼！

● **通電部位 & 通電部位の電位**
ヒス束より離れた冠静脈から中位中隔の三尖弁輪部で、slow pathway potential の確認できる場所 P.163

● **通電中の反応**
安定した accelerated junctional rhythm が出現して、室房伝導（fast pathway の伝導）を認める P.164

● **end point**
二重伝導路の消失、ワンエコーまでで誘発不能 P.165

Case 2
房室回帰性頻拍（AVRT） P.168〜187

AVRT : **A**trio**V**entricular **R**eentrant **T**achycardia

AVRTは発作性上室頻拍（PSVT）の1つでその代表的な不整脈です。AVRTは房室結節（AVN）と副伝導路（accessory pathway）の間でリエントリーして頻拍が起こります。副伝導路の多くはWPW症候群に存在するケント束ですが、それ以外にマハイム束、ジェームス束などが存在します。

●顕在性WPW症候群

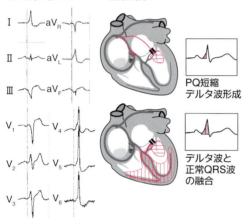

デルタ波の極性から
ケント束付着部位の推定 P.169

●正方向性AVRT P.172

"**房室結節**"を**順行性**に、"**ケント束**"を**逆行性**に伝導して、その間でリエントリーして頻拍が起こっている状態。

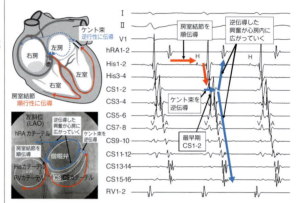

診断

他のPSVTとの鑑別ができ、AVRTの場合はそのケント束の付着部位の診断が重要となる。

- **●ケント束付着部位の診断**
  AVNRTは全症例slow pathwayを焼灼するが、AVRTの場合はケント束の付着部位を焼灼するため、その部位の判別を行う。また、その伝導特性を確認する。
  逆行性A波の最早期興奮部位 P.176
  伝導特性 P.177
- **●誘発後の確認検査**
  （AVNRTとAVRTの鑑別）
  PVCスキャン P.181

治療の実際

- **●逆行性A波の最早期興奮部位を測定し焼灼**
  頻拍中 P.184
  RVペーシング中 P.184
- **●end point**
  ATP静注による逆行性A波の確認 P.186

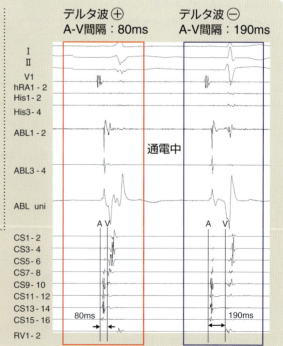

Case 3
心房粗動（AFL） P.188〜200

AFL : **A**trial **Fl**utter

心房粗動は心電図上、鋸歯状波（F波）を呈する頻脈で、心房内のマクロリエントリーにより起こり、その多くは右房の三尖弁輪周囲を大きく旋回（マクロリエントリー）するものです。治療は薬剤に抵抗性のことが多く、カテーテルアブレーションによる治療が有効かつ安全な手段として広がっています。

●通常型 AFL　三尖弁輪周囲を大きく旋回する頻拍

Haloカテーテルの電気の流れ（シーケンス）を確認する P.192

a 反時計方向回転　通常型心房粗動：CCW common AFL

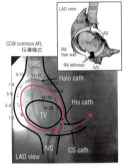
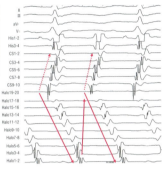
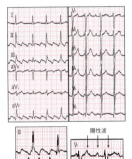

b 時計方向回転　通常型心房粗動：CW common AFL

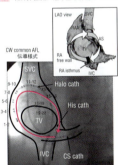
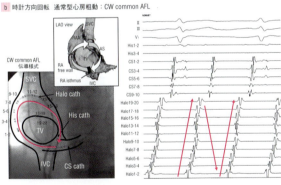
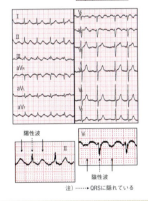

注）……▶ QRSに隠れている

診断
● 解剖学的峡部を含む三尖弁輪を大きく旋回する頻拍であるか確認する
　entrainment pacing P.194
　post pacing interval (PPI) P.194

治療の実際
● 解剖学的峡部を焼灼 P.196
　→右図
● 両方向性のブロックラインの確認
　differential pacing P.196

解剖学的峡部（RA isthmus）を焼灼

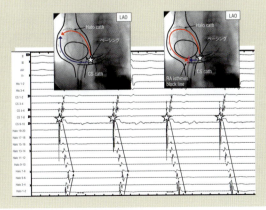

Case 4
瘢痕性心房頻拍 P.201～216

Scar-related Atrial Tachycardia

心房頻拍の原因には、異常な自動能（肺静脈、上大静脈、冠状静脈、心耳、分界稜などから自動的に発生するもの）と、電気興奮が心房内で旋回（リエントリー）するものがあります。瘢痕性心房頻拍とは、開心術後の心房切開線や器質的心疾患に伴う瘢痕組織の周辺をリエントリー回路に含む頻拍で、その多くは、電気興奮が心房筋を大きく旋回する「マクロリエントリー性頻拍」です。

症例
総肺静脈還流異常に対する心臓外科術後に生じた心房頻拍に対しカテーテルアブレーションを実施した。

●術式
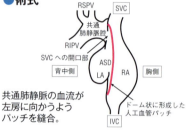

共通肺静脈の血流が左房に向かうようパッチを縫合。

解剖と術式 P.201

●頻拍の12誘導心電図
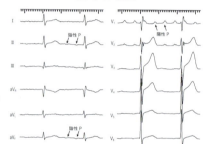

P波はⅡ、aV_F誘導が陰性、V_1誘導で上向きで、P波間には等電位線があるように見えることから左房起源のATの可能性もある。

その理由は？ P.203

ただしマクロリエントリー性心房頻拍の場合、心電図から頻拍の回路を推測するには限界がある。

●透視画像
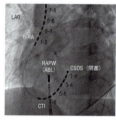

●カテ配置と頻拍回路の模式図
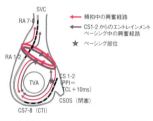

右房内に16極の電極カテーテルを挿入し、冠静脈洞入口部よりエントレインメントペーシングを行った。この部位は頻拍回路に比較的近接していると考えられる。

●エントレインメントペーシング時の心内電位
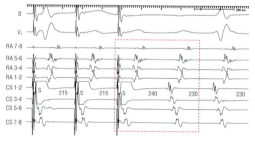

エントレインメントペーシングとは？ 何がわかるの？ P.206

●3Dマッピング（CARTO® mapping）

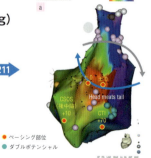

アクチベーションマップ P.211

マップした局所電位が基準電位より「早いか・遅いか」をカラーで表現することで、頻拍の興奮伝播様式を視覚的に理解することができる。

ボルテージマップ（サブストレートマップ） P.213

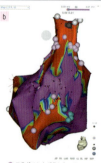

電位波高の「高い・低い」で表現したマップで、頻拍症の発生や維持にかかわる素地（不整脈基質）を把握し、焼灼部位を決定するうえで重要となる。

診断
●瘢痕性心房頻拍の至適通電部位=頻拍の「必須緩徐伝導路」を最短で安全に遮断することができる場所

治療の実際
●心臓電気生理学的検査に3Dマッピングシステムを併用して診断する！

Case 5
右室流出路起源心室頻拍 P.217〜225
RVOT-VT:**V**entricular **T**achycardia of **R**ight **V**entricular **O**utflow **T**ract origin

特発性の心室頻拍（心室期外収縮）には、流出路起源特発性心室頻拍、ベラパミル感受性心室頻拍、脚枝間回帰性心室頻拍などがあります。そのなかでも、右室流出路起源の特発性心室頻拍（心室期外収縮）は最も頻度が高いです。ただし、このタイプの心室頻拍は比較的予後が良好で、突然死などのリスクは少なく生命予後は悪くないとされます。したがって、アブレーションの目的は自覚症状の改善にあり、その適応も症状の強い症例となります。

●右室流出路起源心室期外収縮の 12 誘導心電図の特徴 P.218

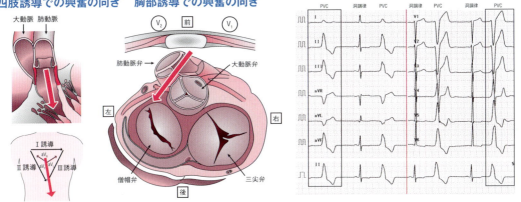

流出路は心室の上方にあるため、興奮は上から下に伝わり、II、III、aV_F 誘導で上向きになる。胸部誘導の V_1 では離れていく興奮を見るので、下向き（左脚ブロック）となる。

●右室起源か？ 左室起源か？ P.220

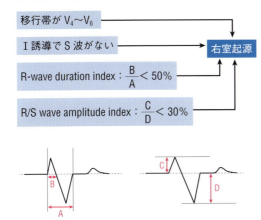

$\dfrac{B}{A}$、$\dfrac{C}{D}$ ともに V_1 誘導と V_2 誘導で計算し、大きいほうの値をとる。

（P.225 文献 3 より引用）

診断
●至適通電部位　パーフェクトペースマップ P.223
PVC の起源と同じ場所からペーシングを行えば、同じ心電図波形になる。

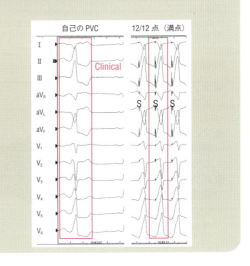

Case 6
発作性心房細動 P.226～243

PAF：**P**aroxysmal **A**trial **F**ibrillation

心房細動は、心房が規則的な収縮を行っている洞調律時とは異なり、細かく震えているような状態にあります。その不規則で多数の興奮が房室結節である程度間引かれ、ランダムに心室に伝わるため、心室のリズムも不規則となります。

症例
発作性心房細動に対してカテーテルアブレーションを実施した。

●頻拍中の心電図と心内電位

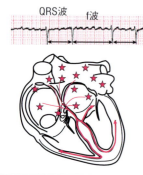
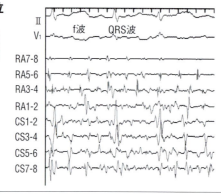

心房の興奮はまとまりがない
→細動波（f波）

不規則に心室に伝わりQRS波の出現が不規則
→絶対性不整脈

7日以内に心房細動が自然停止するもの
→発作性心房細動

その他のAFの分類は？ P.226

●透視画像

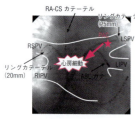
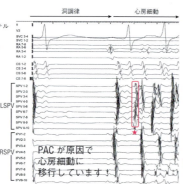

肺静脈起源の期外収縮が左房の受攻期に入り細動化する

P on T P.233

PACが原因で心房細動に移行しています！

肺静脈隔離術 P.227
左房と肺静脈を電気的に隔離する手技

治療の実際

● カテ配置およびセットアップマージ P.231
● PV電位を指標に肺静脈隔離 右図 P.234
● 両方向性のブロック確認 リングカテーテルからペーシング P.235

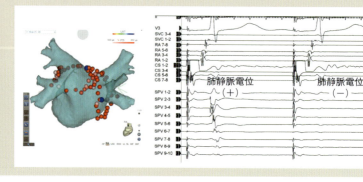

Case 7
器質的心疾患を背景に持つ持続性心室頻拍 P.244〜257
VT : **V**entricular **T**achycardia

背景に何らかの器質的心疾患を有していて、VT時に血圧低下を伴うような突然死のリスクが極めて高い症例や、すでに植込まれている植込み型除細動器（ICD）の頻回作動というような緊急を要するアブレーションを考えます。機序としては、心筋障害部位を必須緩徐伝導路とするリエントリー性がほとんどです。

●VTアブレーション戦略のフローチャート P.245

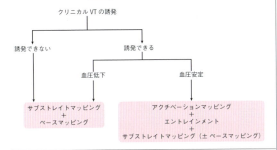

●頻拍回路と必須緩徐伝導路の想定
必須緩徐伝導路の模式図 P.251

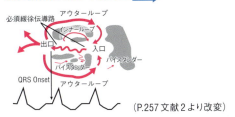

（P.257文献2より改変）

サブストレイトマップ（左） P.247
アクチベーションマップ（右） P.248

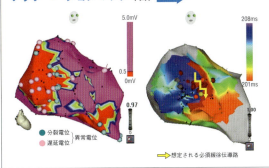

●必須緩徐伝導路の入口出口判定 P.251
頻拍中のエントレインメント

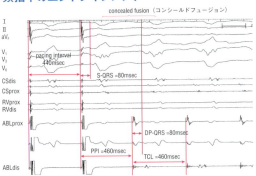

頻拍周期より少し早くペーシングを行い、コンシールドフュージョンを呈しているか確認。
➡ PPIがTCLに一致しているか、あるいは、S-QRSとDP-QRSが一致しているかを確認。
➡ 一致していれば、TCLに対するS-QRSまでの割合を計算。
➡ アルゴリズムにしたがって、必須緩徐伝導路のどの付近にペーシング部位があるかを判定。

アルゴリズム

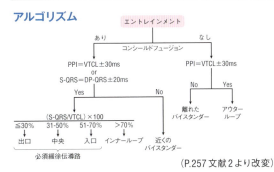

（P.257文献2より改変）

治療の流れとエンドポイント
- ●必須緩徐伝導路のアブレーション P.252
- ●臨床的に認められるVTが誘発不能になったら終了。別のVTが生じた場合は状況に応じて追加治療。VTが事前に誘発できない症例は洞調律下のサブストレイトマップおよび異常電位（遅延電位など）から想定される必須緩徐伝導路の十分な焼灼をもって終了 P.246

INTRODUCTION ❷
アブレーションでよく使用する言葉集

　アブレーション治療のみに限らず、医療の現場では英語や略語などさまざまな言葉が飛び交う場面が多く見受けられますが、それはなにも新人の方をいじめているわけではなく、効率的だからです。心内電位解析装置のリアルタイム画面はスイープ速度を 100ms に設定している場合、約 2～3 秒で次の画面に置き換わってしまいます。不整脈の診断やアブレーション治療中は、その間にさまざまな現象を判断して、さらに他のスタッフとコミュニケーションをとらなくてはいけません。例えば、slow pathway の焼灼中に accelerated junctional rhythm が出現して、「アクセレレイッテッド・ジャンクショナル・リズムが出現しました」と言っている間に画面は過ぎ去り、さらに房室ブロックの合併症となってしまう大切な所見を見逃してしまう可能性があります。つまり、コミュニケーションをとるために、言葉を知り、言葉を理解することが大切です。

　通常このような言葉辞典は"あ - わ"、"A-Z"の順に並ぶと思いますが、本書では症例ごとに言葉をまとめてあります。それは、房室結節回帰性頻拍と心房粗動では、コモン（通常型）とアンコモン（非通常型）は異なった頻拍であるように、症例によって言葉の意味が変わるものもあるためです。また、使いやすいように、CHAPTER4 の実践のようにある程度、診断から治療までの流れに沿って、1 つの言葉を理解したうえで次の言葉を理解できるようにソートしてあります。

　サッカーの試合を見ていても、ルールや反則の言葉を知らなければおもしろくないように、その分野で使用される言葉などを知らなければ、苦痛な時間でしかありません。最初は難しい言葉に感じるかもしれませんが、回数を重ね、わからない言葉を調べ理解すれば、その言葉を使えるようになります。その第一歩として、本項を活用していただければ幸いです。なお、各施設で呼び方が多少異なる場合があると思いますがご了承ください。

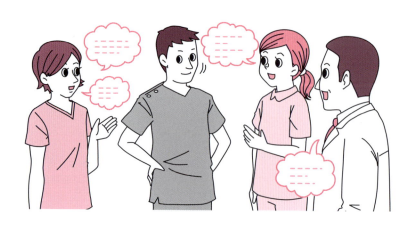

房室結節回帰性頻拍（AVNRT）治療時によく使用する言葉

呼び方	正式名称 日本語訳 / カタカナ表記	簡単な解説
ERP	effective refractory period 有効不応期	細胞が興奮した後に、次の刺激があっても興奮できない時期
スロー・パスウェイ	slow pathway 遅い伝導路	伝導速度が遅く、頻拍症例の場合は不応期が短い伝導路
ファスト・パスウェイ	fast pathway 速い伝導路	伝導速度が速く、頻拍症例の場合は不応期が長い伝導路
シーケンス	sequence （電位の出現）順序	
VA	ventricular atrial conduction 室房伝導	心室から心房への逆行性伝導。頻拍の診断、至適通電部位の評価等に用いる
コモン AVNRT	common type AVNRT 通常型房室結節回帰性頻拍	slow pathway を順行性に fast pathway を逆行性に介して旋回する頻拍
アンコモン AVNRT	uncommon type AVNRT 非通常型房室結節回帰性頻拍	fast pathway を順行性に、slow pathway を逆行性に介して旋回する頻拍（まれに slow-slow AVNRT も存在する）
A のエキストラ	atrial extra pacing 心房期外刺激	スティムレータによるプログラム刺激の1つで、心房から期外刺激を入れる方法
V のエキストラ	ventricular extra pacing 心室期外刺激	スティムレータによるプログラム刺激の1つで、心室から期外刺激を入れる方法
オーバードライブ	over drive pacing 高頻度刺激	スティムレータによるプログラム刺激の1つで、高頻度の連続刺激を入れる方法
デュアル・パスウェイ	dual pathway 二重伝導路	fast pathway と slow pathway の二重伝導路
ジャンプアップ	jump up phenomenon ジャンプアップ現象	fast pathway から、slow pathway の伝導に乗り換えることで、二重伝導路の証明となる
ワンエコー	one echo phenomenon ワンエコー現象	jump up 後に fast pathway を介して、室房伝導（逆行性伝導）が1回あったこと。2回あれば two echo。3回で triple echo…
デクリメンタル	decremental conduction 減衰伝導	房室結節などの結節細胞の特性で、期外刺激の連結期を短くすると、その伝導系を伝わる速度が遅くなる現象
ウェンケバッハ	Wenckebach block ウェンケバッハ・ブロック	心房から心室（あるいはその逆）への伝導時間が徐々に延長し、最終的に伝導が途切れることをいう。房室結節の特性であり、ケント束には見られない
PVC スキャン	PVC scan PVC スキャン	頻拍中に心室から同期してタイミングを徐々に（10ms など）短くペーシングを入れること
リセット	reset リセット	PVC scan で、心室からのペーシングにより心房の頻拍周期に対する影響の有無
A のディファレンシャル	differential atrial overdrive pacing	PSVT が AT かそれ以外かどうかを判断するためのペーシング
フラグメント電位	fragmented potential 断片化された電位	電位幅が広く、細かな陽性波と陰性波を多数認め、断片化した電位（AVNRT では SPP）
スロー・パスウェイ電位	slow pathway potential（SPP） スロー・パスウェイ電位	A 波と H 波の間に fragmented した電位
ジャンクション	accelerated junctional rhythm レートの早い接合部調律	slow pathway を焼灼している際に起こる現象で、洞調律のレートを超える早い接合部調律
モディファイ	modify 修飾	伝導路や不整脈の原因となっている部位が完全に離断できず、修飾された状態

INTRODUCTION 2　アブレーションでよく使用する言葉集

房室回帰性頻拍（AVRT）治療時によく使用する言葉

呼び方	正式名称 日本語訳／カタカナ表記	簡単な解説
オーソドロミックAVRT	orthodromic AVRT 正方向性房室回帰性頻拍	房室結節を順行性に、ケント束を逆行性に介して旋回している頻拍
アンチドロミックAVRT	antidromic AVRT 逆方向性房室回帰性頻拍	ケント束を順行性に、房室結節を逆行性に介して旋回している頻拍
アクセサリーパスウェイ	accessory pathway 副伝導路	ケント束を含む副伝導路をいう。ケント束以外にはマハイム束、ジェームス束がある
コンシールド	concealed WPW syndrome 潜在性WPW症候群	ケント束の順行性伝導がなく心電図上デルタ波を認めないが、逆伝導があるためAVRTの頻拍発作がある症例
マニフェスト	manifest WPW syndrome 顕在性WPW症候群	ケント束の順行性伝導があり、心電図上デルタ波を認め、AVRTの頻拍発作がある症例
インターミッテント	intermittent WPW syndrome 間欠性WPW症候群	ケント束の順行性伝導が全心拍であるのではなく間欠的にあり、デルタ波もある時とない時がある症例
パラヒスペーシング	ParaHisian pacing 傍ヒス束ペーシング	ヒス束近傍よりペーシングを行い、中隔ケント束の存在の有無を証明する方法
ケント束の部位に関する言葉		
ラテラル	lateral 側壁	
アンテリオー（ル）	anterior 前壁	
ポステリオー（ル）	posterior 後壁	
セプタル	septal 中隔	
アンテロセプタル	anteroseptal 前部中隔	
ミッドセプタル	midseptal 中部中隔	
ポステロセプタル	posteroseptal 後部中隔	
クーメル現象	Coumel クーメル現象	脚ブロックのAVRTで脚ブロック改善時に頻拍レートが短縮する現象。左脚ブロックの場合は左側ケント、右脚ブロックの場合は右側ケントの証明となる

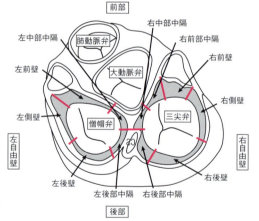

図1 各弁輪を上部（頭部）から見た図
ケント束は、基本的に僧帽弁輪（左）と三尖弁輪（右）に形成され、それぞれ前・側壁・後壁・中隔に分類される。

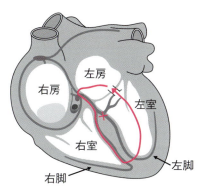
a　AVRTに左脚ブロックを伴った際の興奮伝播

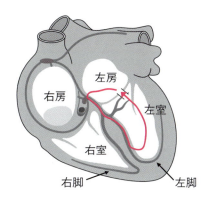
b：aの左脚ブロックが改善された際の興奮伝播

図2　クーメル現象
左側のケント束に対するAVRTに左脚ブロックが伴うと、興奮伝播は右脚を下降して右室から左室に興奮が伝播してからケント束を逆行性に心房へ逆行する（a）。その左脚ブロックが改善されると、興奮伝播は左脚を下降してケント束を逆行性に心房へ逆行する（b）。そのため、頻拍周期は左脚ブロックを伴ったほうが長くなり、左側のケント束の証明になる。

● 心房粗動（AFL）治療時によく使用する言葉

呼び方	正式名称 日本語訳／カタカナ表記	簡単な解説
フラッター	atrial flutter（AFL） 心房粗動	心房が規則正しく頻回興奮し、そのうちのいくつかが比較的規則正しく房室結節を通り、心室を興奮させる心房性不整脈
イスムス	RA isthmus 右心房の解剖学的峡部	三尖弁輪から下大静脈までの解剖学的に狭い部位
CTI	cavotricuspid isthmus 下大静脈と三尖弁輪の峡部	RA isthmusと同様の意味
コモン・フラッター	common atrial flutter 通常型心房粗動	CTIを回路に有し、三尖弁輪を旋回する頻拍
アンコモン・フラッター	uncommon atrial flutter 非通常型心房粗動	common AFL以外の心房側頻拍回路を旋回する頻拍
オーソドロミック・フラッター	orthodromic common AFL 正方向旋回の通常心房粗動	三尖弁輪を反時計方向に旋回する通常型の心房粗動
アンチドロミック・フラッター	antidromic common AFL 逆方向旋回の通常型心房粗動	三尖弁輪を時計方向に旋回する通常型の心房粗動
カウンタークロックワイズ	counter clockwise（CCW） 反時計方向回転	orthodromic common AFLと同様の意味
クロックワイズ	clockwise（CW） 時計方向回転	antidromic common AFLと同様の意味
エントレインメント	entrainment pacing エントレインメントペーシング	頻拍周期より若干早いレートでペーシングを行い、頻拍回路の同定を行う
PPI	post pacing interval ペーシング後復元周期	entrainment pacingの最後のペーシングから、電位が復元するまでの時間
ディファレンシャルペーシング	differential pacing 差を見るペーシング	Haloカテーテルの1-2と3-4（or 5-6）からのペーシングでCSまでの到達時間を測定して、CCW方向のCTIブロックライン形成を確認する手技

心房細動（AF）治療時によく使用する言葉

呼び方	正式名称 日本語訳／カタカナ表記	簡単な解説
PVアイソレーション	pulmonary vein isolation 肺静脈隔離術	
Boxアイソレーション	Box isolation ボックスアイソレーション	肺静脈を左房後壁を含めて広範囲に電気的隔離する手技
ブロッケンブロー	Brokenbrough 心房中隔穿刺術	左房に対して治療を行う際に、右房側から心房中隔を穿刺してカテーテルを左房へ持っていくために行う手技
PVポテンシャル	pulmonary vein potential 肺静脈電位	PV内に留置した電極で、左房電位の後に認めるシャープな電位
カフェ	continuous fractionated atrial electrogram（CFAE）	心房細動中に連続性に断片化した心房電位
オーガナイズ	organized 安定化	心房細動の興奮周期が安定化し、粗動様に変化すること
フォーカル・フィブ	focal fibrillation 一部の細動	PV-LAを電気的に隔離した後、PV内のみで細動が起こっていること。dissociated firing（解離した発火現象）
ファイアリング	firing 発火現象	心房性期外刺激が出現して、それが原因でAFが起こる現象
オートマティシティー	automaticity 自動能	自動能であるが、PV isolation中はPV内の自動能を指す
ディソシエイション	dissociation 解離	PVの自動能と洞調律が解離して出現している状態を指す
左房の解剖を指す言葉		
RSPV	right superior pulmonary vein 右上肺静脈	
RIPV	right inferior pulmonary vein 右下肺静脈	
LSPV	left superior pulmonary vein 左上肺静脈	
LIPV	left inferior pulmonary vein 左下肺静脈	
ルーフ	roof　左房あるいは肺静脈の上部（直訳；屋根）	
アンテリオー（ル）	anterior wall 前壁	
ボトム	bottom 肺静脈の底部	
ポステリオー（ル）	posterior wall 後壁	
セプタル	septal wall 中隔	
インフェリオー（ル）	inferior wall 下壁	
カライナ（カリーナ）	carina 上下肺静脈の分岐部	
アッペンデイジ	appendage 心耳	
マイトラルイスムス	mitral isthmus 僧帽弁の解剖学的峡部	

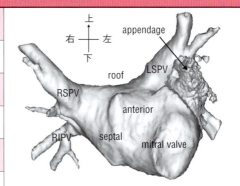

前壁側から見たview

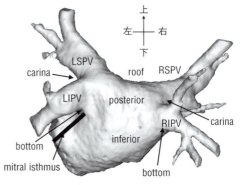

後壁側から見たview

図3 左房の各解剖部位

その他のよく使用する言葉

呼び方	正式名称 日本語訳／カタカナ表記	簡単な解説
ターミネーション	termination 停止	頻拍が停止したことを指す
イニシエーション	initiation 開始	頻拍が開始したことを指す
リエントリー	reentry 回帰性	興奮が旋回する頻拍機序
サーキット	circuit （円周）回路	リエントリー性頻拍の回路を指す
サイクル	cycle length （頻拍）周期	サーキットを一周回るのに要する時間
スロコン	slow conduction zone（SCZ） 緩徐伝導領域	リエントリー形成のために必須な領域で、頻拍周期の大部分をこの領域の伝導に要する
スカー	scar 線維化組織	スカー領域が緩徐伝導領域になったり、サーキットの伝導ブロック領域になったりすることが多い
チャンネル	channel	スカー領域が緩徐伝導領域、サーキットの伝導ブロック領域で、リエントリー回路を成立させる重要な部位
サブストレートマッピング	（arrhythmogenic）substrate mapping （不整脈）基質マッピング	心筋の電位高を見ることで、瘢痕組織と正常心筋を見分け、頻拍のリエントリー回路を見出すことができる
ダイアストリックポテンシャル	diastolic potential 拡張期電位	緩徐伝導領域でとらえた電位で、QRS波に先行（拡張期）した電位
ダブルポテンシャル	double potentials	1回の興奮に対して2つの電位が見られる。電気的障壁（ブロックライン）の存在を示唆する
エントランス	entrance 入口	主に channel の入口
イグジット	exit 出口	主に channel の出口
フォーカス	focus 焦点、（地震の）震源の意から	頻拍の発生源の意味で使用する。foci（フォーサイ）は focus の複数形
フォーカル・パターン	focal pattern 巣状（そうじょう）興奮様式	心筋の一部の細胞が不整脈の原因で、そこを中心に興奮が広がるパターン
ポーズ	pause 停止	
オーバードライブサプレッション	overdrive suppression 高頻度刺激による抑制	洞結節機能不全などで、高頻度刺激により pause を認めること
ファー・フィールドポテンシャル	far field potential 遠く離れた部位の電位	実際に電極を留置した部位から離れた部位の興奮を反映した電位
パッシブ	passive 受動的	例）左房頻拍で右房はパッシブ（受動的）だなど。 頻拍の原因に関与していないということを表す

呼び方	正式名称 日本語訳／カタカナ表記	簡単な解説
リッジ	ridge 隆起	
アナトミカル	anatomical 解剖学的	
ギャップ	GAP 隙間	ブロックライン形成時の伝導可能な狭い部位（隙間）
ギャップ現象	GAP phenomenon 直訳；不一致な現象	期外刺激で連結期を短くしていき、ERPによって一度途絶えた伝導路が、連結期をさらに短くして再度伝導が復活する現象
ポップ	POP phenomenon ポップ現象	心内膜面より心筋内が急速に加熱され、心筋内部に発生した気泡が急激に膨張して破裂した時に見られる現象
心タンポ	cardiac tamponade 心タンポナーデ	ポップ現象などにより心膜腔に出血し、心嚢内圧が上昇し心臓が十分に拡張することができなくなるため、血圧が低下する。緊急で心嚢ドレナージを要する
アナ（ノ）テーション	annotation 注釈	3Dマッピングにおいて、リファレンスや局所電位のタイミングをここに決定するという行為を「アノテーションを付ける」と呼んでいる

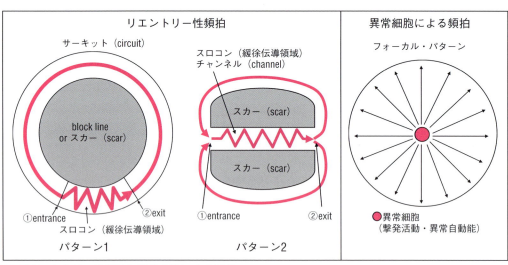

図4 リエントリー性頻拍と異常細胞による頻拍
リエントリー性頻拍のパターン1では、頻拍回路がありその回路を1周することを頻拍のサイクルレングスと呼ぶ。そしてスロコン（緩徐伝導領域）が存在し、その部位の伝導は遅いためexit（②）近傍の細胞が不応期を脱することができ、リエントリーが成立する。スロコンは、AVNRTではslow pathway、AVRTでは房室結節、心房粗動ではRA isthmusがその役割を果たしていると考えられる。
パターン2は、線維化組織があり、その中に遅く伝導できる狭い部位（channel）が存在して、それがスロコンとなり、パターン1と同様にexit近傍の細胞が不応期に脱することができ、リエントリーが成立する。
フォーカル・パターン（focal pattern）は、ある一部の異常細胞が頻回に刺激を発して（撃発活動or異常自動能による）、その部位を中心に波紋を描くように広がるパターンである。

3Dマッピングシステムでよく使用する言葉（CHAPTER1-4 参照）

呼び方	正式名称 日本語訳/カタカナ表記	簡単な解説
① CARTO® 編		
マージ	merge 合わせる、合併する	CTの画像とカテーテルの位置を合わせること
レジストレーション	registration 直訳；登録	mergeをするための位置調整機能で、landmark registration、surface registration、visual alignmentの3種類ある
ランドマーク	landmark 目印	カテーテルの位置とそれに対応するCT画像上に目印をつける作業。3ポイントlandmarkができた時点でlandmark registrationが可能となる
ヴィジュアル・アライメント	visual alignment 視覚的調整	landmark1点で、左右・上下・前後の位置関係は変えずにmergeをする方法
ビジタグ	VISITAG™	焼灼中のアブカテの固定具合やコンタクトフォース、インピーダンスなどのパラメーターを事前に設定することで焼灼タグをCARTO®上に自動でポインティングするシステム
② EnSite™ 編		
ジオメトリ	Geometry 3次元心腔内形状	カテーテルを用いて心腔内の位置情報を集積して構築された、3次元の心腔内形状
アレー	Array	64個の電極が付いたバルーン
ヴァーチャル電位	virtual potential 模擬的な電位	Arrayを用いて得られた電位を距離などから計算してGeometry上に表示した電位
コンタクトマップ；DxL機能	contact mapping コンタクト（接触）による描出	virtual電位ではなく、カテーテルでコンタクトした電位から描出したマッピング
エンガイド	EnGuide	Geometry上にカテーテルを表示すること
フュージョン	fusion 融合	CT画像とジオメトリを融合させカテーテルの位置を合わせること
DSM	dynamic substrate mapping 動的基質の分布図	定義した波高より低い（or 高い）部位の境界線を示す機能
③ 共通編		
サーフェイス	surface 表面	registrationの1つの方法で、対応する面と面の平均が最低になるように合わせる方法。landmark registration、visual alignmentを行った後に可能となる
アクチ（ティ）ベーションマップ	activation mapping 興奮順序による分布図	
ボルテージマップ	voltage map 電位波高による分布図	substrate mapと同義
プロパゲーションマップ	propagation mapping 興奮伝播による分布図の動画	
コンタクトフォース	contact force	アブレーションカテーテル先端が組織に押し当てられている力（グラム）

（柴田正慶／杉村宗典／安田健治）

INTRODUCTION 3
アブレーションでよく使用する薬品集

■ EPS・治療時に使用する薬品

アブレーションでよく使用する薬品の作用・副作用について、またどのような疾患・場面で使用するのかを簡単に紹介します。使用方法の例も記載しますので、参考にしてください。

薬品名	主な作用・目的	副作用	対象疾患	使用場面・使用方法（例）
プロタノール®	①交感神経を刺激 心収縮力増強 →心拍出量増加 ②心拍数増加 洞機能を亢進 →房室伝導を促進	動悸 血圧低下 心筋虚血 血清K値低下	AF AT （AVRT/AVNRT） AFL VPC VT	**頻脈性不整脈の誘発** ・頻脈性不整脈の誘発性を高め、不整脈を持続させる ・4μg程度のivを行うことが多い ・1A（0.2mg）＋生食100mL（1mL＝2μgの組成） **焼灼効果の確認** ・通電後にも投与して不整脈が誘発されないことを確認する ・1A（0.2mg）＋生食39mL（計40mL）（1mL＝5μgの組成） 5mL/hで持続投与
アデホス	①房室結節の伝導を遮断 ②血管平滑筋に作用して血管を拡張	胸内苦悶 悪心 房室ブロック→血圧低下・意識消失 重篤な気管支喘息症例には禁忌	AF AT （AVRT/AVNRT） AFL	**AVNRT/AVRTの停止** ・10～20mgの急速静注を行う **焼灼効果の確認** ・AFでは肺静脈隔離後のdormant conductionの確認で使うことがある ・20～40mgの急速静注を行う ・AVRTでは、房室結節の伝導を遮断して興奮がケント束を通らなければ焼灼成功とする
アンチレクス®	副交感神経を刺激	痙攣 呼吸中枢麻痺	VPC/VT （特に夜間型VPC）	**頻脈性不整脈の誘発** **焼灼効果の確認** ・10mg（1A）の静注を行う
硫酸アトロピン	副交感神経を抑制（房室-ヒス束間の伝導促進）	A-H伝導促進についていけず、2度以上のブロックを誘発	徐脈性不整脈（SSS/AVブロック）症例のEPS 心臓自律神経節通電時の血圧低下	**ブロックの程度・部位・経過を分類** 程度：1度、2度、3度 部位：房室-ヒス束間、ヒス束内、ヒス束-心室間 経過：一過性、恒久的 **自律神経通電時の血圧低下** ・1A（0.5mg）iv

薬品名	主な作用・目的	副作用	対象疾患	使用場面・使用方法（例）
アミサリン®	ヒス束内伝導抑制	ブロックの遷延 血圧低下 嘔気・嘔吐	AVブロック症例のEPS	ブロックの程度・部位・経過を分類
プレセデックス®	鎮静、静脈麻酔	血圧変動 徐脈、VF 呼吸抑制	AF （VPC・VTでは誘発されにくくなるので原則使用しない）	鎮静の導入・持続 ・1V（200μg）＋生食48mL 　初期投与 0.8γで開始 　維持期は 0.4γにdown
ドロレプタン®	フェンタニルとの併用による全身麻酔 フェンタニル使用時の制吐作用	呼吸抑制 血圧降下	AF （フェンタニル使用時）	鎮静の導入・持続 ・ドロレプタン®2mL＋生食18mL　3mL/h
ラボナール®	鎮静、静脈麻酔	痙攣、咳嗽 悪心・嘔吐	AF	超短時間麻酔作用を示す 電気的除細動施行前に使用 ・1A（0.3g）＋注射用水12mL 　2mLずつiv
ドルミカム®	鎮静、静脈麻酔	血圧低下 呼吸抑制	AF	鎮静の導入・持続 ・ドルミカム®10mg（2mL） 　＋生食8mL（計10mL） 　1mLずつiv
フェンタニル	静脈麻酔 鎮痛	発汗、血圧降下 悪心・嘔吐 呼吸抑制	AF （VPC・VTでは基本使用しない）	鎮静の導入・持続 ・1A；2mL（0.1mg） 　1/4～1/2Aずつiv
ソセゴン®	前投薬として 術中の鎮痛	悪心・嘔吐 呼吸抑制	全症例 （主にAF）	シース挿入前 焼灼開始前 焼灼による疼痛増強時 ・1A（15mg/1mL）＋生食100mL div 　あるいは1A iv
ナロキソン塩酸塩	麻薬による呼吸抑制・覚醒遅延の拮抗（フェンタニルの拮抗）	血圧上昇 悪心・嘔吐 頻脈	AF （フェンタニル使用時）	治療終了時 ・1A（1mL/0.2mg）iv ・呼吸数・1回換気量の増加
ヘパリンナトリウム	血液凝固能低下 血栓予防	出血傾向を助長 アナフィラキシーショック	全症例	穿刺・シース挿入後 ・3,000～5,000単位iv、1,000単位＋生食20mL 　5mL/h（1時間1,000単位） デバイスに付着する血栓や心腔内に発生する血栓を予防
プロタミン硫酸塩	ヘパリンの作用を拮抗	血栓化 アナフィラキシーショック	ヘパリン化を実施した全症例	治療終了、シース抜去前 ・ACTに応じて1～5mLを生食50mLに混点し投与 プロタミンショックに注意
ラシックス®	利尿作用	血圧低下	AF 低左心機能症例	治療終了後 心負荷軽減目的で使用 （心不全増悪時、術後のvolume over時） ・10～20mg（1/2～1A）iv

INTRODUCTION 3　アブレーションでよく使用する薬品集

薬品名	主な作用・目的	副作用	対象疾患	使用場面・使用方法（例）
アタラックス®-P	前投薬/抗不安薬として 神経症における不安・緊張・抑うつ 抗コリン作用	てんかん・QT延長症候群・前立腺肥大・緑内障では症状増悪	AF 必要時 （VPC・VT・PSVT症例では使用しない）	出棟時または治療開始時 麻酔前投薬として使用 ・1A（25mg）＋生食100mL div 　ソセゴン®と共に生食に混注
アネキセート®	ドルミカム®の拮抗		AF（ドルミカム®使用時）	治療終了時 ・アネキセート®1A（0.5mg）＋生食50mL div
ドパミン塩酸塩（キット）	昇圧	不整脈 動悸 四肢冷感	血圧低下時	・3〜5μg/kg 　キットで9〜15mL/hで開始（体重50kg）
サンリズム®	Naチャネル遮断	VT VF 高度ブロック	ブルガダ症候群	サンリズム®1A（50mg）＋生食100mL 1mg/kgで10分かけてdiv、またはゆっくりiv
ノルアドリナリン®	昇圧	徐脈 胸内苦悶	血圧低下時	ノルアドレナリン注射薬 ・1A（1mL/1mg）＋生食100mL 　1mL（10μg）ずつiv

徐脈性不整脈 EPS の早見表（CHAPTER 3 参照）

❶ 洞不全症候群

目的：自律神経を遮断しても洞機能不全を認めるか

　プロプラノロール（0.2mg/kg）を 1mg/min で投与して交感神経遮断を行い、その 10 分後にアトロピン（0.04mg/kg）を 2 分間かけてゆっくり投与することにより副交感神経遮断を行う。

①インデラル®（プロプラノロール）

	投与量	投与方法（シリンジポンプ）	時間
40kg	8mg (8mL)	60mL/h	8 分
50kg	10mg (10mL)	60mL/h	10 分
60kg	12mg (12mL)	60mL/h	12 分
70kg	14mg (14mL)	60mL/h	14 分

（1A：2mg/2mL）

②アトロピン

	投与量	投与方法（生食に溶いて）	時間
40kg	1.6mg (3.2mL)	ゆっくり iv	2 分
50kg	2mg (4mL)	ゆっくり iv	2 分
60kg	2.4mg (4.8mL)	ゆっくり iv	2 分
70kg	2.8mg (5.6mL)	ゆっくり iv	2 分

（1A：0.5mg/1mL）

❷ 房室ブロック

目的：2 度以上の AV block or HV 時間延長の誘発

　アトロピン負荷（0.02mg/kg）を 2 分かけて投与
　またはプロカインアミド（アミサリン®）を 10mg/kg を 2 分かけて投与

①アトロピン

	投与量	投与方法（生食に溶いて）	時間
40kg	0.8mg (1.6mL)	ゆっくり iv	2 分
50kg	1mg (2mL)	ゆっくり iv	2 分
60kg	1.2mg (2.4mL)	ゆっくり iv	2 分
70kg	1.4mg (2.8mL)	ゆっくり iv	2 分

（1A：0.5mg/1mL）

②アミサリン®（プロカインアミド）

	投与量	投与方法（生食に溶いて）	時間
40kg	400mg (4mL)	ゆっくり iv	2 分
50kg	500mg (5mL)	ゆっくり iv	2 分
60kg	600mg (6mL)	ゆっくり iv	2 分
70kg	700mg (7mL)	ゆっくり iv	2 分

（1A：200mg/2mL）

（吉川美幸／安田健治）

CHAPTER 1

今さら聞けない！
そもそもカテーテルアブレーションとは？

CHAPTER 1 電気生理学的検査

12誘導心電図との違いと相似点は？

　電気生理学的検査（electrophysiological study：EPS）は、血管を通じて数本の電極カテーテルを心臓や心臓周囲の血管に挿入し、電極を心筋表面に留置することで局所の電気活動（＝局所電位）を記録し、局所の心筋の状況を把握する検査です。単極と双極いずれでも電位が観察できますが、短い電極間で記録した双極（バイポーラー）の電位は、体表面心電図とは比べものにならないぐらいのレベルで局所心筋の性状を観察できます。EPSでは、体表面心電図と同ように、局所電位の波高が高くシャープであればその局所の心筋は元気だと推測し、電位波高が小さかったり、電位幅が広がった状態（フラグメントポテンシャル）であれば、その局所の心筋は傷んでいるものと考えます。さらに、複数の電位を時間軸で比較することで、電極間の興奮の伝導時間も計測できます。したがって、電極間の距離がわかる場合は伝導速度が計算でき、伝導速度が遅ければその間に傷んだ心筋が存在することが示唆されます。

　体表面心電図はより俯瞰的に心臓の性状を把握するのに役立ち、経時的な循環器疾患の変化の推移を比較するのに便利であるのに対し、EPSは侵襲的ですが、ある時点で不整脈発生にかかわる心筋の詳細な性状評価を行う点で優れています。

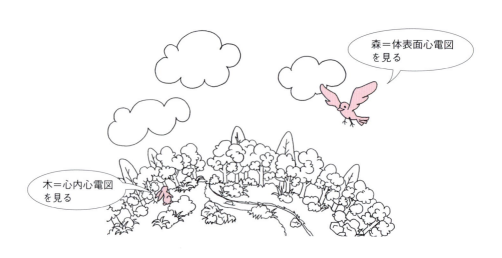

さらに、EPSはこの電極から電気刺激を行うことができるという極めて重要な特徴があり、この刺激の反応により異なる特徴をもった心筋の存在の確認（例えば房室結節とケント束）や頻拍の誘発を行います。持続性頻脈の発生には期外収縮を誘引とする場合が多いのですが、EPSでは意図的に期外収縮を作り出せるため、いかなる非侵襲的検査でも異常を指摘できなかった症例を診断・治療に結びつけることができる場合があります。したがって、高周波心筋焼灼術（アブレーション）の普及により、特に動悸発作、めまいや失神発作があり診断を急ぐ必要のある患者さんには、近年積極的にEPSが行われています。

【電気生理学的検査】…「出ぬのなら、出させてみよう！不整脈！」

【ホルター心電図】……「出ぬのなら、出るまで待とう！不整脈！」

電気生理学的検査はどんな時に必要？

　EPSは1960年代後半に行われるようになりましたが、当時不整脈の非薬物治療といえば外科的手術でした。しかし、その後ペースメーカの小型化やアブレーションが開発され非薬物治療の主役が外科から内科に交代し、近年飛躍的にEPSの施行数が増加しています。

　不整脈は徐脈性不整脈（脈が遅い不整脈）と頻脈性不整脈（脈が速い不整脈）の大きく2種類に分類でき、どちらの不整脈でも基本的に電気生理学的検査の適応があります（**表1**）。電気生理学的検査を行う目的はこれら不整脈に対する治療方針の決定にあります。しかし、徐脈性不整脈におけるペースメーカの適応の判断や、頻脈性不整脈における薬物療法の選択・効果判定および植込み型除細動器（ICD）の適応を検討する場合などにおいては臨床判断がより重要視されるため、明らかに治療方針が決定している場合などはEPSを省略することもあります。現在のEPSの適応基準には厳格なガイドラインが存在しますが、今後も適応は変わっていくと思われます。

表1 EPSが必要となる主な病気

徐脈性不整脈
①洞不全症候群 ②房室ブロック（2：1、高度、2度、3度房室ブロック）
頻脈性不整脈
①（発作性）上室頻拍 ②（発作性）心室頻拍 ③心房粗動、心房細動 ④心室細動、QT延長症候群

電気生理学的検査でどんなことがわかるの？

EPSにより徐脈性および頻脈性不整脈の診断を行いますが、まずは正常の刺激伝導系の特徴を再確認しましょう。

刺激伝導系とは？

心臓は収縮と拡張を繰り返しながら全身へ血液を送り出し、そして全身の臓器を循環した血液を受け取る作業を行っています。これには、心筋がある一定の指示に従って規律的に興奮するための電気的な刺激系統が必要です。心筋細胞ひとつひとつに電気興奮を発生させる機能（自動能）は備わっていますが、作業心筋と呼ばれる心房・心室筋では自動能は不安定で弱く、通常は洞結節細胞と呼ばれる強い指揮者のもと心臓は拍動しています。また、心房と心室間、あるいは左右の心房間や心室間の協調した動きが、効率のよい心臓の収縮および拡張機能を発揮するうえで重要です。心臓には、安定した刺激を生み出す特殊な細胞群と共に、その刺激を一瞬のうちに心筋の隅々まで伝える経路が存在し、これらを刺激伝導系と呼んでいます（図1）。

特に心筋の量が多い心室では、心筋をほぼ同時に興奮させるために、ビルの爆破解体で使用する電気雷管につながったコードにあたるプルキンエ線維が心室の内膜面に張り巡らされています。これがあるため、心室筋全体がほぼ同時に興奮し、結果的に

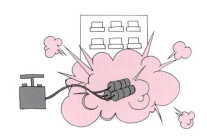

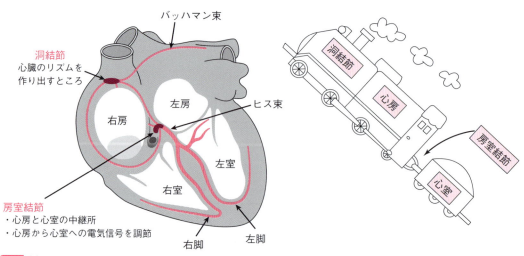

図1 刺激伝導系の模式図

幅の短い QRS 波形が作られます。しかし、脚ブロックがあると導火線が切れた状況となり、心電図上の QRS 幅が広くなります。

洞調律時の心内電位はどんな形？

図2は、発作性上室頻拍（PSVT）の EPS を行う際の電極カテーテル配置の基本例です。まずはそれぞれのカテーテルの位置の認識を間違わないために、必ず心臓のシルエットと重ねてそれぞれの電極を確認する訓練をしましょう。

高位右房（HRA）には洞結節があり、この電位を確認するために電極を留置されることが多いと思います。洞結節は右心耳の後方に位置しており、図2では右心耳にカテ先を留置しています。右室（RV）電極は三尖弁輪を越えて右室の心尖部に留置することが一般的ですが、右室の心尖部と左室の心尖部は一致していないので、心臓の心尖部シルエットより中側に電極先端は固定されます。

続いて、冠静脈洞（CS）とヒス束にそれぞれ 10 極の電極カテーテルが配置されています。共に弁輪に留置するカテーテルですので、RAO で見ると横並びに並んでいるように見えます。冠静脈洞は僧帽弁輪の周囲に走行しています。左房は右房に対して背中側に位置していますので、冠静脈洞のカテーテルは必ず椎体の方向に走行しています。一方、心臓の真ん中に存在するヒス束およびその周囲の電位を確認する目的とする His カテーテルの電極は、LAO・RAO どちらから見ても心臓シルエットの真ん中に存在しています。LAO から見ると一目瞭然に His カテーテルと CS カテーテルが分離して確認できます。

さて、これらカテーテルを挿入して得られた心内心電図を見てみましょう。

図3をご覧ください。P 波が存在するタイミングの中に電位が確認できます。これらは心房電位（A 波）で、右房電位（HRA で示された電位）が左房電位

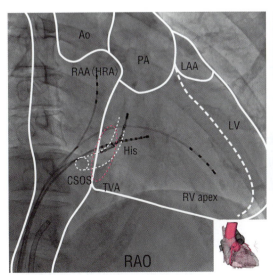
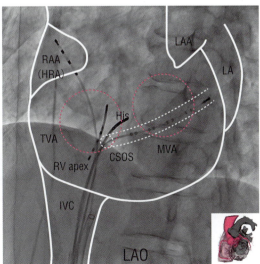

図2 電極カテーテルの配置：発作性上室頻拍に対し電気生理学的検査を行う際の一例
RAO：右前斜位、LAO：左前斜位、HRA：高位右房、His：ヒス束、CS：冠静脈洞、RV：右室、RAA：右心耳

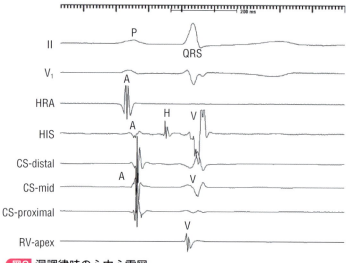

図3 洞調律時の心内心電図

（CSで示された電位）に先行しているのがわかります。これは洞調律の歩調をとっている洞結節が高位右房に存在するため、HRAのカテーテル電極付近の心筋が最も先に興奮するからです。また、心房内の興奮伝播速度は相対的に速く、P波幅の短い時間（100msec）で心房全体に興奮が伝わっていることが理解できます。一方、ヒス束電位が記録される部位では、A波とV波（心室電位）の間にヒス束の興奮を表す「H波」が観察されています。このヒス束記録部位のA波とH波の間隔もおよそ100msecあります。ヒス束は、心房の中中隔弁輪部に位置する小さな組織である房室結節を挟んで、わずか数ミリ心房から離れた組織です。つまり、この短い距離を伝播するのに心房全体が興奮するのと同等の時間を要していることになります（房室結節の伝導速度は心房筋より約20分の1と遅い）。これは心房と心室が機械的にうまくリンクして収縮拡張を行い、効率よく血液を循環させるために必要なタイムラグであり、異常ではありません。しかし、PQ間隔の大部分を占めるこのA-H間隔の延長がある場合は、1度房室ブロックの所見となって体表面心電図に現れます。

　なお、弁輪部付近では心房電位と心室電位の2つの電位が記録されるため、その比からカテーテルの大体の位置が把握できます。カテーテルを操作している医師は、透視の画像とこれら電位の所見を基にカテーテルの位置を確認しています。透視の確認は適宜行いますが、電位を見ながらカテーテル操作ができれば透視量を節約することができます。

ヒス束電位記録から学ぶ心内心電図の解釈

　この心内心電図記録により重要な判断がなされる疾患に、房室ブロックがあります。房室ブロック症例で、心内心電図の解釈の実際を見てみましょう。

刺激伝導系の心房から心室への興奮伝導過程のいずれかの部位で伝導が途絶することで、房室ブロックは発生します。体表面心電図では、PQ間隔の延長や途絶という形で確認されるのみです。しかし、心内電位を観察することで、房室伝導過程の「心房内あるいは房室結節」「ヒス束内」「ヒス束以遠」のどこで興奮の伝播が障害されているか診断することができます。

図4に房室ブロックを呈した症例の体表面心電図とヒス束心電図記録を示します。まず、体表面心電図だけを観察してみると、上段（図4a）はウェンケバッハ型の2度ブロックで、下段（図4b）は2：1の房室ブロックであることがわかります。次に、ヒス束記録（His1-2）に注目してください。図4aのHis1-2電極記録では、PQ間隔の延長とともにAH間隔が延長し、H波の欠落に合わせ本来それに追従するはずのV波が欠落しています。ウェンケバッハ型の房室ブロックでは主に房室結節でブロックが生じており、典型例ではこのように「A-Hブロック」と呼ばれるA-H間の伝導障害を示唆する所見が得られます。続いて、図4bの2：1ブロック例のヒス束記録を見てみましょう。体表面心電図でブロックが起こっている部分ではH波が記録されていますが、この後に心室波が追従していません。このようなブロックは「ヒス束以遠」のブロックで、一般的にH-Vブロックと呼んでいます。

洞結節は調律（リズム）をつくる指揮者に例えましたが、いわば主席指揮者です。そして、ヒス束はこれを引き継ぐリリーフ

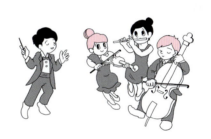

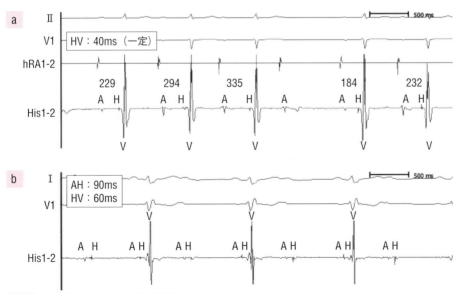

図4 房室ブロック時の心内心電図
a：心房ーヒス束間のブロック、b：ヒス束以下でのブロック
（CHAPTER3-②参照）

＝コンサートマスターに例えることができます。A-H ブロックであれば、リリーフであるヒス束の指示が心室に伝えられ最低限の調律が維持できますが、H-V ブロックであれば伝わりません。したがって、ヒス束以下のブロックは、突然死の危険がありペースメーカ植込みが考慮されます。

このように、房室ブロックの症例では、「体表面心電図では観察できないヒス束電位を記録することにより、治療方針を決定することができる」という点で EPS は重要な位置を占めています。

プログラム刺激とは？

「局所電位の観察」とともに「プログラム刺激（ペーシング）」の反応を見ることで、局所心筋の生理学的性質や刺激伝導系の機能の評価を行うことができることが、EPS の大きな特質の1つです。また、頻拍の誘発が行われた場合には、頻拍に同期させてプログラム刺激を加えてその反応を観察することで、誘発された不整脈のメカニズムの推察が可能となります。プログラム刺激は、不整脈の正確な診断を得るうえで基本かつ最も重要な手技です。

まず、プログラム刺激の実際について見ていきましょう。刺激方法は、連続刺激法と期外刺激法の2つに分類されます（**図5**）。

❶ 連続刺激法

連続刺激法とは、連続的に任意の間隔で刺激をすることです。連続刺激を行う時には、自己の脈拍数よりレートを上げてペーシングするので、オーバードライブペーシング（overdrive pacing）とも呼びます。この際に刺激する間隔を刺激周期＝サイクルレングス（cycle length：CL）と表現します。1秒間は 1,000ms ですから CL＝1,000ms で刺激を加えれば、1秒に1回つまり1分で

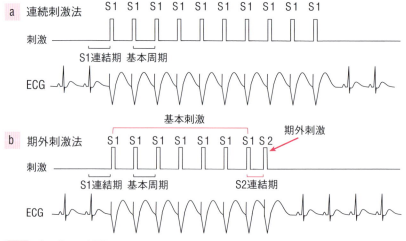

図5 プログラム刺激
S＝Stimuli の意味で、S1 と表記すると基本刺激を表し、S2 で基本刺激に続く期外刺激を意味する。

60回の刺激を加えることになり、60毎分（pace per minutes：ppm）の刺激を加えたということになります。毎分100回の刺激をした場合のCLは、600msとなります。CLが短いほど、速い刺激を加えたことになります。1,000msの半分の500msで刺激を加えた場合120ppmの刺激となり、600msの半分の300msで刺激を加えた場合は200ppmで刺激を加えたということになります。

連続刺激法は、さらに大きく2つに分類されます。1つは刺激を一定のCLで固定して（10～30拍程度）刺激する方法であるバースト（Burst pacing）法、もう1つは徐々に心拍数を上げて（次第にCLを短縮して）いく刺激法であるランプ（Rump pacing）法です。共に頻拍の誘発に利用されますが、頻拍の停止に利用される場合もあります。

❷ 期外刺激法と不応期

持続性頻脈の訴えのある患者さんの病歴を確認すると、期外収縮と思われる前ぶれの脈の乱れがあった後、突然に動悸を打つという話がよく聞かれます。このことからも、アブレーションの適応となる頻脈性不整脈の大半は、何らかの期外収縮をきっかけに発生することが多いことがわかります。しかし、この期外収縮は一年中同じように出現するわけではなく、日内変動や季節性の変動があります。ホルター心電図で不整脈発作が記録できない理由の1つに、このバイオリズムの変化に伴う頻脈の引き金となる期外収縮の出現頻度の変動があります。このホルター心電図の弱点を克服するため、プログラム刺激により期外収縮を作り出す作業が、期外刺激法です。実際の手法としては、洞調律に同期させ連結期を徐々に短くさせる方法もありますが、数発の基本周期の刺激の後に期外刺激を加える方法が基本です。期外刺激を単発で加える場合はS2、2発加える場合はS2-S3と表記され、期外刺激の数を増やすことが可能です。伝導特性が異なる2種類の心筋が存在すると、期外刺激を加えることによりそれらの分離がしやすくなります。期外刺激法は、この分離作業を効率よく行う手法です。なお、連続刺激でリエントリー性頻拍が誘発される場合も、この振り分け作業がタイミングよく行われた結果です。

期外刺激を行ううえで合わせて理解しなければいけないのが、不応期という言葉です。

> **POINT**　不応期とは、一度興奮した心筋組織が、その直後に強い刺激を受けても再度興奮しない休止期のことです（不応期には、電気生理学的には「絶対的不応期」と「相対的不応期」、および「有効不応期」と「機能的不応期」など細かい定義があります）。心房筋・房室結節・ヒス-プルキンエ系・心室筋それぞれで、不応期は異なります。

一般的に病的な心筋では不応期が延長するため、その長短が各部位の興奮性のみならず、どれだけ病的な心筋に変化しているかを示す指標ともなっています。一

般のEPS上で計測する不応期は、単発の期外刺激法により計測する有効不応期・機能的不応期のことです。単一の心房（心室）期外刺激で次第に連結期を短縮させ、最終的に興奮が生じなくなるタイミングまで観察します。心房期外刺激の場合、房室結節の興奮が生じなくなり房室ブロック（A-H間のブロック）となる期外刺激の連結期が、房室結節の有効不応期となります。

なお、期外刺激による不応期の測定において、基本刺激の周期の設定は非常に重要で、周期の違いにより不応期の変化を認めます。これを不応期の周期依存性と呼び、その反応性の違いにより2種類に分類されます。正常症例の心房・ヒスプルキンエ系・心室では基本周期の短縮に伴い有効不応期は短縮し、逆に房室結節は延長します。これらの性質の違いを利用し、2種類以上の基本周期を使用したり、2連以上の期外刺激を加えたりすることにより頻拍の誘発率を高めているのです。

❸ プログラム刺激の設定における注意点

第一の注意点は、ペーシングする場所やペーシング開始1拍目の連結期に気を配ることから始まります。これはエントレインメントペーシングなども含め、さまざまなプログラム刺激を加える場合においても重要なポイントです。房室結節の伝導特性を調べる場合、ペーシングする部位と房室結節との距離は房室伝導機能測定に影響することがあります。また、1拍目の連結期が基本のペーシング周期より短いと、洞結節や房室結節への伝導が不安定となり、以後のペーシングに影響する場合があります。逆に、室房伝導測定中にこの連結期が逆に長すぎる場合は、基本ペーシング時の逆行性の心房興奮が洞調律と融合している時間が長くなり室房伝導の安定化に時間がかかるため、基本刺激回数を増やす必要性が生じます。このため、1拍目の連結期はペーシング周期と同程度かやや短めに設定することが望ましいとされています。

第二の注意点は、上室性の頻拍を心房のプログラム刺激で誘発・停止させる時に、心房細動になるリスクがあることです。プログラム刺激を行う時には、心室の検査から開始したり、頻拍の停止にあえて心室の頻回刺激を利用するといった配慮が必要な場合もあります。

第三の注意点は、横隔神経の近くからの刺激ではしゃっくりのような症状が出現したり、短い周期でのペーシング時には血圧の低下が進んだりすることがあり、患者さんの苦痛を伴うことです。必ずこの点の確認を行いながら、ペーシングを開始するように心がけましょう。

プログラム刺激と頻拍発生のメカニズムの関連は？

不整脈治療を理解するうえで、不整脈の発生メカニズムを知ることは非常に重要です。

不整脈の発生メカニズムは、大きく2つに分類されます。1つはリエントリー

性不整脈で、もう1つは非リエントリー性不整脈です。リエントリー性不整脈は心筋内に旋回する回路が成立することにより起こる不整脈で、非リエントリー性不整脈はそれ以外ということになります。

　非リエントリー性不整脈は、さらに異常自動能と撃発活動（トリガードアクティビティ）に分類されます。共に局所の異常心筋から発生する不整脈であり、アブレーションではこの局所心筋を同定し焼灼することで治療できるという意味において変わりはありません。違いとしては、撃発活動は期外収縮をきっかけとして発生するという特徴があります。しかし、この2つのメカニズムは厳密な鑑別が困難な場合もあり、広義の異常自動能として1つに分類される場合もあります。

　したがって、まずはリエントリーなのかそれ以外のメカニズムの不整脈を治療するのか意識することで十分です。ただ、心房細動は2つのメカニズムが混在している不整脈といわれています。心房細動治療中に「不整脈の引き金（トリガー）を治療するのか、基質（サブストレイト）を治療するのか」といった議論がなされるのは、そのような背景があるためです。アブレーションの適応となる疾患について、その背景にあるメカニズムが2つの分類のうちのどちらにあたるか考えてみましょう。WPW症候群における副伝導路へのアブレーションはリエントリー回路の基質をターゲットにしており、心房細動の肺静脈隔離術や心室細動発生に関与する心室期外収縮へのアブレーションではトリガーをターゲットにしています。

　次に、プログラム刺激と不整脈のメカニズムの推測の実際例を示します。

　図6は、心房期外刺激法により誘発された上室頻拍の一例です。この例では、期外刺激の連結期（S1-S2間隔）を徐々に短縮すると、頻拍が再現性を持って誘発されました。頻拍周期は一定であり、機序として当初リエントリーが一番に考慮されました。しかし、頻拍発生時のS2から頻拍発生までの時間（リターンサイクル）を期外刺激の連結期ごとにプロットすると、リターンサイクルは連結期の短縮とともに短縮する傾向があり、両者に正相関関係が見られました（図7）。この場合、頻拍の機序はトリガードアクティビティであろうと推測されます。

> **POINT**
> 　トリガードアクティビティとは、活動電位の再分極の途中や終了後に、外部からの刺激が引き金となり、脱分極性の電位変化が生じ（それぞれ早期後脱分極、遅延後脱分極と呼ぶ）、閾値電位に達して再興奮する現象をいいます。この活動電位の幅（活動電位持続時間：APD）は先行する興奮発生の間隔が短いほど短縮するため、期外刺激法で頻拍が誘発される場合はその連結期が短いほどリターンサイクルは短縮します（図8）。
> 　一方、頻拍の機序がリエントリーであるなら、期外刺激の間隔を短くすればするほど緩徐伝導路を通過するのに時間がかかるため、リターンサイクルは延長、つまり逆相関関係を示します（図9、10）。

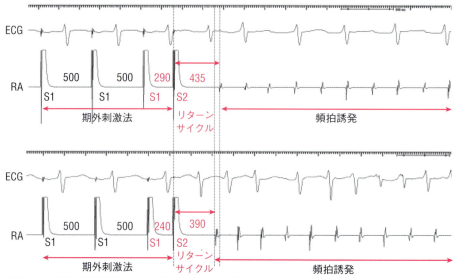

図6 心房期外刺激法により誘発された上室頻拍
（トリガードアクティビティが機序と考えられる上室頻拍）

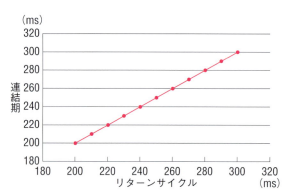

図7 頻拍の機序がトリガードアクティビティであることを示唆する期外刺激の連結期とリターンサイクルの正相関図

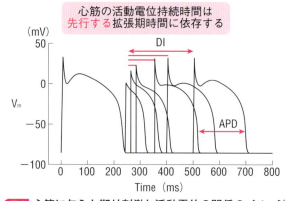

図8 心筋に与えた期外刺激と活動電位の関係のイメージ

先行する拡張期持続時間はジャンプする前の助走のようなもの。助走（拡張期時間：DI）が短ければジャンプできる距離（活動電位持続時間：APD）は短くなる。

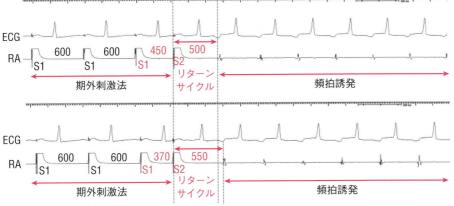

図9 リエントリーが頻拍の機序と考えられる上室頻拍誘発の一例

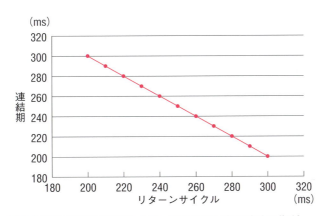

図10 頻拍の機序がリエントリーであることを示唆する期外刺激の連結期とリターンサイクルの逆相関図の一例

　表2に、頻拍の機序の違いによる電気生理学的所見をまとめます。頻拍機序の診断がなぜ必要かというと、トリガードアクティビティ、異常自動能を機序とする頻拍の場合、基本的に頻拍中の最早期興奮部位が至適通電部位となり、機序がリエントリー、特にマクロリエントリーが機序の場合は必須緩徐伝導路が通電のターゲットとなるためです。

　また、自己調律時以外にも頻拍に同期させてプログラム刺激を行い、その反応（リセット現象やエントレインメントペーシングの確認など）を見ることにより、機序や頻拍回路の判断などに利用されます。その実際についてはCHAPTER4の中でその一部を紹介しますが（p.201参照）、これらの理解の基礎はまずは洞調律時のプログラム刺激の反応を知ることから始まるといえます。

表2 頻拍の機序の違いによる電気生理学的所見

	リエントリー	異常自動能	トリガードアクティビティ
ペーシングによる誘発性	一定間隔の期外刺激で再現性あり	誘発不可	連続刺激法で誘発されやすい 再現性に乏しい
頻拍誘発時の連結期とリターンサイクル	逆相関	誘発不可	正相関
リセット・エントレインメント現象	見られる	見られない	見られない
アデノシン三リン酸による頻拍の停止効果	なし*	あり	一過性に徐拍化

＊ただし結節細胞を回路に含む場合は停止効果あり。

（杉村宗典）

CHAPTER 1-2 高周波心筋焼灼術（カテーテルアブレーション）

はじめに

　不整脈に対する非薬物的治療として、現在高周波を利用した心筋焼灼術（カテーテルアブレーション：以下アブレーション）が広く行われています。心臓を焼いて不整脈を治療するなんて、初めて聞いた時は誰でもなんて危険なことをするものだと思うでしょうから、専門的な知識の乏しい患者さんが聞けば不安に感じるのは当然のことだと思います。実際、アブレーションは電気生理学的検査中に電極カテーテルから直流除細動（いわゆる電気ショック）の電流が偶発的に流れ正常伝導路が傷害された合併症が、着想の始まりなのです。

　しかし、いろいろな試行錯誤が重ねられた現在では、アブレーションは洗練された治療法として認識され、インターネット上で一般的に紹介されています。特に副伝導路症候群に対するアブレーションは、"根治"が得られる確立した手法としてとり挙げられていることは、この本を広げて見ようと思った方なら皆さんご存じでしょう。でも、最近では患者さんから「心房細動の治療成績はどうなのか？」「冷凍凝固（クライオアブレーション）はどのような治療法なのか？」など、するどい質問を頻繁に受けるようになりました。このような患者さんの個別的かつ切実な！質問に対して、わかりやすく説明するのはとても難しいことですが、アブレーションにかかわる専門家を目指すものとしてその概念をまずは理解してみましょう。

アブレーションとは？

アブレーションの原理

　1986年にHungらの実験的検討からスタートした高周波エネルギーを利用した心筋焼灼術は、翌年には臨床応用がなされました。原理は電気メスと同様に、カテーテル電極と体表の対極板との間に周波数帯300〜1,000kHzの高周波を流すことで、電極に接する組織に熱（ジュール熱）が発生し、この熱エネルギーを利用して心筋組織を焼灼挫滅させる手法を、高周波心筋焼灼術や高周波心筋アブレーション（あるいはアブレーションと略して）と呼んでいます。

　アブレーションで使用する高周波は、一般に周波数の高い電源のことをいいま

す。現在、主に使用されている高周波の周波数は500kHzです。どのくらい高い周波数かというと、家庭用電源が関東では50Hz、関西では60Hzなので、関東の電源の実に10,000倍の周期を持つ電気です。つまり、関東では蛍光灯が1秒間に50回点滅しているのに対して、500kHzでは50万回点滅していることになります。このような高い周波数の電流を用いる理由は、一般に人体に流れる電流の周波数が高くなればなるほど人体に対する影響が小さくなるからです。実は人体の心臓に直接0.1mA程度でも電流が流れると心室細動が生じ、生命の危険な状態となります。1kHzまでの低周波では人体に対する刺激は同程度ですが、1kHzを超すと周波数に反比例して電気に対する刺激が鈍くなっていきます。500kHzの周波数であれば、1Aの電流を流しても2mA（0.002A）の刺激作用しか受けず、通電ごとに心室細動になる危険性を考える必要がなくなるのです。

　高周波はさまざまな分野で利用されており、その最もわかりやすい応用機器が電気メスでの組織凝固でしょう。電気メスを使用する際は対極板と呼ぶシールを体表面に貼りますが、この対極板と電気メスの先端との間で高周波を流すと、対極板に比較してより小さな表面積で組織に接しているメス先端に高周波電流が密度高く集中します。これにより、接している組織内の分子が振動して抵抗熱（ジュール熱）が発生し、次第に深部に伝導して焼灼組織が作られます。心筋細胞は主にタンパク質からできているため熱による不可逆的な変性を起こし、組織凝固巣ができるのです。

　アブレーションのメカニズムも同様なのですが、ここで誤解してはいけないのは、電極部位の抵抗は接している組織に比べ非常に小さいため、電極部では熱はほとんど発生せず少し離れた組織の深部から熱が発生するということです。この抵抗熱はせいぜい1〜2mmの深部までしか影響しませんが、それ以下の深さは熱伝導によって影響されます。カテーテルの熱上昇も組織からの熱の伝導による2次的な所見です（**図1**）。一方、焼灼巣近くに大きな血管が走行している場合は、この血管の血流により温度上昇が妨げられて伝導熱に影響が及ぶため、焼灼巣の大きさに違いが出ます。

　一般に、46℃以上の熱を30秒以上加えることにより、非可逆的な組織変化が作り出せます。この変化は、通電出力および通電時間や組織の抵抗値・カテーテルと心筋の接触の具合（電極周囲の血流の早さや接触している圧力）などに影響されますが、当初行われていた直流通電による心筋アブレーションとは大きく異なり、高周波心筋アブレーションでは病変サイズがよりコントロールされた病変を作ることが可能となりました。

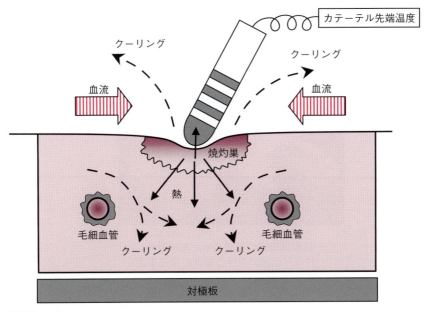

図1 アブレーションのシェーマ
高周波通電による組織壊死は、高周波通電による直接的な抵抗熱（範囲は1〜2mm程度の深さまで）とこれに伴う熱伝導に影響される部位範囲の和。

アブレーションにおける病変サイズに影響する因子とは？

アブレーションは基本、経静脈的に心腔内からアプローチを行うため、ターゲットとなる部位がカテーテルより遠くなる心外膜面にある場合は、焼灼巣がターゲットに届かず不成功に終わってしまう場合があります。また、線状焼灼にてブロックラインを作成する場合は貫壁性の病変を連ねる必要があり、一部でも不十分な焼灼巣があれば再発の原因となります。心房筋は一般的に2〜3mm以内の壁厚ですが、症例によっては一部5mm以上の厚みがある部位が存在することも、肺静脈隔離術を難しくしている理由です（**図2**）。左室筋の心外膜側にターゲットがある頻拍も、同様の理由で根治率が低くなります。

アブレーションにおける焼灼巣の深さに影響する因子として、①高周波の出力設定、②カテーテルの種類、③通電時間、④カテーテルチップ周辺の環境（血流量や焼灼巣周囲の血管の存在など）、⑤カテーテルの組織への接触圧力（コンタクトフォース）などが挙げられます（**図3**）。

❶出力

出力を上げれば焼灼巣の容積は増え、より深い焼灼巣ができることは事実です。しかし、出力設定で通電を行うと組織温が電極表面の温度よりかなり高くなっている場合があり、組織の炭化・血栓形成（80℃以上の温度で生じる）やポップ現象と呼ばれる心筋の水蒸気爆発（100℃以上の温度で生じる）が起こりやすくなるため、実臨床においては限界があります（**図4**）。

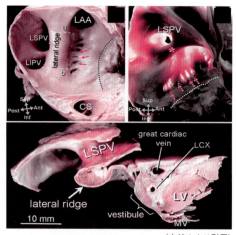

（文献1より引用）

図2 肺静脈周囲の組織でも心筋の厚みにはかなりの違いを伴う症例が存在する

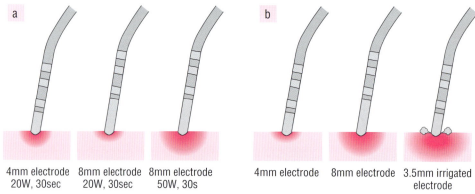

図3 アブレーションカテーテルの種類と設定温度・出力による焼灼巣の違い

a：同じ出力設定で同様の環境下の組織に通電を行った場合は、8mm電極より電流密度の高くなる4mm電極で組織温が高まる。しかし、8mm電極では血流による冷却効果により設定出力を上げることができ、より大きな焼灼組織を作り出せる。

b：周囲の血流の影響がなく安定した出力を出せるイリゲーションカテーテルでは、さらに深い病変を作り出せる。また、イリゲーションカテーテルには、カテーテル先端にできる小さな血栓をイリゲーション効果で洗い流すことで、アブレーションに関連する血栓塞栓症の予防効果があることも重要。

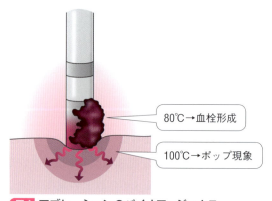

図4 アブレーションのバイオフィジックス

50℃以上で不可逆的心筋変性、80℃で血栓形成、100℃でポップ現象に至る可能性がある。

❷ カテーテルの種類

では、アブレーションカテーテルの先端のサイズはどのように影響するのでしょうか？ 先ほどお話ししたように、通電焼灼によってできる病変は、抵抗熱に影響される部位とその熱伝導に影響される部位との和です。焼灼組織に分布する電流密度が高くなれば組織の抵抗熱はより早く高くなります。したがって、直感的なイメージとは逆になるかもしれませんが、一般的にカテーテルサイズが大きくなるにつれて局所の心筋組織の電流密度は低下するため、同条件の出力・出力時間での焼灼範囲を比較すると、電極サイズが大きいほど焼灼巣は小さくなります。組織の焼灼容積は組織内への電流強度（アブレーション中の会話によく出てくるワット数のこと）に関連し、その電流強度は電極からの距離の4乗に反比例して減少するため、同じ出力で通電した場合は、通常使用されることの多い7Frサイズ・4mmチップのカテーテルのほうがより深く病巣を作ることができます。

しかし実際の生体環境では、カテーテル先端の温度設定の上限に達することにより出力が制限され、病変深達度に限界が出てしまいます（5mm以下）。一方、8mmチップのカテーテルは先端の電極が大きい分だけ緩やかに組織温が上昇しやすく、電極も血流に冷やされ設定された上限温度に達しにくく、より高出力での通電ができるため、最終的に大きな焼灼巣を作り出すことができるという結果になります。血流の安定した三尖弁輪－下大静脈間の線状焼灼を行う場合などでは8mmチップのカテーテルを使用したほうが高い出力で焼灼できるため、深い焼灼巣を作成しやすいのです。

❸ イリゲーションカテーテル

さて、このような小さなチップのカテーテルの特性と大きなチップのカテーテルの特性をうまく調和させたカテーテルとして開発されたのが、イリゲーションカテーテルです。電極先端のサイズを小さいままに、血流低下などの環境でカテーテル温度の急激な上昇をイリゲーションで冷やすことで抑え、高い出力を維持しながら通電できるわけなので、最強のカテーテルといえるでしょう。しかし、通常カテーテルより組織の温度が推定できないので、ポップ現象の起こるリスクは通常カテーテル以上かもしれないことを認識する必要があります。とはいえ、イリゲーション効果によりカテーテル先端に発生する血栓ができにくい特徴があるため、血栓塞栓症発生リスクを軽減できます。このため、経験を積めばイリゲーションカテーテルの相対的メリットが大きいと思います。

❹ アブレーション中のモニタリング

一言で経験といっても、これはアブレーションカテーテルを握る医師だけの問題ではありません。カテーテル周囲の心腔内の血流や組織周辺の血管の血流などにより焼灼容積は影響を受け、カテーテルの電極上の温度と組織の温度の乖離がある以上、カテーテルを握っている医師の感覚によってまず出力設定を行うのは当然のことです。しかし、単一のモニタリングだけで合併症を完全に予防する名

案はなく、複数のスタッフによるモニター監視が重要です。特に35W（ワット）以上の出力設定時には、急激な温度変化による血栓形成やポップ現象などの発生リスクがあるため、周囲のスタッフが常にカテーテル先端の電位の減高や組織抵抗の推移を確認し、抵抗値の急激な変化が見られれば通電継続は中止する（急激な低下ではポップ現象に、急激な上昇の場合はカテーテル先の血栓付着に注意）などのルールを事前に決めておくことが望ましいでしょう。当院では、温度設定以外に通電開始時の抵抗値の約20％の変化があれば、その時点でオペレーター以外でも通電を中止できることとしています。これにより、ポップサウンドが聞けるようなポップ現象は経験ありません。

加えて、通電中の電位をモニターすることは焼灼のクオリティ上昇だけでなく合併症の抑制にもつながるので、通電中の電位がノイズだらけの環境でアブレーションすることも非常に危険です。カテ室の環境ノイズやEPラボのノイズ対策などは定期的に行いましょう。

❺ 新しいカテーテル

加えて現在では、コンタクトフォースをグラム表示できるカテーテルが日本でも認可されました（**図5**）。このカテーテルにより拍動している心臓に安定したコンタクトをキープし、出力を十分に引き出しながら血栓形成が少なく、より深達度の深い病変を作り出すことが可能となり、心房細動や心室頻拍などこれまで

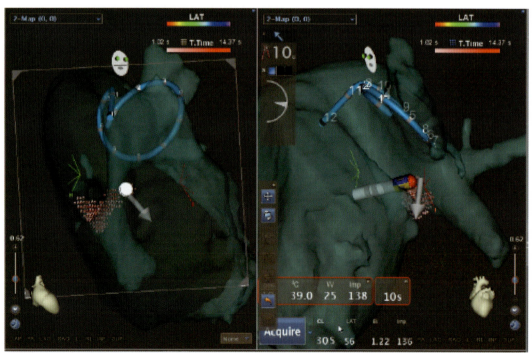

図5 コンタクトフォースとVISITAG™モジュールの併用下での肺静脈隔離術
左肺静脈の前壁側の lateral ridge に対し通電中。矢印でコンタクトのベクトルが示され、図中では10g のコンタクトフォースでカテーテルが肺静脈壁に接していることがわかる。また、焼灼巣の事前に設定した基準を満たせば、自動的にタグ（図中はグリッド表示）が表示され、より客観的な焼灼巣がイメージできる。

弱点とされていた不整脈の克服が進んでいます。また、このコンタクトフォースを利用したアブレーションでは、左房の天井部の通電など呼吸性にコンタクトが大きく変動する部位でもモニターを確認しながら通電調節できるため、合併症の抑制にもつながる効果があると期待しています（CHAPTER5参照）。ゴルフクラブのように、サイズやカーブの異なる数種類のカテーテルがありますが、どのような場所にどのようなサイズの焼灼巣を作るのかをイメージしながら選択されているのです。

アブレーションの適応と治療方針

アブレーションの適応

2003年にアメリカ心臓病学会（American College of Cardiology：ACC）、アメリカ心臓協会（American Heart Association：AHA）、欧州心臓病学会（European Society of Cardiology：ESC）より上室性不整脈管理に関するガイドラインが示され、心房細動を除く上室性不整脈の多くがClass I適応とされました。明確なガイドラインがなかったわが国でも、2006年にようやくガイドラインが示されました。発作性心房細動に対するアブレーションにおいては、年間50例以上の経験がある施設で行うことがClass Iの適応と明記されるようになり、適応は厳格化されていく傾向が見られます。当初WPW症候群に限られていたアブレーションの適応も、今や適応のない頻脈性不整脈はないかのごとくさまざまな疾患が対象となっていますが（表1）、適応となる頻脈の大半がリエントリー性頻脈です。背景となる機序の違いとそれぞれの治療ターゲットはどのように判

表1　アブレーションの適応疾患

（発作性）上室頻拍	副伝導路症候群	ケント束の関与する頻拍（WPW症候群）
		マハイム線維の関与する頻拍
	房室結節回帰性頻拍	通常型
		非通常型
	心房頻拍	
（発作性）心室頻拍	特発性	
	器質的心疾患に関連したもの	
心房粗動	通常型心房粗動	
	非通常型心房粗動	
心房細動	発作性心房細動	
	持続性・長期持続性心房細動	

断されているかを、見てみましょう。

リエントリー性不整脈・非リエントリー性頻拍の違いと治療ターゲット

　リエントリーの成立・維持には、伝導速度および不応期が異なる2種類の心筋が存在することが必要条件です。例えば、通常型房室結節回帰性頻拍であれば速伝導路と遅伝導路、WPW症候群での正方向性房室回帰性頻拍ではケント束と房室結節ということになります。

　リエントリー性頻拍の代表であるWPW症候群の房室回帰性頻拍へのアブレーションを例にとれば、ケント束や房室結節はリエントリー回路を形成する器質の一部であり、どちらをターゲットとしても理屈上房室回帰性頻拍は治療できます。しかし、房室結節を焼灼することは房室ブロックを作ってしまうリスクがあまりにも大きいため、ケント束をターゲットとしてアブレーションが行われているわけです。

　つまり、リエントリー性頻拍のアブレーションを行う場合はターゲットが複数存在しますが、より低侵襲で効率のよいターゲットが選択されるのです。

　一方、非リエントリー性頻拍には異常自動能と撃発活動（トリガードアクティビティ）があります。これらは、局所心筋が過剰な興奮を発生することにより起こる頻拍で、旋回する回路が想定されない不整脈です。そのため、より早期に興奮が始まる部位が異常心筋の存在場所（頻拍中の最早期興奮部位）で、それを同定できれば、アブレーションは容易です。異常自動能による不整脈としては運動誘発性の心房頻拍、トリガードアクティビティが原因の不整脈としては右室流出路起源の特発性心室頻拍が代表的です。

　しかし、非リエントリー性頻拍は自律神経系の緊張具合などの影響に左右されやすく、プログラム刺激にて誘発が困難な症例が多いことが特徴であり、頻拍が誘発されないことによりアブレーション治療に難渋する症例があります。

近年のアブレーションの成績

　アブレーションの成績は、初回アブレーションの成功率は副伝導路症候群、房室結節回帰性頻拍ともにほぼ100%です。再発率は副伝導路症候群で4%以下、房室結節回帰性頻拍では2.5%以下と良好な初期成績が得られる一方、当院における心房細動の成績は1年後のフォローで初回セッションのみで75%でした。

　副伝導路症候群の再発理由の規定因子は、複数のケント束であったか否かが大きいようです。また、房室結節回帰性頻拍ではslow pathwayのアブレーションだけでなく自律神経系への影響により、fast pathwayの有効不応期は短縮する傾向にあります。これにより実際はslow pathwayは残存しているにもかか

わらず、fast pathwayの伝導性の変化にマスクされ、単発のみの期外刺激ではslow pathwayの存在が指摘できない場合があります。これをslow pathwayの離断成功と認識していると、慢性期にfast pathwayの有効不応期が元に戻り、二重伝導が再顕在化し再発につながることがあります。ですから、焼灼後に十分な電気生理学的チェックを行うことや、治療後少し待機時間を持って再検査を行うことが、再発率を下げるのに役立つものと思われます。

一方、心房細動へのアブレーションの再発規定因子は、左房の大きさや心房細動のタイプとともにアブレーションの技術も関係があります。イリゲーションカテーテルを使用されるようになった時もそうでしたが、近年使用されるようになったコンタクトフォースを視認できるシステムも、成績向上につながる可能性があると期待しています。

頻拍発作の症状を持つ房室結節回帰性頻拍やWPW症候群症例に対して、アブレーション治療を第一選択とすることについて論議されることはほとんどなくなりました。特発性心室頻拍も同様の傾向であり、左房径拡大のない発作性心房細動症例などは3次元マッピングの有用性が確認され、アブレーション治療が第一選択として挙げられるようになりました。また、近々虚血性心疾患に伴う心室頻拍も、アブレーションが第一選択として挙げられる時代がくると思われます。

複雑な背景を持つ症例については緻密な適応選択も重要ですが、実臨床現場では、心機能低下症例に救命目的でアブレーション治療を行う必要性が出てくる場面もあります。合併症の危険をいかに下げるかの努力を行うとともに、それを支えるサポート体制の有無が複雑症例に対するアブレーション治療の適応を決める因子です。

本書では、この後、主だった適応疾患についてそのアブレーションの流れを実際的に示します。治療時間や成功率および合併症の種類といった重要なポイントは実際それぞれの疾患で大きく異なりますが、基礎的な疾患では経験が乏しいからといってそれを理由に治療成績が低いことは許されない時代です。この本を利用してチームでシミュレーションを行い、術者・カテ室のスタッフの熟達度の向上・維持に役立てていただき、そのうえで徐々に適応を広げることをお勧めします。

アブレーションのその他のエネルギーソース

クライオアブレーション

クライオアブレーションは、心房細動に対するクライオバルーンアブレーションの認可にて初めて知った方も多いとは思いますが、1990年代に特に外科症例

に対し臨床応用の研究が開始されました。現在、クライオアブレーションは高周波アブレーションと同様に循環器疾患以外での応用も広まっていますが、マイナス70℃以下の低温にまで組織を冷やすことにより、非可逆的な組織障害を作成します。当然いきなり心房細動で臨床使用されたわけでなく、高周波アブレーションのカテーテルと同様のチップ型カテーテルがまず開発されました。この開発において、クライオアブレーションと高周波アブレーションとの2つの相違点が注目されました。1つは、マイナス70℃の低温ではカテーテルが心臓組織にひっついてしまい、呼吸性変動などに対してもカテーテルが移動しないことです。そしてもう1つの特徴は、マイナス10℃程度の冷却でまず効果を判断できるということです。これをマッピングアブレーションと呼びますが、この程度の冷却では組織は不可逆的な障害に至らず、一時的に冬眠的変化が起こります。この性質を利用して反応性を確認するマッピングアブレーションで効果がなければ、さらなる冷却を中止し、余計な障害を回避できるわけです。これらの特徴を利用し、房室ブロックに至る危険のある房室結節近傍部の焼灼を行う、特に小児の房室結節回帰性頻拍での有用性が報告されています。しかし、その他の疾患では残念ながら高周波アブレーションと比較すると再発率が若干高く、広く利用されるに至っていませんでした。

　一方、近年注目が高まっているのが、クライオバルーンを利用した肺静脈隔離術です（図6）。肺静脈入口部にバルーンを押し当て一時的に閉塞させた後に、バルーンに亜酸化窒素を吹き付けることでバルーンを冷却し、バルーンが押し当てられている肺静脈入口部組織を一度に傷害させ肺静脈隔離ラインを完成させるというコンセプトで開発されました。2017年現在、機器の改良が進んで第二世代のバルーンについて日本で使用認可がおり、発作性心房細動の症例で適応が拡大しつつあります（CHAPTER4、p.239参照）。

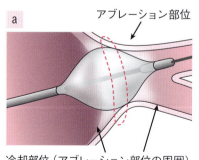 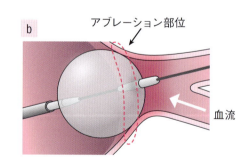

図6　近年使用できるようになったバルーンテクノロジー
a：クライオバルーンのイメージ画像
b：ホットバルーンのイメージ画像
　　クライオバルーンと同様のコンセプトのワンショットアブレーション法。高周波エネルギーソースでバルーン内にためた水を70℃前後に温めてバルーンに接した組織を傷害する。

ケミカルアブレーション

　ケミカルアブレーションとは、動静脈の血管に純エタノールを注入して血流を途絶し、引き続き血管の破綻により周囲にしみ込んだエタノールにより小さな心筋梗塞を作ることで、カテーテルでは届きにくい部位（心外膜や心室中隔など）にターゲットが存在する不整脈の治療法として考慮されます。

　歴史は古く、頻脈性の心房細動に対し房室ブロックを作成する目的で冠動脈の房室結節枝へエタノール注入が行われたのが最初です。最近では、心房細動アブレーションの一環で、マーシャル静脈へのエタノール注入の有効性の報告がされています。特に僧帽弁輪峡部のブロックラインの作成においては、その有効性が確立しつつあります。また、肥大型心筋症に見られる厚い中隔起源の心室頻拍などへの応用も報告されています。

引用・参考文献

1) Cabrera, JA. et al. The architecture of the left lateral atrial wall: a particular anatomic region with implications for ablation of atrial fibrillation. Eur Heart J. 29 (3), 2008, 356-62.

（貝谷和昭）

CHAPTER 1
3 電気生理学的検査・アブレーション治療に用いる機器

はじめに

アブレーション治療の普及とともに、ハードおよびソフトの両面でさまざまな機器が登場してきています。せっかく慣れ親しんだ道具も1～2年で入れ替わることはざらですが、「何が新しく変わり」「何が変わっていないのか」それぞれの機器の特徴を知っていれば、日常の治療にミスが少なくなるでしょう。本項では、電気生理学的検査（EPS）とアブレーション治療時に用いる機器について説明していきます。

研 先生と技師さんが見ているこのモニターには、何が反映されているのですか？

技 これは心内電位記録装置（EP-labo）で、モニターは2つあり、1つはリアルタイムの心内電位や12誘導心電図を記録します。通電中であれば、アブレーションカテーテル先端の温度、通電時間、抵抗値なども表示できます。もう1つのモニターはレビュー画面で、メモリーされた心電図を呼び出して解析することができます（**図1**）。

医 AFインダクションしてください。

技 はい、心房バースト刺激を行います。AFが誘発されました。

医 5分後にDCします。まずは5Jで。

技 （DC施行後）洞調律に戻りました。
（しばらく観察して）左肺静脈からのファイアリングでAFになりました。

医 ファイアリングが見られたところ、もう一度見せて。

研 モニターの隣の機器は刺激装置でしょうか？

技 はい、これは心臓電気刺激装置（スティムレータ）です。期外刺激や連続刺激など電極

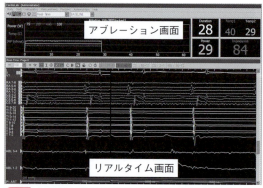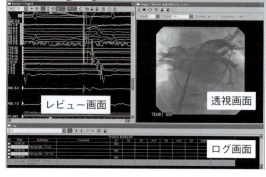

図1 心臓電気生理検査システムの実際の画面

カテーテルの各電極から、任意かつ人為的に電気刺激を行う装置です。刺激回数や強度、連結期などの刺激パターンをあらかじめ記憶（プログラム）させておくことができます。このスティムレータで行ったプログラム刺激の内容は、モニターのレビュー画面下のログへ自動記録できます。ログには、そのほか通電情報や各イベント情報を残して、すぐにレビュー画面に呼び出すことができます。

医 左肺静脈のカライナから通電します。出力は 30W で。

技 はい。30W です。

研 通電中に操作しているこの機器は何ですか？

技 これは高周波発生装置（ジェネレータ）です。心筋を凝固壊死させるために一般的に用いられているエネルギー源が高周波であり、心腔内の焼灼用カテーテル先端電極と体表に貼った対極板間で高周波を用いて心筋を焼灼し、凝固壊死させます。ジェネレータは、一般的に①出力（焼灼する力）、②温度（カテーテル先端温度）、③通電時間を設定します。

電気生理学的検査・アブレーション治療で必須となる装置・機器は、シネアンギオ装置（バイプレーンあるいはシングルプレーン）、心内電位記録装置（EP-labo）、心臓電気刺激装置（スティムレータ）、高周波発生装置（ジェネレータ）であり、対象となる不整脈によっては3D解析システム（CARTO®、EnSite™）を使用する場合もあります。そのほかカテ室内には急変時に備え、除細動器、気管挿管セットや緊急薬剤を備えた救急カート、心嚢ドレナージセットもすぐ使える位置に置いておくべきです。できれば心エコー（心内エコーシステムも含めて）も常備して、すぐに確認ができるようにスタンバイしておくのが理想です。図2に、使用する主な機器をまとめて示します。

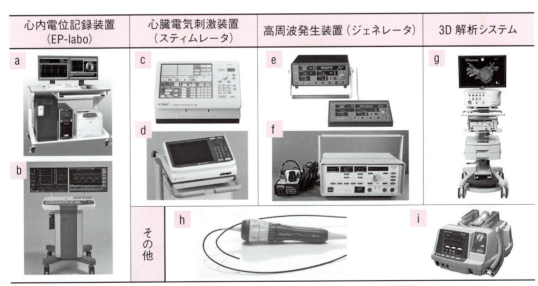

図2 アブレーション治療で使用される機器の一例

a：Prucka CardioLab（GEヘルスケア・ジャパン株式会社）、b：CardioMaster（日本光電工業株式会社）、c：カーディアックスティムレータ SEC-4103（日本光電工業株式会社）、d：カーディアックスティムレータ SEC-5104（日本光電工業株式会社）、e：CABL-IT Ⅱ（日本ライフライン株式会社）、f：Stockertシリーズ（ジョンソン・エンド・ジョンソン株式会社）、g：CARTO®システム（ジョンソン・エンド・ジョンソン株式会社）、h：心腔内エコー Acuson AcuNaV（TEK Medical SYSTEMS）、i：除細動器（日本光電工業株式会社）

電極・焼灼用カテーテル

次に、電極カテーテルの特徴と使用する状況などについて説明します。

● 電極カテーテル

主な電極カテーテルの種類を図3に示します。電極カテーテルとは、EPSで使用するカテーテルのことで、その機能は電位記録と心筋刺激です。各社から多くの種類のカテーテルが発売されており、どのカテーテルを選択するかは術者の好みの問題もありますが、以下の特徴を理解して使い分けられています。

❶ 電極数、電極間とその配置

電極には4極、8極、10極、20極などがあり、電極の間隔には2mm、5mm、10mmのものや、2mm-5mm-2mmなどいくつかを組み合わせたものがあります。電極間隔の短いものではより局所の電位を得られ、電極間隔の長いものではより広範囲での電位を記録することが可能ですが、局在性は低下します（図3）。先端でペーシングするだけならたくさん電極は必要ありませんが、心臓の詳細な電位を正確にマッピングしたい場合は、多電極かつ電極間隔が狭いほうが詳細にマッピングできます。また、多極電極カテーテル PentaRay® NaV カテーテル（Biosense Webster 社）は、その先端部は5枝に分かれ、それぞれが4個のプラチナ製電極を持っているため、合計20個の電極から広範囲の電位を記録できます。1本のカテーテルに複数の電極を有し、カテーテル操作の工数を減らせるため、不整脈をより早く診断できるメリットがあります（図4 f）。

❷ 電極カーブは固定式か可変式か

電極先端が手元のハンドルで曲がる可変式と、曲がらなくても事前にある程度挿入しやすいようにカーブがついている固定式（preshaped型）があります。冠静脈洞などに電極カテーテルを挿入する時などは、先端可変式のカテーテルのほうが操作、挿入しやすくなります。

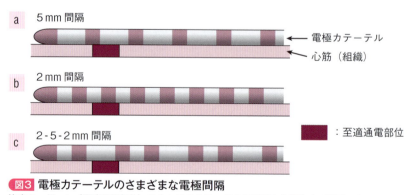

図3 電極カテーテルのさまざまな電極間隔
治療ターゲット（至適通電部位）に合わせてカテーテルの種類や位置決めが必要である。

❸ シャフトの太さ

　成人のEPSで使用する電極は5～7Frの太さがあります。実際には挿入するシースにも左右されますが、シャフト（カテーテルの本体部分）が細いとカテーテルがしなやかな反面、カテーテルの固定が悪く、太いと固定はよいですが血管損傷の危険性もあります。また、先端が可変式のものは当然固定式より太くなります。

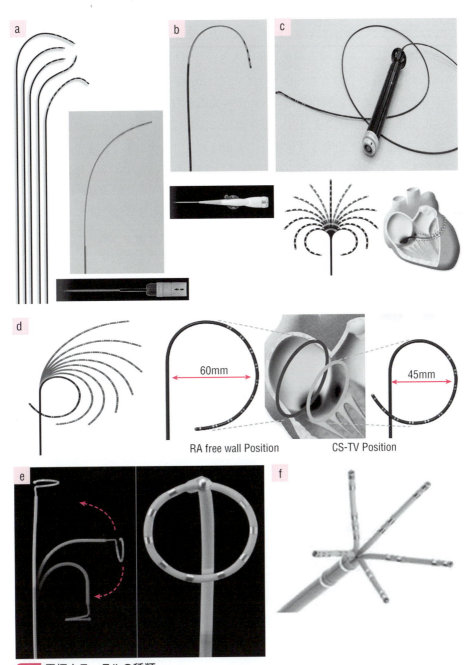

図4　電極カテーテルの種類
a：preshaped型カテーテル、b：可変式カテーテル、c：冠静脈洞用カテーテル、d：Haloカテーテル、e：LASSO®カテーテル、f：PentaRay® NaVカテーテル

焼灼用カテーテル

❶ 通常の焼灼用カテーテル

①先端長と形状

　先端の電極長はさまざまですが、4mm/8mm長の2つのタイプが多く使用されています。4mmのカテーテルは、半径2〜3mm程度の半球状の心筋組織障害（凝固壊死）を形成します。しかし、温度コントロール下では、血液による受動的な冷却だけでは十分に冷却されず、低出力しか出せないことがあります。そのような場合には、電極の先端長が長く大きくなれば心筋との接触面積が大きく、血流によって冷却されやすくなりますので、8mmのカテーテルに変更する必要があります。しかし、操作性やカテーテル先端から取得できる組織の電位と表面の温度情報の精度が低下します。温度情報に関しては、温度センサーの位置を変えたり、数を増やしたりさまざまな工夫がほどこされています。また、冷却効果を上げるため、先端形状をダンベル型にしてできるだけカテーテル先端に血流が当たるように工夫されたものもあります。

②カーブデザイン

　カテーテル先端も術者側のハンドルで曲げることが可能で、各社によってデザインが違います。まず、曲がり方（曲率半径）ですが、大きいカーブは遠くまで届きますが、近位側が届きにくいです。小さいカーブはその逆です。曲がる方向が一方向（single directional）だけのものと、二方向（bi directional）のものがあり、それには対称カーブと非対称カーブのカテーテルが存在します（**図5**）。どのカーブデザインを選択するかは、それぞれの症例において焼灼する病変の位

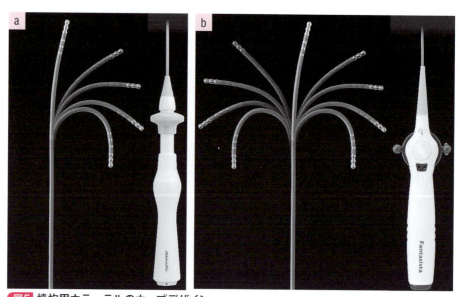

図5 焼灼用カテーテルのカーブデザイン
a：一方向カーブ、b：二方向カーブ

置、心臓の解剖学的な形態を参考に決定しています。

❷ 先端冷却機能付き焼灼用カテーテル

　従来の温度コントロールによる通電は、カテーテル先端とその周辺組織を冷却してくれる血流が十分でないと、カテーテル先端温度が上昇し、出力が制限されてしまうため十分な焼灼ができない場合がありました。また、血栓形成のリスクも認められていました。特に、心房細動に対する肺静脈隔離術が登場してからは、複雑な左房の解剖学的構造に加え、薄い左房壁に長い焼灼ラインが必要であり、上記の現象を抑制するために、アブレーションカテーテルの開発がされてきました。そこで、カテーテル先端およびその周辺組織を強制的に冷却することで組織表面温度の上昇を抑え、血栓形成を防ぎ、安定した出力で通電できるように工夫されたカテーテルが登場しました。冷却方式により開放型（イリゲーションカテーテル）と閉鎖型（クールド チップカテーテル）があります。

①イリゲーション・カテーテル（open irrigation type）

　先端冷却機能付きカテーテルで、その1つであるNAVISTAR® THERMOCOOL®（Biosense Webstar社）には、カテーテル先端の電極部に6つの穴（ホール）があり、そこからヘパリン加生理食塩液を灌流すること（irrigation）で先端を冷却しながら焼灼します（**図6**）。ほかに、先端部イリゲーションホールおよびレーザーカットされたイリゲーションホールにより、さらに効率のよい冷却を可能にするとされるCool Flex™（**図7**、セント・ジュード・メディカル株式会社）もあります。このイ

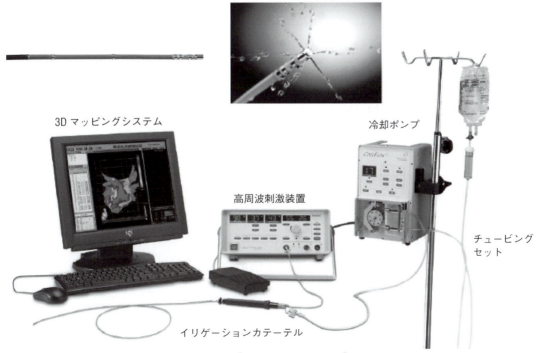

図6 イリゲーションカテーテル（NAVISTAR® THERMOCOOL®）とイリゲーションカテーテルシステム

リゲーションホールにより、温度コントロール下では十分なエネルギーの出力が不能であった部位でも、必要なエネルギーを出力することが可能です。また、電極および組織表面の冷却効果により血栓形成のリスクが減少します。一方、電極と組織の接触が強い場合、過剰なエネルギーが組織へ伝達され、組織内部の過剰な熱上昇により心筋穿孔を起こす可能性があります。また、手技中に生理食塩液による容量負荷がかかるため、低心機能や腎不全の症例では肺水腫の出現に注意する必要があります。

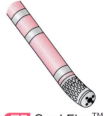

図7 Cool Flex™

②クールド チップカテーテル（closed loop irrigation type）

わが国では現在未承認のカテーテルです。このカテーテルは、カテーテル内部に冷却水を循環させてカテーテル先端を冷却するものです。冷却水による血液循環量増加のリスクはないものの、電極と組織間の接触面は十分に冷却されないため、血栓形成のリスクは残存します。

シース

シース選択

シースもさまざまな種類があるため、術者の好みで決定されることが多いです。当院でシースを選択する際の留意点を以下に示します。

❶ シースの長さと径の大きさ

カテーテルをしっかり固定する必要性がない場合などはショートシースで十分で、内径が小さいと使用したい電極カテーテルなどが挿入できない可能性があります。これらの特徴を理解し、使用するカテーテルによって、シースの種類を選択するべきです。

❷ 心臓のどの場所に電極カテーテルを挿入するか

シースによっては先端やボディにあらかじめ曲がりがついているものがあり（preshaped型）、特に左側副伝導路の治療や心房細動の治療において、左心房にカテーテルを挿入する際には有用です。

シースの種類

❶ ショートシース

ショートシースからカテーテルを挿入する場合、心腔までの距離が長く、血管穿孔に注意しながらカテーテルを進める必要があります。不整脈の検査と治療では、複数の電極カテーテルを挿入することが多いです。その際、挿入する電極カテーテル本数と同じだけシースを挿入しても構いませんが、侵襲性・挿入時間・経済性などを考慮すると推奨できません。そこで、1本のシースに複数のカテー

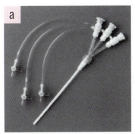 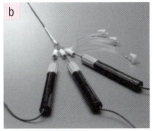 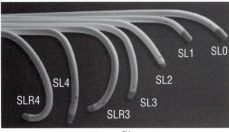

FAST-Cath Trio™　　　3本同時挿入例　　　シュワルツシース（Swartz™）
（セント・ジュード・メディカル株式会社製）　（セント・ジュード・メディカル株式会社製）

①ショートシース
3本の電極カテーテル（5Fr×3本まで）の同時挿入が可能となっている。このほかに2本同時挿入用のFAST-Cath Duo™がある。

②ロングシース
左心側挿入用（SLシリーズ）と右心側挿入用（SRシリーズ）がある（図はSLシリーズ）。

図8 シースの形状と種類

テルを挿入できるデュオシースやトリオシースがあります（**図8**）。

❷ロングシース

不整脈の検査と治療でよく使用されるのは、ロングシースです（**図8**②）。ロングシースを使用する目的は、カテーテルの固定をよくすることと方向性を持たせることです。多くのロングシースはpre-shape（先端が曲がっている）がされており、症例によって使い分ける必要があります。例えば、セント・ジュード・メディカル社製SL・SRシリーズのロングシースは、三尖弁輪や僧帽弁輪（弁上アプローチ）の副伝導路焼灼用、心房細動の治療における、心房中隔穿刺時やその後の肺静脈カテーテルの挿入に使用されることが多いです。

しかし、前述の通りpreshaped型はとても便利ですが、カテーテルの曲がりがシースによってある程度決定されてしまうため、あまり特殊な形状のシースを使用すると、かえってカテーテルの操作性が落ちてしまう場合があるので注意が必要です。

●先端可変式ロングシース

先端を90°から180°まで自由に曲げることができるロングシースが、2009年

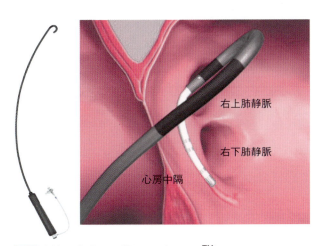

図9 先端可変式ロングシース（Agilis™）

に薬事承認されました（**図9**）。このシースの特徴は、術者の手元のハンドルでシース先端の角度がある程度自由に変えられることです。今までカテーテルがうまく固定できなかった部位や、症例によっては届かなかった部位までも、比較的容易に到達して焼灼することが可能となりました。例えば、三尖弁下大静脈峡部のような起伏に富む場所での心房粗動のアブレーションカテーテルや、心房細動の肺静脈隔離におけるアブレーションカテーテルの操作に使用されます。

しかし、操作部分のハンドルが大きくシースの径も太いため、シースから手に伝わる情報は従来のロングシースに比べて乏しくなります。そのため、必要以上に心筋組織にカテーテルを押しつけてしまうことで、ポップ現象や心筋穿孔したりする可能性があり、普通のロングシースと比較して使用方法に注意を要します。

当院症例別カテーテル使用例

発作性上室頻拍

発作性上室頻拍の場合、一般的にヒス束近傍、冠静脈洞内、右室内、高位右房に電極カテーテルを留置します（**図10**）。

❶ 高位右房・右室内

先端電極から主にペーシングすることが多く、あまり動かす必要はありません。そのため、邪魔にならないような細い固定式かつ電極数の少ない電極カテーテルを使用することが多いです。

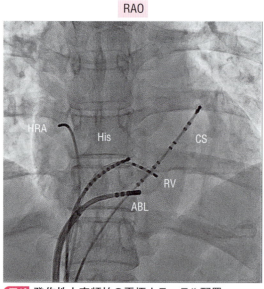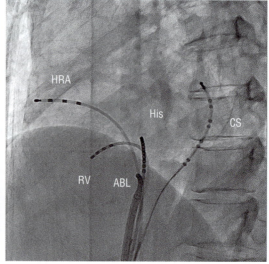

図10 発作性上室頻拍の電極カテーテル配置

❷ ヒス束近傍、冠静脈洞内

冠静脈洞内は、挿入する時に可変式のほうが挿入しやすい場合が多いです。ヒス束近傍に留置する電極カテーテルは、詳細なヒス束電位をとらえられるように、なるべく多くの電極で電極間隔の短い（2mm 程度）可変式を使用します。

❸ 焼灼用カテーテル

焼灼用カテーテルは、電位がとても重要となるので先端電極が 4mm 長のカテーテルを使用します。カーブデザインは心臓の大きさにもよりますが、slow pathway を焼灼する時は一方向の曲率半径 48mm（日本ライフライン社 D カーブ相当）を使用します。

左房のケント束などは、二方向の非対称カーブを使用して、できるだけ固定をよくする工夫をしています。

通常型心房粗動

電極カテーテルは、ヒス束近傍と冠静脈洞内と三尖弁輪周囲に留置します。

❶ 電極カテーテル

冠静脈洞内に留置する電極カテーテルは、発作性上室頻拍の時と同様、可変式のカテーテルを使用します。また、房室結節の位置確認を目的にヒス束電位を記録する電極カテーテルを留置します。心房粗動は心房内のマクロリエントリーにより起こり、その多くは三尖弁輪を大きく旋回するものです。そのため、三尖弁輪周囲には、三尖弁全域をカバーするため、可変式で多極かつ電極間隔の狭い Halo 型 20 極カテーテルを留置します。（**図 11**）

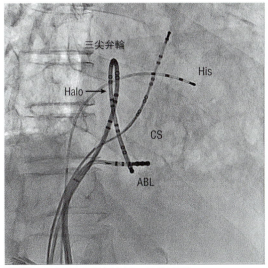 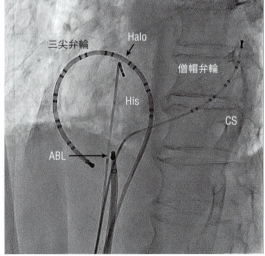

図11 心房粗動の電極カテーテル配置

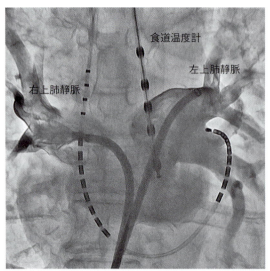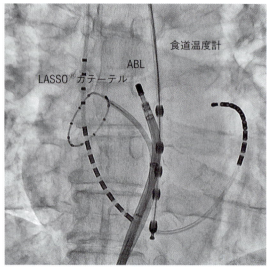

図12 心房細動の電極カテーテル配置（左図：左房造影、右図：single lasso法）

❷ 焼灼用カテーテル

　焼灼する部位が、心筋組織表面の形態が複雑だったり心筋が厚かったりする場合があるため、先端電極が8mm長で二方向の非対称カーブを使用することが多いです。

心房細動

❶ 電極カテーテル

　心房細動症例は肺静脈隔離術を行うため、肺静脈入口部にリング状の電極カテーテルを挿入します。リング状カテーテルには、EPstar Libero®やLASSO®があり、左房造影や事前に記録したCT画像より肺静脈の径を計測して、リングの径や電極数を決定します。リング状カテーテルを左房内に同時に2本挿入して隔離を行う場合（double lasso法）、と1本挿入して行う場合（single lasso法）があります（図12）。冠静脈洞内、右房、上大静脈の電位を1本の電極カテーテルで記録できるBee AT（ライフライン）を留置します。

❷ 焼灼用カテーテル

　以前使用していた先端電極が8mm長で二方向の非対称カーブなどでは、心房内の血流が乏しく焼灼効果が得られない場合や心筋が厚くなかなか焼灼できない場合（肥大型心筋症など病的心筋も含む）などがありました。しかし、左房内の血栓形成を防ぎながら安定した出力で焼灼できるイリゲーションカテーテルが登場したことにより、当院では心房細動症例においては全例イリゲーションカテーテルを使用して焼灼しています。

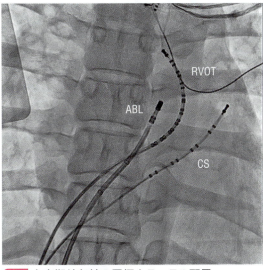
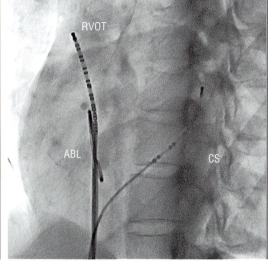

図13 心室期外収縮の電極カテーテル配置

心室期外収縮

❶ 電極カテーテル

　右室流出路起源の場合、流出路に可変式の20極電極カテーテル（セント・ジュード・メディカル社製 steerable Ten Ten 20極電極カテーテル）を留置します。また、4Frシースを大腿動脈より挿入します。手技中の圧モニターとして使用したり、大動脈冠尖起源の場合に7Frシース等に入れ替えることでアブレーションカテーテルを経大動脈的にアプローチできるようにするためです（**図13**）。

❷ 焼灼用カテーテル

　頻拍起源が内膜の表層にある場合には、先端の電極長4mm（4mmチップ）のカテーテルで十分ですが、深層の起源のものや血流の低下した領域で高い出力が得られにくい場合には、8mmチップを用いることで解決する可能性があります。しかし、4mmと比べるとマッピングの確実性は欠けてしまいます。最近では3.5〜4.0mmの先端電極のイリゲーションカテーテルを使用する機会が多くなり、これによりマッピングの確実性と通電の深達度の問題点がともに解消されうると思われます。

引用・参考文献

1) Matsudaira, K. et al. High incidence of thrombus formation without impedance rise during radiofrequency ablation using electrode temperature control. Pacing Clin Electrophysiol. 26（5），2003，1227-37.
2) Nakagawa, H. et al. Comparison of in vivo tissue temperature profile and lesion geometry for radiofrequency ablation with a saline-irrigated electrode versus temperature control in a canine thigh muscle preparation. Circulation. 91（8），1995，2264-73.
3) Yokoyama, K. et al. Comparison of electrode cooling between internal and open irrigation in radiofrequency ablation lesion depth and incidence of thrombus and steam pop. Circulation. 113（1），2006，11-9.
4) Otomo, K. et al. Why a large tip electrode makes a deeper radiofrequency lesion: effects of increase in electrode cooling and electrode-tissue interface area. J Cardiovasc Electrophysiol. 9（1），1998，47-54.

（今村沙梨）

CHAPTER 1-4 3Dマッピングシステム

はじめに

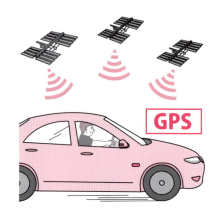

　車を運転していて道に迷った時、GPS（global positioning system）機能が付いていると非常に便利だと感じることがしばしばあると思います。GPSでは3つの衛星を必要とします（厳密にいうと時間の校正を行う衛星を含めると4つです）。これらの衛星からGPS受信機（対象となる車や携帯電話）までの距離がわかり、自分の所在地が地図とともに表示され、行ったことのない土地でも困ることなく目的地に向かうことができます。

　3Dマッピングシステムに心臓の立体画像を作成することで、イメージしにくかった心臓の構造を描出することができます。さらにそこへ電気的情報を投影することで、今まで治療困難であった複雑不整脈、特に心房細動、心室頻拍等の難治性不整脈に対しても、さまざまな観点からの解析が可能となり、カテーテルアブレーション治療の適応範囲が拡大しています。また、通電ポイントを記録することでより安全な手技が可能となり、手技の時間短縮、透視時間の短縮が可能となります。しかし、ひたすらに3Dマッピングシステムを尊重して、従来の電気生理学的検査などによる診断を軽視するという姿勢ではなく、総合的な判断による診断が重要です。

3次元空間内の位置情報の取得原理

　3Dマッピングシステムでは、心腔内に挿入された電極カテーテルを、3次元空間内に表示することが可能です（**図1**）。これにより、透視による電極カテーテルの位置確認が少なくすみ、被ばく低減につながります。この3次元空間内の位置情報を取得する方法は、システムによってさまざまです。現在日本で使用されているマッピングシステムはCARTO®（カルト）とEnSite™（エンサイト）です。基本的な機能は同様のものが多いですが、原理はいずれのシステムも固有

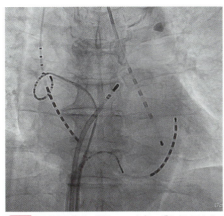
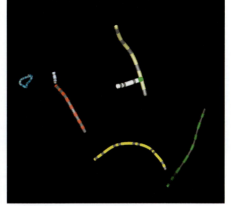

図1 透視画像と3Dマッピングシステムによる電極カテーテルの表示

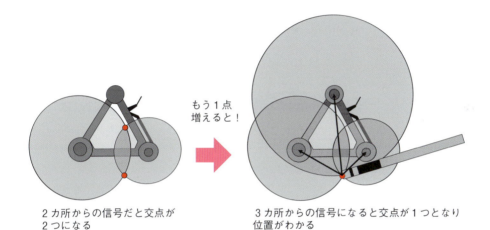

2カ所からの信号だと交点が2つになる

もう1点増えると！

3カ所からの信号になると交点が1つとなり位置がわかる

図2 3ポイントの磁場によるカテーテルの位置判別

の特徴があります。

CARTO®システムの原理

❶ 磁界（MAGNETIC）テクノロジー

架台の裏にとりつけるロケーションパッドの頂点の3カ所からは、異なった周波数の磁界が発せられています。この磁界により、磁気センサーを装着した専用カテーテルの位置をロケーションパッドの各頂点から距離を計算して、カテーテルの位置や向きを3次元空間内で上下、左右、前後（xyz）方向で認識します（**図2**：磁場の周波数の違いでそれぞれの頂点を分別できているのがミソ）。

❷ 電界（CURRENT）テクノロジー

システムに接続されたカテーテル電極から微弱な電流を放出し、これらの電流を体表に配置された6枚の専用パッチが計測して、電流の相対的比率から各カテーテル電極の位置を検知します（**図3**）。

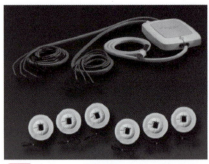
図3 External Reference Patch

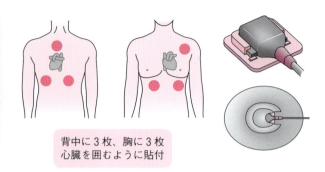

背中に3枚、胸に3枚
心臓を囲むように貼付

磁界テクノロジー　　　　ACL　　　　電界テクノロジー
　　　　　　　　磁界と電界のテクノロジーを用いた
　　　　　　　　　ハイブリッドテクノロジー

図4 磁界と電界のテクノロジーを用いたハイブリッドテクノロジー ACL

❸ 磁界と電界のテクノロジーを用いたハイブリッドテクノロジーACL

　患者の生体環境の変化（呼吸様式や発汗など）や時間の経過に伴い、電界は常に変化しています。それに伴い、電界テクノロジーにより得られた位置情報に誤差が生じますが、ハイブリッド ACL（advanced catheter location）テクノロジーは誤差を磁界テクノロジーにより常時補正することで、電界の変化に左右されにくく、正確な電極カテーテルの位置情報を提供することが可能となっています（図4）。

EnSite NavX™（エンサイト・ナビックス）システムの原理

　EnSite NavX™ システムのロケータシステムは、体表に装着されたX、Y、Z軸方向の NavX パッチより微小な電流を流して、心腔内カテーテルの電極の電圧を測定することで、電極の空間的な位置を決定して画面上に表示します（**図5**）。
　各対の NavX パッチ間で微小電流を送受信しています。送信側パッチより流された電流電圧は、抵抗のある体内を通って受信側パッチで受信した際には減高しています。この電流電圧の減高を基に、体内の電極で受信した電流電圧を測定して、電極の空間的な位置を決定します。例えば、**図6**のように電極で測定さ

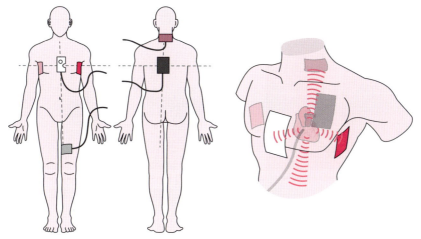

図5 ロケータシステム
体表のX、Y、Z軸方向にNavXパッチを装着する。NavXパッチは3対あり、X軸は右脇と左脇間、Y軸は首後付根と左太もも間、Z軸は前胸部と背部間となる。

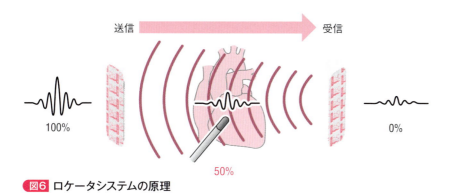

図6 ロケータシステムの原理

れた電流電圧が50％の場合、パッチ間の半分の位置に電極が存在するということになります。

EnSite Array™（エンサイト・アレイ）システム

　EnSite Array™ システムは、64極の電極がちりばめられたEnSiteバルーンカテーテル（**図7**：Multi-electrodes Array）を体内へ挿入して、電極カテーテル先端から発信される高周波電流を、バルーンの上下で受信することで、電極までの距離を決定して画面上に表示します（**図8**）。

　アレイ・システムで表示可能な電極数はナビックス・システムよりは少なく、最大で4極4本（16極）ですが、ナビックス・システム同様に表示された電極カテーテルを心腔内で移動させることで立体的な3D画像が構築されます。マッピング機能にノンコンタクトマッピングがあり、アレイ・システム最大の特徴で、1拍でも不整脈が出現すれば解析が可能であるという利点があります。そのため、アレイ・システムは非持続性

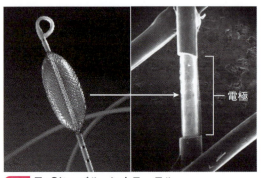

図7 EnSite バルーンカテーテル
バルーン上に64個の電極が存在する。

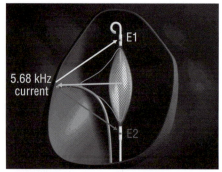

図8 EnSite Array™ システムにおける電極カテーテル位置決定

の不整脈、血行動態が破綻する不整脈、単発に出現するPVCなどの治療に有効です。

3次元構造物（ジオメトリ）

ジオメトリとは？

カルトシステム、エンサイトシステム共に3次元空間内で表示させた電極カテーテルを心腔内で動かすことにより、電極カテーテルの軌跡に沿ってジオメトリが構築されます。

カルトシステムでは、高解像度マップに対応した多極電極カテーテルの、PentaRay®（ペンタレイ）やLASSO®（ラッソ）があり（現在：2016年）、素早くジオメトリを作成でき、さらに多極電極で情報量が多いため精度の高いジオメトリの構築が可能です（**図9**）。

エンサイトシステムでは、メーカを問わずほぼ全ての電極カテーテルを表示させることが可能であり、電極数の多いオプティマ（Optima）などを使用することで、素早くジオメトリを作成でき、精度の高いジオメトリの構築が可能です。

CARTOSOUND®（カルトサウンド）

CARTOSOUND®とは、超音波のイメージテクノロジーと前述したカルトシステムのマッピングテクノロジーを融合させた機能です。実際にどのようなことが可能かというと、例えば右房に留置した超音波カテーテル（SOUNDSTAR®）にて、左房を描出して心腔内をトレースすることで、左房のジオメトリを構築することが可能です（**図10**）。これにより心房中隔穿刺を施行する前に左房の構造を把握することが可能であり、後述するCARTO MERGE®（カルトマージ：融合機能）も可能となります。

さらに、超音波により心房中隔を描出することで、安全な中隔穿刺が可能となります（**図11**）。また、超音波によるジオメトリ作成により透視の使用を最小限にでき、被ばくの低減にもつながります。

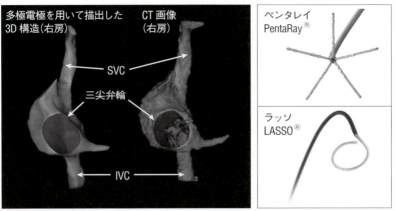

図9 多極電極を用いて描出した3D構造とCT画像の比較

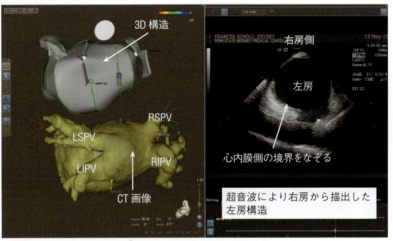

図10 CARTOSOUND®による左房の3D構造作成
右画面で心内膜境界をなぞること（右図緑線）で、左房の3D構造が構築される。LSPV：左上肺静脈、LIPV：左下肺静脈、RSPV：右上肺静脈、RIPV：右下肺静脈

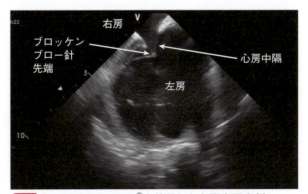

図11 CARTOSOUND®を使用した心房中隔穿刺
ブロッケンブロー針先端が心房中隔に当たり、心房中隔がテント状に張っており（テンティング：Tenting）、針先が左房へ向いている様子が確認できる。これにより、左房周辺の構造物（大動脈など）への誤穿刺を防止できる。

CARTO MERGE® (カルトマージ) と EnSite™ Fusion™ (エンサイトフュージョン)

　3Dシステム装置において、マージとフュージョンはどちらも融合という意味になります。カルトマージとエンサイトフュージョンは、事前に撮影しておいたCT画像などと、前述したジオメトリ画像を融合させる機能です。電極カテーテルにて描出したジオメトリ画像には、電極カテーテルの位置情報がありますが、システム上に取り込んだCT画像には電極カテーテルの位置情報はありません。この2つの画像を合わせることで、CT画像上に電極カテーテル情報を表示することが可能となります（**図12**）。これにより、より詳細な心臓構造の把握が可能となり、安全なアブレーション治療が可能となります（**図13**）。

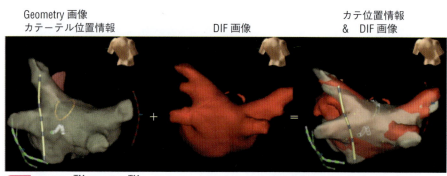

図12 EnSite™ Fusion™

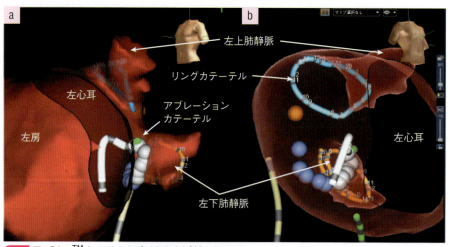

図13 EnSite™ システムにおけるナビゲーション
a：左心耳を切り取り、左肺静脈を左斜め方向から見た図
b：左房を半分に切り、内側から、左肺静脈を覗き込んだ図
青丸、白丸は焼灼ポイント。焼灼したポイントを記録することで、焼灼した部位と焼灼していない部位が可視化でき、これが治療成績にも影響する。

カルトマージとエンサイトフュージョンの違い

　カルトシステムとエンサイトシステム共に、取り込んだCT画像は不変のものです。しかし、カルト上で描出したジオメトリは不変であるのに対して、エンサイト上で描出したジオメトリは歪みを与えることが可能であり、形を変化させることができます（**図14**）。そのため、カルトマージは形や大きさが異なる場合はズレてしまいますが、エンサイトフュージョンに比して融合の精度が操作者に依存しないため、比較的合わせやすいです。エンサイトフュージョンは、形や大きさが異なっても歪みにより、どのような形にも合わせることが可能ですが、操作者の技量に依存するため、カルトマージより合わせるのは困難です。

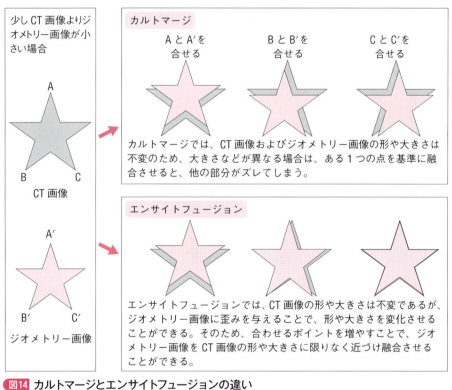

図14 カルトマージとエンサイトフュージョンの違い

カラーマッピング

　3Dシステムのカラーマッピングには、主に2つの種類があります。1つは速さを表現するマッピング（アクチベーションマップ）で、もう1つは各心室の電位波高を表現するマッピング（ボルテージマップ）です（**図15**）。アクチベーションマップとは、左房などの心臓構造物の各部位の電位と、基準となる電位を比較して、速さをカラーで表したマッピングです。マップのカラーは虹色で表現

され、アクチベーションマップの場合は、速い場合は赤色で遅くなるにつれて橙色、黄色となり、1番遅い場合は紫となります。ボルテージマップは波高が高い場合は紫色で、低くなるにつれ青色、緑色となり、1番低い場合は赤色となります。

図16は、僧帽弁を反時計回りに旋回する心房粗動の様子をアクチベーションマップで表したものです。前述した通りアクチベーションマップは虹色で表し、赤色が速く、紫色が遅いことを意味しています。図16aのアクチベーションマップを確認すると、僧帽弁輪4時方向に白色部があり、3時方向で赤色となり反時計回りに黄色→緑→青となり、最初の白色部分の反対側の5時方向で紫となり、興奮伝播が僧帽弁を反時計回りに旋回していることがわかります。左下肺静脈から僧帽弁（図16bの白色部）にかけて焼灼して、ブロックラインを作成することで根治が可能です。

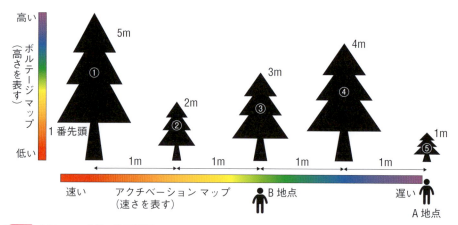

図15 カラーマッピングの理屈

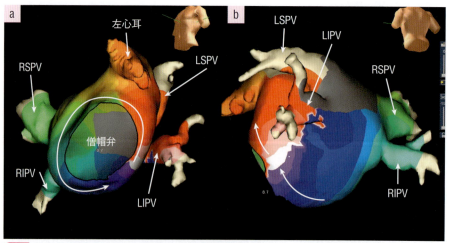

図16 僧帽弁を反時計回りに旋回する心房粗動（primitral atrial flutter）
LSPV：左上肺静脈、LIPV：左下肺静脈、RSPV：右上肺静脈、RIPV：右下肺静脈

リファレンス

　カラーマッピングを行ううえで最も重要なのは、基準となるリファレンスです。基準がぶれてしまうと、速さを表すことは不可能となります。なぜならば**図15**のように人が基準の場合は、A地点から見た①の木は4m先にありますが、B地点から見た①の木は2m先となってしまい、速さを表現できなくなります。実際のリファレンスを安定して認識させるためには、電極カテーテルの動きが少なく、取得される電位は単峰性で、基準がぶれないように設定することが大切です。また、リファレンスの電位は基本的に、心房マッピングの際には心房波であること、心室マッピングの際には心室波（QRS波も含む）であることが大切です。しかし、前述した条件を優先し、リファレンスが安定して認識できるように設定することを推奨します。

　そして、リファレンスを基準にした頻拍の周期に合わせたタイムウィンドーの設定も重要です（**図17**）。例えば頻拍周期が300msの場合は、タイムウィンドーの幅を300msに設定します。また、心房をマッピングしている場合に、タイムウィンドー内に心室波が極力入らないように設定する必要があります（心室波のほうが波高が高いため、ボルテージマップに影響します）。

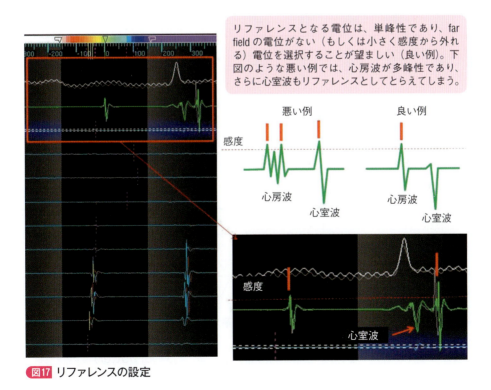

図17 リファレンスの設定

局所の電位

　局所でとらえられた電位には幅があり、また分断していることもあります。この幅の中でどのタイミングにタイムカーソルを合わせるかで、カラー表示が大きく変わる場合があります。タイムカーソルを合わせるタイミングを判断するには、ユニポーラ電位とバイポーラ電位に対する理解が必要です。

　ユニポーラ電位は、近づいてくる波が陽性のR波、遠ざかる波は陰性のQS波で表現されます。したがって、基線より陰性になるところで局所心筋を興奮が通過していることになります。ユニポーラ電位は比較的広い領域の興奮をとらえますが、バイポーラ電位では比較的狭い領域の興奮をとらえます。さらに、バイポーラ電位は電極間隔が短くなると、より狭い領域の電位の興奮をとらえます。

　このような特徴はそれぞれの長所にもなり短所にもなります。心筋細胞の活動電位とそれに対応する、局所心筋のユニポーラ電位とバイポーラ電位を**図18**に示します。心臓の活動電位の立ち上がりのタイミング（0相）にタイムカーソルを合わせるには、ユニポーラ電位では陰性波の開始点で、バイポーラ電位では最大の振幅頂点部位になります。理論的には、バイポーラ電位の場合は陽性・陰性などの極性は重要ではありません。

　マッピングが終わったら、取得したポイントのレビューをします。ターゲットとしていない期外収縮やアーチファクトなどが混入してしまった時は、当然そのポイントを省く必要があります。その時のP波やQRSの波形が他の波形と違うことに気づけば、省くことができます。

　ポイントのレビューが終わると、マップの全体像が明らかになります。例えばある1領域を最早期（赤色）として放射状に広がるパターンや、最も早い興奮と

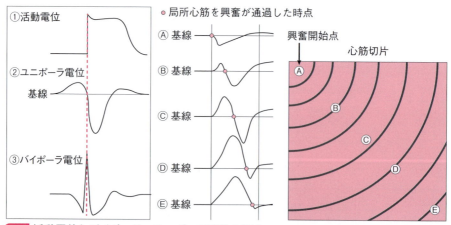

図18 活動電位とバイポーラ、ユニポーラ電位の基本
局所電位の興奮を表す活動電位の0相の時相は、ユニポーラ電位では基線から陰性波となる時相であり、バイポーラ電位ではピーク（陽性、陰性は電極の＋極と－極が反対になると変化するため重要ではない）の時相と一致する。以上の考えから、A地点からE地点のユニポーラ電位で基線から陰性波となる時相を解析することで、A地点からE地点へ興奮が伝播したことがわかる。

最も遅い興奮がとなりあうリエントリーパターンが確認できます。**図16**は左房の僧帽弁輪を旋回するリエントリー性頻拍であり、誰が見てもその興奮順序が視覚的にわかります。しかし、前記してきたような機能を十分に理解していないと、このようなマッピングを描くことができませんので十分に注意しましょう。

EnSite Array™（エンサイト・アレイ）システム

ノンコンタクト・マッピング（Non-contact mapping）システム

心腔内の血液を伝わった興奮伝播を、エンサイトバルーンの64極の電極で心房や心室の壁に直接電極を当てることなく（ノンコンタクト）取得します。取得された電位（ユニポーラ電位）は離れた部位からの興奮であるため減衰するので、実際に得られた電位を距離に応じて大きくして（ラプラスの方程式）、心内膜面の電位を算出します。こうしてできた電位を、バーチャルユニポーラ電位といいます。「バーチャル」と呼ぶ理由は、カテーテルをコンタクトさせて得られた電位（リアルな電位）とは異なるからです。興奮は、ユニポーラ電位が陰性の部分をジオメトリ上に色づけして表示します。前述したように、ユニポーラ電位は陰性になった時に興奮が発生または通過することを示すので、これにより興奮伝播の様相を把握することができます（**図19**）。

EnSite™システムは、不整脈が1拍でも出現すれば解析が可能であるという利点があります。欠点は、ノンコンタクトである性質上、遠くの電位や小さい電位をキャッチするのが困難であるということや、バルーンの配置そのものが煩雑であることです。このシステムが有効な代表症例は、右室流出路起源の期外収縮または心室頻拍（CHAPTER4 Case5）や異所性心房頻拍などです。また、不整脈が持続せずに電気生理学的検査が不可能であったり、アクチベーションマップの描出が困難な場合にも有効です。エンサイトバルーンを使ううえで重要なポイントを以下に

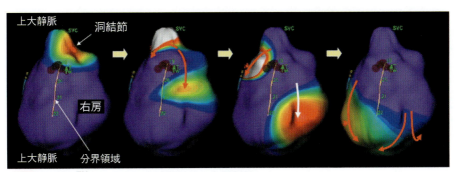

図19 EnSite™システムにより解析された洞調律

列挙します。

❶ 複雑な構造物のジオメトリ作成

　肺静脈-左房接合部など複雑な構造物のジオメトリは、構造物がない部分にも他に取得した点との間に仮想的な面を作成してしまう場合があり、距離の計算に誤差が生じて正確な不整脈の解析ができません。この場合は、構造物を個別のジオメトリとして作成します。例えば、左房と肺静脈のジオメトリを個別に作成するなどして解決します。

❷ 円筒状の構造物

　肺静脈などの円筒状の構造物を奥まで作成しすぎると、興奮が強調されて表現されてしまいます。あまり奥まで作りすぎないことや別ジオメトリにするなどして対処します。

❸ エンサイトバルーンの位置

　エンサイトバルーンの位置は、なるべくバルーンの中心が不整脈の重要なポイントに近づくように配置します。バルーンの上極や下極に近い場所はジオメトリや電位も不正確になる欠点があるので、時にはバルーンを配置し直してジオメトリを作り直すような作業も必要です。

❹ ハイパス・フィルターの設定

　不整脈の治療部位は低電位で伝導速度も遅い場合があります。こういった興奮をエンサイトでとらえるためには、ハイパス・フィルターを低く設定する必要があります。理想的には2Hzまたはそれ以下の設定が望ましいですが、T波などの低周波成分もとらえてしまうのでバーチャルユニポーラ電位を見るなど、慎重な解析が必要です。

❺ バーチャルユニポーラ電位

　重要と思われる興奮部位では必ずバーチャルユニポーラ電位を確認し、EnSite™のカラーマップだけで判断しないように心がけるべきだと考えます。

（柴田正慶）

CHAPTER 2

流れがわかる！ カテーテルアブレーション治療とケア

CHAPTER 2

1 病棟への術前訪問

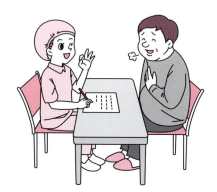

- 先 よろづさん、こんにちは。カテ室看護師の天理です。明日のアブレーション治療について、先生から聞いているとは思いますが、私からも説明させていただきますね。
（パンフレットを取り出して…）
- 患 よろしくお願いします。
- 先 では、流れに沿ってお話ししますので、わからない部分とか、もっと聞きたいことがあれば遠慮なく聞いてください。今の時点で何か気になることはありますか？
- 患 気になるといえば、腰痛かな。普段、上向きで寝ていないから、ずっと同じ姿勢でいられるか心配…。
- 先 腰痛があるんですね。やわらかいマットは敷いてありますが、膝の下にクッションを入れることもできます。よろづさんに確認しながら、楽な態勢をつくっていきますね。治療中には痛み止めや眠り薬を使いますので、少しは楽に受けていただけるはずですよ。安心してください。当日の担当者にも申し送っておきますね。
（**図1**のアブレーション看護訪問用紙に記載）

　当院では、アブレーション治療前日に、病棟に入院している患者さんへの術前訪問を行います。術前訪問を行う目的として、①患者さんに不安や疑問を表出してもらうこと、②治療に対するイメージを具体化することで不安を軽減し、安心感を持って治療に臨んでもらうこと、③治療に必要な事前情報を収集し、術中の看護に役立てることが挙げられます。

　患者さんは、アブレーション治療に対する漠然とした不安や恐怖心を抱えていることがあります。治療に関する専門知識を持ったカテ室看護師が訪問することで、患者さんは不安や疑問を表出でき、治療に対するイメージ化を図ることができます。加えて医師の説明を補うこともありますが、説明内容に矛盾があるとかえって不安を増強する場合もあるので、注意が必要です。カテ室という特殊な空間に主治医以外にも"信頼できる知った存在"がいるという安心感は何よりも重要な意味を持つのだということを忘れずかかわりましょう。術前訪問の担当者が、できるだけアブレーション治療時の担当となるようにすることも必要です。

アブレーション看護訪問用紙

患者訪問看護師：＿＿＿＿＿＿＿＿　　訪問看護師→担当看護師への申し送り　□済　□未

治療日：＿＿＿年＿＿月＿＿日（　）　　病名：＿＿＿＿＿＿＿＿

病棟：＿＿＿＿＿　ID：＿＿＿＿＿＿＿＿＿　氏名：＿＿＿＿＿
才　男・女　　訪問時間＿＿：＿＿　身長：＿＿＿cm　体重：＿＿＿Kg
感染症：□TP　□HBs　□HCV　□HIV

医師からの説明　□済　□未 パンフレットを用いての説明　□済　□未 DVD鑑賞　□済　□未 カテーテル診断・治療の経験　□未　□有（　） 不整脈出現時の自覚症状 （　　　　　　　　　） 合併症の危険性 　□高血圧　（内服：　有　無　） 　□呼吸器疾患： 　　喘息の程度　（□内服中　□吸入中　□発作） 　□SAS　□CPAP　□ASV 　□糖尿病（インスリン・内服・食事療法） 　　　低血糖の経験　無　有　） 　□抗凝固剤の内服（　無　有　）□種類 　　（中止：　／　〜　） 　□心疾患： 　□心不全（LVEf値：　） 　□脳疾患： 　□腎機能（eGFR：　Cr：　） 　□透析中　□シャント（　左　右　自尿（有　無） 　□その他（　　　　　　　　　）	ADL 　□自立 　□介助要 　　　□平地歩行　□階段昇降　□移乗 　□麻痺（上下肢可動域） 　　　□無　□有 　　　（　　　　　　　　　　　） 　□腰痛　□その他疼痛 　　　□無　□有 　　　（対処法：　　　　　　　　） 　□円背 コミュニケーション障害 　　□無　□有　手段（　　　　　） 聴覚障害 　　□無　□有（　　　　　　　） 視覚障害 　　□無　□有（　　　　　　　） 認知障害 　　□無　□有（　　　　　　　）
アレルギー歴　□無　□有（　　　　　　　　） 　症状：蕁麻疹　搔痒感　発疹・発赤　呼吸困難 　　　：嘔気・嘔吐　その他：	排尿方法 　□膀胱留置カテーテル　□尿器 寒がり・冷え性 　□無　□有
□アルコール禁　□イソジン禁　□キシロカイン禁	患者さんの要望

図1 アブレーション看護訪問用紙（天理よろづ相談所病院）

（後）術前訪問の際に押さえておくべき情報には、どんなものがありますか？

（先）いい質問！それを知っておくのはとても大切ね。アブレーション看護訪問用紙（**図1**）を見ると、術前に押さえておくべき情報がわかりますよ。術中・術後に起こりうる合併症の予測や、術中のバイタルサインの変動や起こりうる合併症のアセスメントに役立ててね。

（後）なぜ押さえておく必要があるのか、重要なポイントだけでも教えてください。

（先）その点については、先生にも聞いてみましょう。

（医）まず、不整脈へのアブレーションに限らず、インターベンション治療全般にいえることですが、アレルギー体質についての確認は重要です。麻酔薬・造影剤やATPなど、複数の薬剤を使用する場面があるので、喘息や薬剤アレルギーの既往がないか必ずチェックしましょう。

（後）薬剤でほかに注意すべきことはありますか？

（医）心房細動へのアブレーションを受ける患者さんは抗凝固薬を内服しているので、その内容確認は必須です。抗凝固薬の内容により、術中の合併症予防のための対応は

変わってきます。例えば、ワーファリン内服中の方は、手技前後に内服を中止しないほうが術中の塞栓症の合併率が低いとするデータがあるので、ワーファリンは継続したままで施術します。

🧑先 DOAC については、どうですか？

👨医 DOAC 内服中の方は、まだ拮抗薬が一般的に使用できない状況ですから、出血合併症を懸念して手技当日は中止するのが一般的です。まず、施設ごとの基準を把握して、これに従っているかどうかを確認することが大切ですね。

🧑後 抗凝固薬といえば、ACT についてはどんな管理が行われるんですか？

👨医 心房細動では、術中に ACT を測定して十分なコントロールを行い、塞栓症の合併を予防します。通常は ACT を 300〜350 秒に維持するように、ヘパリンの調節をします。といっても、抗凝固薬の種類やワーファリンのコントロール状態の違いにより、術中 ACT のコントロールは異なります。

🧑先 なるほど。だから、カテ室看護師が術前に抗凝固療法の内容を確認することは、とても大切なんですね。

心不全については、どうでしょう？

👨医 心不全の予防は、心房細動における術中管理で重要です。最近では、イリゲーションカテーテルを使用して、心房細動へのアブレーションを行うことが一般的です。このカテーテルでは、生理食塩液を持続的に使用するために、水分・塩分負荷となりやすいことが難点です。心不全の既往のある患者さんや、心機能の低下した患者さん（LVEF40％未満例など）では、水分バランスを管理して術中・退室時に心不全の悪化がないか確認します。カテ室退室時に問題がなくても、鎮静の遷延による低酸素血症などにより、帰室後に心不全の増悪を来す場合もあるため、術後管理をより慎重にしてもらうように申し送る必要があります。

🧑先 患者基礎情報、入院時のアナムネ、術前訪問など情報を得る場面はいくつかありますが、病棟を含めた医療者間で、それらの情報を正しく共有することは重要ですね。術前後で評価する QOL スコアやアブレーション看護訪問用紙、病棟看護師が記入する検査申し送り板など、情報を可視化して共有できるツールを利用して、得た情報は確実に伝達、発信、共有することが大切です。

🧑後 カテ室ではたくさんの職種が働いていますが、情報共有はどうすればいいですか？

🧑先 週に１回、EP カンファレンスを行っていますよね。治療当日に使用する薬品指示書の確認、心房細動アブレーション鎮静処置計画表の記載、術中に注意すべき情報の共有や使用予定カテーテルの確認を行っています。そのような場で、各職種間で事前に情報を共有しておくことは、当日の治療の進行をスムーズにするとともに、患者さんにとって安全で安心なカテ室環境の提供につながります。看護師目線で意見を出していくことで、効果的なカンファレンスになると思います。

（安藤理裕）

CHAPTER 2 事前準備（検査・処置）

病歴聴取

後：心房細動へのアブレーション予定の患者さんの病歴聴取では、どのようなことを聞いているんですか？

病：まずは入院前の生活において、数日間での急激な変化がないかを確認します。例えば、ワーファリンのコントロールは入院時にどの程度なのか、抗不整脈薬の併用状況に変わりがなかったかなどは、心房細動治療を受ける患者さんでの直前確認としては重要な項目になります。NSAID や抗血小板薬を併用している場合、抗凝固薬の作用を増強することがあります。入院前に他科・他院でこれらの薬剤処方が開始されていなかったか、医師とともにダブルチェックしています。膝関節症で NSAID の併用を入院前に開始してから下血が始まり、入院時の採血結果で貧血が進んでいた、という症例を経験したこともあるので注意が必要です。

検：術中に多種類の薬剤や造影剤を使用するから、アレルギーの既往も確認しているんですよね。

病：そうです。必ずしています。
術中に喘息発作の誘発の危険性がある薬剤を使用することもあるので、気管支喘息の患者さんや既往がある方の場合は、直近のコントロールの具合も確認し、カテ室に申し送ります。

後：カテ室看護師の術前訪問でのチェックと重複する面もあるけれど、ダブルチェックということですよね。

病：ほかにも、心房細動の患者さんが発作でどの程度困っているのかも確認します。心房細動へのアブレーションの大きな目的は、患者さんの QOL の向上にありますからね。

医：発作性心房細動の患者さんは、動悸などの自覚症状が強いのが一般的ですが、個人差があるため、事前にアンケート形式の QOL スコア（日本不整脈心電学会推奨のもの）[1] を利用して確認しておくと便利ですよ。

病：動悸の症状以外に、抗凝固薬の継続内服や、入退院を繰り返すのではないかということに不安を感じている患者さんもいます。継続内服の指標や治療成績予測などについて、各施設の指標をもとに客観的なアドバイスを行うことができれば、これらの不安解消につながります。

後：残念ながら心房細動へのアブレーション治療の成績は 100％ ではないという点も、患者さんにとっての不安材料ですよね。

病：そうですね。どんな患者さんでも再発した場合の落胆は大きいと思います。それでも、

医 初回治療で再発した場合でも、「再治療は絶対に嫌だ」とならないように、「頑張って再治療を受けたい」と患者さんが思えるケアを目指しています。そういった点で、初回看護は非常に大事であると思っています。

医 心房細動へのアブレーションを行う患者さんには、短期的・長期的な視点の違いを明確にして、事前説明を行う必要があると思います。"短期的"とは主に1年以内の経過のことで、再発の有無に関しては肺静脈隔離術の手技の影響が大きく、早期に追加治療を検討する場合が多いですね。

後 それで、短期的と長期的な視点で、それぞれどんな点が大切なんですか?

医 心房細動には、発作性心房細動と持続性の心房細動がありますが、心房細動へのアブレーションの1年後における初回治療成功率は、発作性の場合で75%、非発作性で60%程度と違いがあります。短期的な面では、まずはこの再発しやすい群かそうでないかの情報に着目しています。

発作性か持続性か、基礎心疾患として心筋症や心筋梗塞があるかないか、またこれ以外に最近注目されている項目として肥満があるかないか、無呼吸症候群があるかないかなどが、単回の心房細動へのアブレーション後の成績に関連しているとして重要視されています。

後 そのような点をふまえて、患者さんに説明されているんですね。

医 長期的な面に関しては、心房細動の再発予防とともに脳梗塞の予防という点も重要で、抗凝固薬の継続・中止の判断などが1つのポイントとなります。

病 最近、$CHADS_2$ スコア、CHA_2DS_2-VASc スコアという言葉を聞きますが…。

医 $CHADS_2$ スコア、CHA_2DS_2-VASc スコアは、心房細動の患者さんが脳梗塞を合併する危険性を予想する目的で使用されています。2001年 LANCET 誌に報告された $CHADS_2$ スコア(**表1**)が最初の報告です。ただ、$CHADS_2$ スコア1点の患者さんの危険度の幅が広いとの意見があり、近年は CHA_2DS_2-VASc スコア[2](**表1**)が、一般

表1 $CHADS_2$ と CHA_2DS_2-VASc スコア

	$CHADS_2$ Score	CHA_2DS_2-VASc Score
Congestive heart failure/LV dysfunction(心不全、左心機能不全)	1	1
Hypertension(高血圧)	1	1
Age ≧ 75 years(75歳以上)	1	2
Diabetes mellitus(糖尿病)	1	1
Stroke/TIA(脳梗塞、一過性脳虚血発作)	2	2
Vascular disease〔血管疾患(冠動脈疾患、末梢動脈疾患など)〕		1
Age 66-74 years(66歳以上74歳以下)		1
Sex category(=女性)		1
TOTAL	0~6	0~9

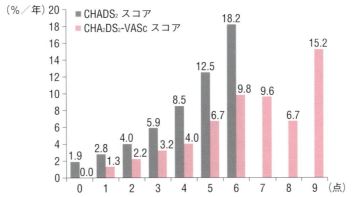

図1 CHADS$_2$とCHA$_2$DS$_2$-VAScスコアで比較した脳卒中の年間発症率（文献2より引用）

表2 CHA$_2$DS$_2$-VAScスコアを意識した病歴聴取

心不全の既往	労作時の息切れの有無、入院歴や利尿薬内服
高血圧	降圧薬の内服、内服していなくても収縮期血圧が150mmHg以上であるか
年齢	血栓塞栓症リスクとして脳梗塞の既往ととともにインパクトの大きな因子 75歳以上ではアブレーション治療後経過がよくても抗凝固療法継続が望ましい（現状のガイドライン）
糖尿病	重症度および治療内容 治療当日は絶食で、インスリン注射や血糖降下薬の使用を中止するため、術中は低血糖症状などの観察をする必要がある
脳梗塞	麻痺の有無・日常生活動作 末梢ルートは麻痺側と反対の健側で準備 アテローム性脳梗塞の場合、抗血小板薬（バイアスピリン®、プラビックス®、エフィエント®、パナルジン®など）が入っているので出血のリスクが高い。穿刺部位の術後血腫の有無を観察する
PCI既往	抗血小板薬（バイアスピリン®、プラビックス®、エフィエント®、パナルジン®など）が入っているので出血のリスクが高く、穿刺部位の術後血腫の有無を観察する
性別	女性のほうが血栓塞栓症の危険が高いとされている

的に使用されるようになってきています。CHADS$_2$スコアとCHA$_2$DS$_2$-VAScスコアでは点数の付け方が異なるので、それぞれのスコアで脳卒中の年間発症率は異なります（**図1**）。当然これらのコントロールは脳梗塞予防にも影響するので、段階的に慣れて患者指導に役立ててください。

🧑‍⚕️病 ライフスタイルの見直しということですね。虚血性心疾患の患者さんへの指導と似ていますね。病歴を聴けばスコア化することはできそうです。積極的に使用して、慣れていきたいと思います！

👨‍⚕️医 スコアを意識すると、グッとポイントを押さえた病歴聴取ができるようになると思いますよ（**表2**）。

検査

研 病歴聴取とともにいくつか検査を行っていますが、それぞれの検査の必要性と結果の解釈などを教えてください（**表3**）。

医 心房細動へのアブレーションは現在極めて安全性が高くなっていますが、合併症はゼロではありません。だから、万が一合併症が発生した場合を想定して、一般的スクリーニング検査を事前に行うことはとても重要です。

末梢血液一般検査、生化学的検査による全身状態の把握、胸部X線写真や、心電図・経胸壁心エコー検査による基礎心疾患の検索などは、通常外来で一通り行われていますが、入院時再確認してみてください。

研 心房細動へのアブレーション治療前はどうですか？

医 経食道心エコー検査で血栓の確認、CTで左房・肺静脈とその周辺組織の解剖学的構造と形態異常の有無も確認します。

最近は、3次元マッピングを併用しての心房細動へのアブレーションも広く行われていて、事前CTによる左房形態の把握は治療をより安全に行うために重要だと思っています。治療後の左房・左室機能の変化を確認するのにも役立ちます。

研 発作性心房細動と持続性心房細動では、アブレーションの治療成績が異なりますよね。

表3 術前の検査内容と目的・解釈

検査	検査内容と目的
末梢血液一般検査	アブレーション治療中の大きな合併症として出血がある。出血のトラブルが生じた時のために、術前に貧血の有無と種類および血小板数などを確認する。
凝固検査	心房細動患者は、通常抗凝固薬を内服している。ワーファリンの効果が必要以上に現れた場合、出血を起こしやすくなるため、術前に凝固系の数値を確認する。
腎機能検査	造影剤による腎毒性、容量負荷（イリゲーション・カテーテル使用の場合）など、腎臓が手技に対応できるだけの機能を有しているかどうかを確認する。腎機能低下がある場合（具体的にクレアチニン＞1.5mg/dL程度の場合）は、腎保護のため前日の夜から外液補液を施行することがある。
経胸壁心エコー検査 経食道心エコー検査	器質的心疾患の有無と心機能をチェックする（左房内血栓の否定）。心エコーで低左心機能（EF＜50％）の患者（陳旧性心筋梗塞、拡張型心筋症、肥大型心筋症の拡張相）は、アブレーション中の水分負荷により術中・術後の急性心不全の可能性がある。術中の酸素化状況・利尿状況、術後のインアウトバランスの確認が重要になる。さらに、心エコー左房径（LAD）＞45mm、心臓CTで参考左房容積＞120mLの患者は、左房拡大があり、肺静脈隔離術のみではなく、その他の追加アブレーションを行う場合があり、通常の肺静脈隔離術よりも治療に時間を要する。
心臓CT検査	
その他の検査	心房細動を発症している患者に睡眠時呼吸障害の合併が多いことが報告されているため、心房細動でアブレーション治療を受ける患者に対して、夜間SpO₂モニター測定によりスクリーニングを施行する。特に閉塞性睡眠時無呼吸の存在はアブレーション後の成績に影響することが知られており、重症度が高い症例ではポリソノグラフィーで精査を行う。睡眠時呼吸障害患者は、アブレーション中も呼吸状態の管理に注意が必要なため、カテ室の看護師へ申し送りを行う。

医 持続性心房細動でも、持続性となってから1年以内であれば、左房機能も保たれている例が多くて、発作性心房細動と同等の成績が期待できます。

研 長期持続性心房細動では、ほとんど左房の拡大を伴っているんですよね。

医 はい。背景に左室の収縮能・拡張能の低下が関連していることが示唆される場合では、洞調律化による左房のリバースリモデリングはあまり期待できません。そのような患者さんでは、アブレーション後のフォローは長期にわたって行うほうがいいと思います。抗凝固療法の中止・継続にも、より慎重な判断が必要になるので、事前の患者説明に少し影響すると思います。

一方で、心房細動合併にて心不全を繰り返すような低左心機能などでアブレーション治療が選択されている患者さんでは、心不全管理を含めた集約的治療も重要です。

処 置

医 心房細動パスを指示しているけど、看護師サイドではどんなことに注意や工夫をしているんですか？

看 治療前日に、パンフレットを用いてオリエンテーションを行っています（**図2**）。心房細動の患者さんに対しては、さらにDVDを用いた説明も行います。看護師の役割としては、不安の緩和に努め、患者さんが安心して治療が受けられるようにかかわっています。治療前に施行する処置でも、いろいろ工夫していますよ（**表4**）。

入院中の生活について①

［入院当日］
- 病室入室後担当看護師が伺います。
- 血圧、脈拍、体温、身長、体重を測定します。
- 持参の薬を確認します。
  （薬が中止になることがあります）
- 心電図モニターを付けます。
- 入院当日検査があります。
  □ 心電図　□ レントゲン　□ 採血
  □ 経食道エコー（昼食を早めに食べていただくか絶食になります）
- 医師からの説明がありますので、ご家族の方はお部屋でお待ちください。
（治療同意書を看護師にお渡しください）
- 病棟看護師が治療前後の流れについて説明に伺います。
- 足の付け根の毛剃りをします。
- 入浴して頂きます。
- アンギオパンツを売店で購入して頂きます。

- カテーテル治療室の看護師が治療中の流れについて説明に伺います。

＊生活行動範囲について
　特に制限はありません。心電図モニターの電波が届きにくくなるため、なるべく病棟内でお過ごしください。
病棟外へ出られる際は、看護師に声をかけてください。
（医師の指示により、制限される場合があります）

＊食事について
　病院食をお召し上がりください。

　治療開始時間につきましては、本日の夕方に決定されます。決定次第お伝えいたします。
　安心して治療を受けていただくため、ご不安、ご不明な点がありましたら、いつでもお気軽に看護師にお尋ねください。

1

図2 アブレーション治療を受ける患者のための説明用パンフレット

入院中の生活について②
治療当日　（　／　）

[当日治療前]
① 朝、体重を測ります。
② 絶食になります。（少量の水分は可）
　治療が午前の方：朝食絶食
　治療が午後の方：昼食絶食
③ 朝食後から抗生剤を飲みます（5日間）
　絶食時も薬は飲んでください。
④ 血圧、脈拍、体温を測定し、足の動脈の触れるところに印をします。
⑤ 治療前に、点滴ライン・尿の管を入れます。（尿の管を入れた後も歩行できます）
⑥ 治療時間が近づいてきたら検査着に着替えアンギオパンツをはき、貴重品、入れ歯を外します。（紛失しないようご家族へお渡しください）
⑦　□　点滴を開始します。
⑧ 歩行または車椅子にて検査室へ行きます。

＊治療の進み具合や緊急入院が入った場合は、予定時間より遅れる場合がありますので、ご了承ください。

＊治療中は熱くなる感じや痛みがあります。治療中は、動くと大変危険ですので、どんなことでもお近くの看護師にお知らせ下さい。

＊治療中の痛みは、胸の痛みの他、背中や肩の痛み、喉の違和感など個人差があります。検査室にも看護師がいますので、ご相談ください。

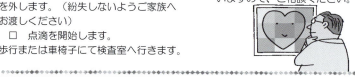

入院中の生活について③

[治療後～6時間後]
① 帰室時（ベッドで帰ってきます）
・心電図モニター装着後、血圧、脈拍、体温を測定し出血が無いか確認します。
・**両足とも曲げられません。**
・水分は飲めます。しっかり水分補給をしてください（帰室後は治療時使用の麻酔の影響によりウトウトしています。覚醒が不十分だとむせる可能性がありますので飲水前に看護師に確認してください）
・必要に応じて、心電図・採血・心臓超音波などの検査を行うこともあります。
・医師より説明がありますので、ご家族の方はお部屋でお待ちください。

② 1～2時間後
・血圧、脈拍、体温を測定し、出血が無いか確認します。
・寝たままですが、食事が可能となります。
③ 3～6時間後
・血圧、脈拍、体温を測定し、出血が無いか確認します。
・6時間のベッド上安静が必要ですが、医師の指示により、体の向きを変えたり、少しずつ起き上がることができます。
④ 6時間後
看護師と出血の有無を確認し、座る、または歩行することができます。
　□　点滴を開始します。
＊胸腹部の不快感・息苦しさ・吐き気・ゲップなど、我慢せず早めにお知らせ下さい。傷口の痛みや腰痛が起こることがあります。痛み止めを使用できますのでお知らせください。

図2 アブレーション治療を受ける患者のための説明用パンフレット（つづき）

表4 各処置における工夫点や具体的な対応

処置	工夫点や具体的な対応
心電図モニター装着	入院時より退院時まで心電図モニターを装着して、24時間モニターの管理を行う。治療前後の心電図変化を観察し、術後の不整脈の有無、頻脈が起こった場合の状況・持続時間、患者の自覚症状の有無とともに確認する。
投薬	術中に不整脈を誘発することがある。この場合、治療前に抗不整脈薬が中止されているかを確認する。抗凝固薬であるワーファリンは基本的に継続しているが、NOAC内服症例では治療当日の朝に休薬して、1日2回の内服の場合は治療終了の6時間後より再開する。1日1回の内服の場合は翌日の朝より開始する。治療当日の朝から、感染予防のため抗菌薬の内服、胃粘膜の保護・食道炎予防のため胃薬（主にプロトンポンプ阻害薬）の内服を開始する。
除毛	治療前日に創部を清潔に保つため、クリッパーを用いて、鼠径の動脈周囲5cm範囲を除毛する。除毛後に入浴をしてもらう。治療当日は入浴することができないことを事前に説明しておく。
足背動脈マーキング	大腿動脈を穿刺するため、術後に下肢末梢の血流が途絶えていないかを確認する必要がある。そのため術前から、足背動脈を触診した際の左右差の有無、下肢の冷汗の有無などを確認する。足背動脈が確認しにくい時には、後脛骨動脈で確認を行う。
体重測定	アブレーション当日と翌日に体重測定を行う。アブレーション治療前後での体重増加を確認する。体重の増加により、心不全増悪の危険性の早期発見や胸水貯留の評価につながる。
排泄	治療当日の朝に膀胱留置カテーテルを入れる。創部を清潔に保つ、治療中の尿量をチェックするために行う。術後に安静解除となり、合併症などが起こらなければ翌日には抜去予定である。
治療後の安静	アブレーション治療後は止血目的のため、仰臥位で6時間程度の安静となることを、患者へ説明する。特にワーファリン併用中の患者では、再出血を起こしやすくなることがあるので患者にも協力を依頼しておく。

引用・参考文献

1) 山下武志ほか. 心房細動特異的QOL評価法（Atrial Fibrillation Quality of Life Questionnaire：AFQLQ）の内的整合性と再現性. JPN.J.ELECTROCARDIOLOGY. 25（6）, 2005, 488-94.
2) Lip, GY. et al. Refining clinical risk stratification for predicting stroke and thromboembolism in atrial fibrillation using a novel risk factor-based approach: the euro heart survey on atrial fibrillation. Chest. 137（2）, 2010, 263-72.

（若林侑子）

CHAPTER 2
3 患者入室・患者準備

🧑‍⚕️病 心臓カテーテル室を見学しましたが、心拍モニターや機器の動作音、アラーム音がたくさんしていて、私たち医療従事者でも緊張するくらいでした。アブレーションを受ける患者さんの緊張を少しでも和らげるために、検査室スタッフの方々はどんなことを心がけているんですか？

🧑‍⚕️先 どんな治療でも同じだと思いますが、入室して最初の第一印象がよければ、その後の一連の処置がスムーズにいく可能性が高いと思います。患者さんの不安を術前訪問や直接会話をすることで把握し、声かけやタッチングを通して、安心して治療に臨んでもらえるように意識しています。鎮静下に治療を行う場合でも、麻酔導入までのわずかな時間が治療の印象を決定付けていることが多いようです。

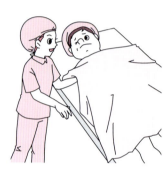

🧑‍⚕️病 入室時の患者準備については、どうですか？

🧑‍⚕️先 とても重要です。治療に携わる臨床工学技士や放射線技師とともに、緊張が高まっている患者さんに声をかけながら、看護師は確実な薬剤投与ができる点滴ラインの整理、術中の安静を保てるような安楽な体位の工夫など、準備を進めていきます。安全で確実な鎮痛・鎮静導入が行われれば、医師は手技に集中することができます。適切な麻酔の維持は、合併症のリスクを減らし、治療時間の短縮にもつながるでしょう。患者さんに「この治療をしてよかった」と満足してもらえるような環境の調整は、入室時からすでに始まっていることを自覚して、患者さんに接するよう心がけています。

患者入室

本人確認を行います。患者さんにフルネームを名乗ってもらい、同意書とネームバンドで確認を行います。また、患者情報を病棟の看護師から申し受け、その情報を治療にかかわるスタッフ全員に伝達します。

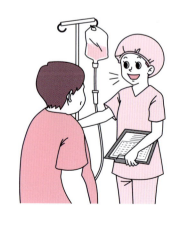

> **POINT**
> 　患者さんのADLなどは術前訪問時に確認しますが、まれに当日入院される方や、術前訪問時に不在で当日までADLがわからない人もいます。入室時の患者さんの状態で、検査台への誘導時どの程度の介助が必要か判断します。
> 　入室時の患者さんの表情や声から、どの程度患者さんが緊張しているのか把握します。緊張が強い患者さんに対しては、できるだけ緊張をほぐせるように明るい表情と声かけを心がけます。

患者準備

検査台への誘導

入室時に確認したADLをもとに、患者さんに合った誘導を行います。

❶ ADL自立の患者さんの場合

看護師は常に患者さんのそばに立ち、いつでも支えられるようにします。階段を上がってもらう際は患者さんの背中を支えて転倒転落を予防し、患者さんに安心感を与えるかかわりを心がけます。

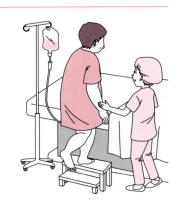

❷ ADL要介助の患者さんの場合

車椅子で来られた患者さんは、検査台まで車椅子で移動します。階段の両側に看護師と放射線技師が立って支えながら階段を上がってもらいます。時間がかかっても「ゆっくりでいいですよ」と声をかけ、患者さんを焦らさないよう心がけます。

階段昇降ができない患者さんの場合は、ストレッチャーで来室してもらいます。

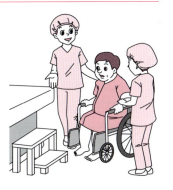

> **POINT**
> 　はじめての治療の場合、今後の展開が把握できないため不安を感じている患者さんが多いです。そのため、患者さんにとっての次の行動をわかりやすく説明することで、不安の軽減に努めます。
> 　患者さんは、病棟より点滴ラインと膀胱留置カテーテルを入れてきます。そのため、移動時の抜去が起きないように注意します。ラインが絡まったり、膀胱留置カテーテルを踏んだりしないように管理し、適宜声をかけることが大事になります。

パッチ類の貼付

患者さんは検査台に腰かけ、検査衣の背面を開けた状態になります。背中にパッチを貼った後は、検査台に横になってもらい心電図や各種電極パッチを貼ります。

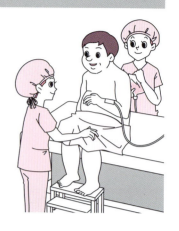

POINT

　カテ室は広く開放的な環境であり、多くのスタッフがかかわっているので、露出があれば患者さんに羞恥心を与えてしまいます。そのため、できる限り患者さんの露出が少なくなるように、タオルで覆うなどして対応します。特に若い女性の場合は、患者準備にかかわるスタッフを極力女性のスタッフにするなど配慮します。
　心房細動の治療時間は長く、その間、同一体位となるため皮膚障害のリスクが高くなります。皮膚障害予防のために検査台にソフトナース®を敷き、検査着のしわを伸ばす工夫をします。また、検査技師が背中にパッチを貼付している間に看護師は患者さんの背中のスキンチェックをして、術前と後の皮膚の評価も行っています。

末梢ラインの確認

治療中に使う末梢ラインは病棟で確保しています。そのため入室時に刺入部の発赤、疼痛の有無、滴下の状態を確認して、必要時は点滴をとり直します。この点滴ラインには持続投与の点滴がつながるため、薬剤漏れやラインのキンクがないように接続部の確認と固定を行っています。

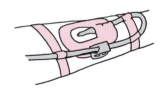

POINT

治療が始まってからのライントラブルが発生すると…
・治療中に有効な薬剤負荷が行えない
・鎮静が弱く患者さんに苦痛を与える
・再度ラインをとり直すことになり治療が遅れる
　このように患者さんにとって不利益が生じてしまいます。そのため、患者さんにドレープがかかり治療が始まる前にラインの状態を確認し、確実なラインを準備するように心がけます。

モニター装着

モニター装着は看護師が行います。基本的に左前腕に末梢ラインがあるので、右手に血圧のマンシェットを巻きます。術前の訪問用紙か、当日病棟からの申し送りや患者さん本人からの情報により、左右どちらかの上肢を血圧測定に使用しないほうがよい理由がないか確認します。

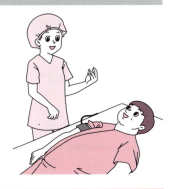

> **POINT**
> 患側上肢がなければ、末梢ラインと反対側の上肢にマンシェットを巻きます。人工透析中の患者さんでシャントがある場合、シャント側と反対に末梢ラインがあるので、マンシェットは下肢に巻きます。また、乳がん術後の患者さんも同様に、下肢に巻きます。
> マンシェットを巻く時は、必ず患者さんに「右手から血圧を測りますね。こちらの腕に血圧計を巻いても大丈夫ですか？」と尋ねます。

四肢の固定

四肢の固定は、①体幹部、②大腿部、③両前腕で行います。固定は放射線技師が施行し、最終的に看護師と強く締めすぎていないか、なおかつ体動はしっかり抑えられているかを確認します。

①体幹は、両肘の上から太いベルトで上半身を押さえます。この固定が緩んでいれば、通電中に体動が起こり画像のイメージとアブレーションカテーテルの先端がずれてしまいます。それは患者さんにとって非常に危険であり、治療自体が大幅に遅れます。

②大腿部は、固定部位に薄いソフトナース®を置き、その上からベルトで押さえます。患者さんが苦痛を感じると下肢が動き出します。下肢の筋力は上肢に比べて強いため、強力な抑制が必要となります。直接ベルトを巻かずソフトナース®を挟むことで、皮膚障害の予防にもなります。

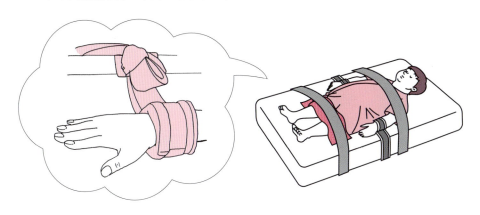

③両前腕の固定には、既製の固定具を使用します。強く締めすぎることで皮膚障害が起こる可能性があるので、指が1本入るくらいの余裕をもって締めます。体動が激しく手が固定具から抜けてしまう場合などは、薄いスポンジを間に挟み強く固定します。

> **POINT** 治療中の患者さんは鎮静薬の影響で意識が混濁しているため、苦痛を感じると無意識に体を動かしてしまいます。苦痛による体動が最も起きやすいのは、心筋焼却時といわれています。この時に四肢の固定が不十分であれば、合併症のリスクと治療の遅れにつながり、患者さんにとって不利益になります。

（長谷川朗）

CHAPTER 2-4 術中鎮静

はじめに

　近年は3次元マッピングを利用して心房細動へのアブレーションを行う施設がほとんどですが、3次元マッピングをストレスなく活用するためには患者さんの体動を最小限にする必要があり、そのためにはいくつかの工夫が必要だと思います。なかでも手技中の鎮静には力を入れている施設が多いことでしょう。また、クライオバルーンアブレーションやホットバルーンアブレーションでも、患者さんの苦痛軽減のために手技中鎮痛・鎮静管理は重要です。

　心房細動へのアブレーション手技中の患者さんの管理は、ほぼ麻酔科医の領域に近いといっても過言ではありません。カテ室看護師にも鎮痛・鎮静管理の勉強は必要です。担当医師の役割とともに、カテ室看護師の役割も少しずつ変遷しているように思われます。いかに手技時間（麻酔時間）を短くするかが最も重要なポイントですが、ここでは安全な術中の麻酔管理を行ううえでの注意点などについて、当院の一般的なフローチャートをもとに、実際のアブレーション施術中のイメージをご紹介します。

（穿刺作業後、ついに心房細動へのアブレーションが開始されました）

🧑‍⚕️医 術前の簡易検査でも中等度以上の睡眠時呼吸障害（SDB）の存在が疑われました。鎮痛を重点に鎮静は控えめから開始しますが、無呼吸発生時の対策として予防的にエアウェイの挿入をヘパリン投与前に行いましょう。

👩先 わかりました。

　　　＊　＊　＊

👩先 よろづさん、術中は麻酔で寝ている状態で治療を行いますが、麻酔が強すぎて舌根沈下で呼吸ができなくなるのを予防するのに、器具を挿入します。口または鼻から入れますが、出血しやすかったりすることはないですか？ゆっくり入れますね。

🧑‍⚕️技 鎮静の度合いを見るための脳波を

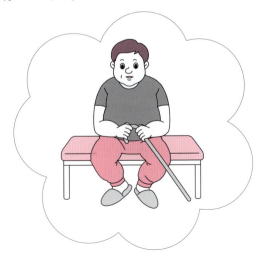

確認するシール（BIS モニター）を額に貼りますね。呼吸が弱くなると危険なので、呼吸をサポートするためのマスクもしますね。機械が呼吸をサポートするので、最初は圧迫される感じがしますが、つらい場合はおっしゃってください。

（エアウェイ挿入後、口腔内出血や鼻出血などがないことを確認し、ヘパリン投与を開始しました。導入薬として、ソセゴン®とアタラックス®-P の点滴開始とともに、鎮痛目的のフェンタニルの投与が開始となります）

アブレーション中の麻酔・鎮静の役割

🧑 㢟 これまで麻酔薬はみんな同じようなものと思っていましたが、鎮痛薬と鎮静薬の違いは何で、使い分けはどのようにしているんですか？

👨 医 アブレーションを施行する際、特に 3 次元マッピングを併用するような症例では、カテ操作の安全性とマッピング等の精度向上のために、麻酔・鎮静は不可欠でとても重要な要素だと考えています。鎮痛薬と鎮静薬を併用した場合、それぞれの薬剤の相互作用も問題になるため、純粋にこれら薬剤の違いを説明することは臨床的には難しいんです。でも、鎮痛に効果がある薬剤と鎮静に効果がある薬剤それぞれの意味を知って使用することが、ポイントです。

アブレーションを行っている途中で患者さんが動いてしまうのは、どんな時ですか？

🧑 㢟 心房細動へのアブレーションの時は、後壁の通電中に患者さんが動きだすことが多いと思います。痛みが原因で起きだして動いていると思います。

👨 医 その通りです。現在の麻酔を使用している状況では、確かに体動が起こるのはほとんどが通電による痛みが原因だと思います。それが、3 次元マッピングを使用した心房細動へのアブレーションにおいて、鎮痛がより重要であると考える理由です。でも、純粋な鎮痛薬があって、もし痛みを感じなかったとしても、意識がある状況ではどうなると思いますか？

🧑 㢟 3 時間もカテ台で周りの声を聞きながらじっとしているのは、痛みがなくてもつらそうです。寝ていたいですね。

👨 医 痛みを抑えこんだとしても、意識がはっきりして体動ができれば、むしろ不安が増強すると思います。だから、鎮静の追加も必要なんです。これらの薬剤の相互作用により、思った以上に鎮静が強くなり呼吸抑制が起こると、呼吸管理に必要以上に手間がかかり、逆に治療時間が長くなってしまうという本末転倒な状況も出てきます。術後に鎮静が遷延して、誤嚥性肺炎などを併発してもいけません。手技時間が短ければ、患者さんは痛みさえコントロールしてもらえればきっと満足度が高まると思いますよ。予想される手技時間に合わせて、麻酔内容を調節することがやはり大切です。

🧑 㢟 BIS モニターの数値と患者さんの体動はある程度は相関しても、必ずしもそうでない場合もあるのは、鎮静と鎮痛がそんなふうに影響してるんですね。

医 ちなみに、呼吸抑制により横隔膜が上昇してくると、心臓の位置も変化します。だから、アブレーション通電開始時に鎮静の程度が安定しているかどうかが、通電位置情報の再現性に影響するんです。

当院では、**図1**のように麻酔開始から通電開始までに30分もない場合がありますが、この流れを想定してうまく安定コントロール状態に入れるように意識はしています（**表1**）。しかし、うまく導入ができても維持がうまくできるかは、個人差があり調節が必要です。維持に関しては、現状BISを頼りにしています。

入室時に、鎮痛と治療を受けるにあたって感じる不安の軽減のために、ソセゴン®＋アタラックス®-Pを生理食塩液に混点し、静注します。

この時、呼吸抑制や循環抑制、嘔気だけでなく、まれに起こる痙攣や四肢の筋障害などといった副作用に注意して、バイタルサインや訴え表情などの観察をします。また、ソセゴン®使用時は虚血性心疾患をもつ患者さんの場合、末梢血管が収縮し心負荷がかかるリスクがあるため、事前に心疾患や心機能の確認も大切です。

ソセゴン®＋アタラックス®-P終了後より、鎮静・鎮痛のためにプレセデックス®を開始します。

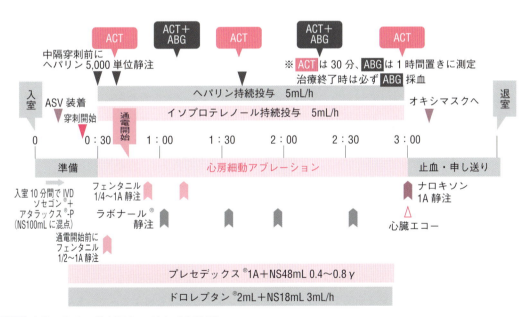

図1 術前・術中の薬剤投与の流れ（当院例）

表1 当院で用いている薬剤

鎮静薬	ソセゴン®＋アタラックス®-P、プレセデックス®、ラボナール®
鎮痛薬	フェンタニル、キシロカイン®

プレセデックス®は比較的、呼吸抑制が出現することは少ないといわれていますが、注意して観察します。また、循環抑制にも注意して観察します。ほかに、初期負荷投与中に末梢血管が収縮し、一過性血圧上昇を認めることもあるため、その時は医師に減量するかなどを相談します。当院では、高齢者や腎不全などがある患者さん以外は基本的に 0.8 γ で統一して投与しています。

⬇

　食道カテーテルの挿入が完了したら、本格的に鎮静を開始します。基本的には、ラボナール®を用いて鎮静を行います。この時も呼吸抑制や循環抑制に注意して観察します。

　当院では、陽圧呼吸補助機器（adaptive servo-ventilation：ASV）を用いて呼吸抑制による低酸素状態を予防します。

⬇

　通電による疼痛の軽減に対しては、フェンタニルを使用しています。フェンタニルの投与後も、呼吸抑制や循環抑制に注意して観察します。

　フェンタニルは、モルヒネなど他の麻薬より嘔気・嘔吐が出現することは少ないといわれていますが、観察する必要はあります。当院では、フェンタニル投与による嘔気・嘔吐の予防のために、ソセゴン®＋アタラックス®-P 終了後より、ドロレプタン®を術中は持続投与しています。また、治療終了後に覚醒遅延が認められた場合、麻薬に対して拮抗薬であるナロキソンを使用し、覚醒を促します。

術中モニタリング

　当院では、術中の鎮静度合いの指標として BIS モニターを患者さんに装着しています。また、鎮静中の呼吸管理として ASV の装着も行っています。患者さんの体動を制限するためとはいえ、深く鎮静をかけすぎると、特に肥満体型の患者さんであれば舌根沈下が起きる可能性も大いに考えられます。変動がありますが、BIS の数値でいうと 40 以下にならないように注意する必要があるでしょう。しかし、BIS の数値はあくまで鎮静度合いを判断する指標の 1 つであり、その数値だけを頼りにするのではなく、患者さんの観察や経皮的動脈血酸素飽和度（SpO_2）、心電図上の筋電図などの情報を基に総合的に判断する必要があります。

　最近は、体の大きな患者さんや、鎮静下でも体動により抑制困難なケースが予測される場合、全身麻酔下でのアブレーションをする施設も増えてきています。通常の気管挿管に比べるとより非侵襲的で、なおかつ短時間で挿入可能な i-gel と呼ばれるデバイスもあります。使用するには麻酔科のドクターとの連携も必要ですが、より安全にアブレーションを施行することも可能です。

（安田健治／冨嶋大地）

CHAPTER 2 - 5 患者退室・病棟への申し送り

患者退室

医 よろづさん、起きてください！
治療が終わりましたよ！

先 よろづさん、両手・両足を動かすことができますか？

患 う〜。大丈夫です。

（アブレーション開始時に少し呼吸抑制が見られましたが、その後うまく鎮痛・鎮静が維持でき、患者さんの体動もなく治療はスムーズでした。しかし、逆に治療後に脳梗塞などの合併症がないか確認できるまでは、緊張の時間です。今回は問題がなかったようです）

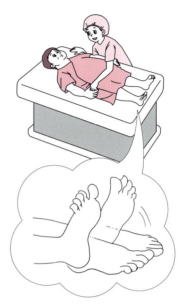

　アブレーション治療が終了してから退室までに行う処置は多いので、退室がスムーズにできるように治療の終盤に入った段階で環境調整を進め、実際に退室するまでに補液追加などの指示が出る場合もあります。バイタルサインが安定しており、退室が可能と判断されれば、呼吸状態をまず観察します。というのも、呼吸抑制があっても陽圧呼吸補助機器によりサポートされている可能性があり、その機器を外してよいかどうかの判断をする必要があるからです。その際には、BISの数値や血液ガスデータの動脈血二酸化炭素分圧（$PaCO_2$）が上昇していないかなどを参考にします。声かけに開眼できるかなどセデーションの程度の項目をいくつか確認しながら、瞳孔の左右差や対光反射の有無、四肢の動きなどを見て、明らかな塞栓症の合併症がないかのチェックを行います。

後 アブレーション後には、担当看護師と技師さんのダブルチェックで呼吸状態を確認しながら、心エコーも見ていますね。何を確認しているのですか？

技 心嚢液の貯留の有無を確認しています。心タンポナーデに陥っていれば、血圧波形や透視上の心陰影の動きなどで大体推測がつきますよ。そのような所見がなくても、心タンポナーデにまで至っていない程度のわずかな心嚢液の貯留がないかを確認します。当然少量でも心嚢液貯留があれば慎重に経過観察となり、申し送りで所見を伝え、術後のこまめなバイタルサインチェックなどの対応をしてもらいます。

継続看護に活かすための申し送りをするには？

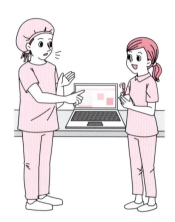

🧑‍⚕️後 呼吸状態、塞栓症がないか、心嚢液の有無…ほかにも重要な観察項目はありますか？

👩‍⚕️先 患者さんの全身状態の観察はもちろん、長時間同一体位で発汗もあるため、全身の皮膚の状態の確認も重要になります。例えば、イソジン®や3次元マッピングシステムに使用する体表シールで、発赤などの皮膚障害が起きることがありますからね。記録と観察・処置を同時に行っていきます。

🧑‍⚕️後 そういえば、患者さんの訴えのなかでは、穿刺部の内出血なども含めて、術後の皮膚トラブルに関するものが多いですね。

👩‍⚕️先 ええ、だからしっかりと確認することが重要ですね。

患者さんが受ける物理的・精神的苦痛に関して、病棟看護師に簡潔・明瞭に伝える必要があります。知識や経験が少ない看護師でも、病棟看護師が継続看護に必要な情報をうまくとらえられ、看護に生かせるように伝えることが重要です。継続看護に必要な情報をどの看護師も同じように申し送りできるように、当院では「アブレーション申し送り表」を用いています（**図1**）。術中・術後のことを統合的にとらえられるような申し送りシートになっていて、病棟看護師にもわか

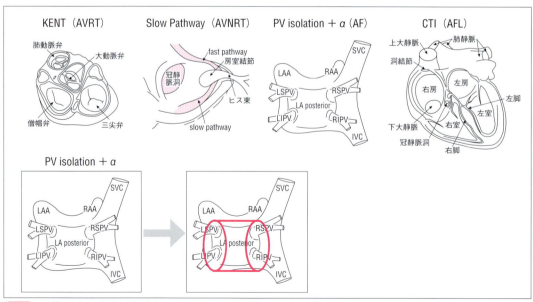

図1 アブレーション申し送り表
焼灼部位を赤で記載する。

りやすいように工夫をしています。病棟での看護に生かしてもらえるような要点をしぼった申し送りシートを作成することで、経験年数の少ない看護師にもわかりやすく、不足のない情報伝達を行えるようにしています。また、病棟→カテーテル室→病棟への一連の流れのなかでシームレスな看護を目指すためにも、病棟との連携は大切で、今後も変化に合わせて申し送りシートは常に見直していく必要があります。

治療部位

心房細動における肺静脈隔離術（PV isolation）は、心タンポナーデ、食道潰瘍、横隔膜麻痺の合併症を引き起こす恐れがあります。また、肺静脈隔離術は通電回数が多くなるため、アブレーションカテーテルの先端に血栓が付着することがあります。特に、通電中にカテーテル先端温度が上昇（アブレーションカテーテルの先端の抵抗値が上昇）した場合は血栓が付着していることがあり、術後の脳梗塞などの原因となります。手技中にそのようなことがあれば、併せて申し伝えるようにしましょう。

また、左房側のアブレーションは心房中隔穿刺を行って治療します。心房中隔穿刺は心タンポナーデの原因となるため、当院では必ず術直後にカテ室内で心エコーを行い、心嚢液貯留の評価を行います。その結果で術後の観察項目が変わってくるため、合併症の危険性のある場合は、強調して申し送りを行います。

申し送りポイント（図2）

❶ 穿刺部位・止血状態

穿刺部位、シースのサイズ、止血の状態・血腫の有無を記入し申し送ります。アブレーション治療では太いシースを挿入し、術中ヘパリン化を行うため、血腫が起こりやすい状態です。止血に時間を要する場合や、血腫がある場合はマーキングとサイズを記載します。穿刺時に動脈への誤穿刺があった場合や動脈硬化の強い症例では、動静脈瘻や仮性瘤が発生しうるので、医師に情報を確認し病棟に申し送りを行います。

❷ 診断と治療（図3）

総通電時間は隔離の時間を記載しています。広範囲に焼灼したことや、通電に時間を要したかの目安になります。

❸ 使用薬剤（図4）

心房細動へのアブレーションでは、鎮静薬・鎮痛薬を使用しているため、術中は血圧低下により尿量が減少します。そのため、水分出納バランスが崩れやすい状態であり観察を要します。また、心不全や腎不全、低左心機能（陳旧性心筋梗塞、拡張型心筋症、肥大型心筋症）の患者さんは、イリゲーションによる水分負荷により、心不全を引き起こす可能性があります。そのため、それらの事前情報

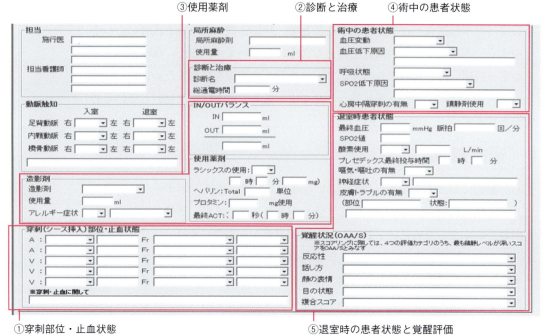

図2 申し送りポイント

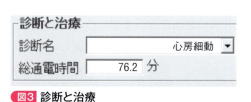

図3 診断と治療

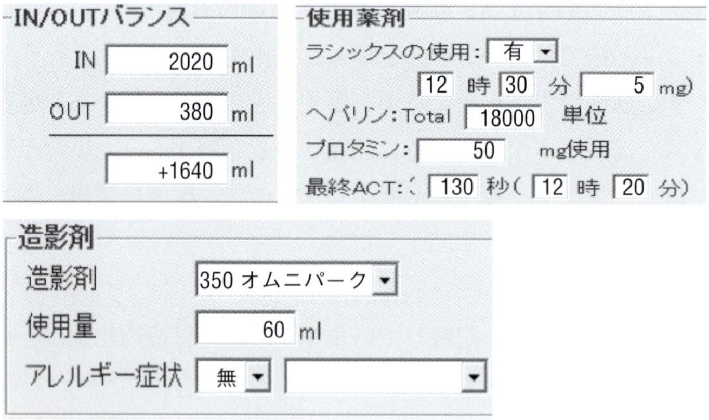

図4 使用薬剤

がある患者さんのin／outバランスは、最終合計量を計算し申し送りをします。利尿薬を使用した場合はその使用量を記載し、予想外な過度の反応による帰室後の低血圧に注意を促します。術中のヘパリン使用量と、術後のプロタミン使用の

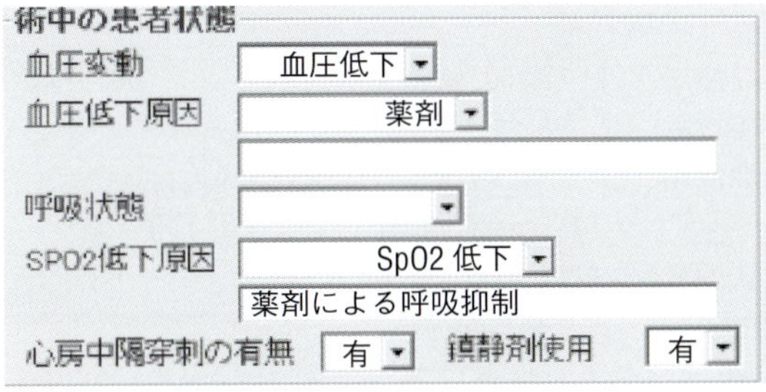

図5 術中の患者状態

有無、最終 ACT 値も伝えます。

術中造影剤を使用した場合、ヨードアレルギー症状の有無と遅発性のヨードアレルギーの観察に注意してもらうことを申し送りします。

❹ 術中の患者状態（図5）

術中は、血圧の低下と酸素飽和度の低下に注意が必要になります。血圧が低下する原因としては、鎮静薬・鎮痛薬による過鎮静や出血（心タンポナーデ、穿刺部・胸腹部・骨盤内の出血）、薬剤（アレルギー性）、頻脈、迷走神経反射があります。また、左肺静脈の前側に自律神経節が走行し、近位の焼灼による血圧低下が考えられますが、焼灼終了後に血圧上昇があれば問題ないと考えられます。そして、経皮的動脈血酸素飽和度（SpO_2）の低下の原因には、過鎮静と心不全の増悪、気胸、誤嚥による気道閉塞などが考えられます。術中の血液ガスの値を継続的に評価し、CO_2ナルコーシスに注意し、術中のアセスメント内容をふまえて最終的に申し送りを行います。

❺ 退室時の患者状態と覚醒状態の評価（図6、7）

退室前は病棟に帰室できる状態かどうかを評価していきましょう。バイタルサインの最終確認はもちろん、鎮静薬の最終投与時間、その後の覚醒状態・意識状態を把握し評価します。術直後に意識レベルが低下した状態では、脳梗塞症状の観察は難しくなります。覚醒状況に合わせて、四肢の運動障害、言語障害、加えて長時間抑制による皮膚や神経損傷（医療関連機器圧迫損傷：MDRPU）の有無などがあるかどうかを評価し、評価が難しい場合は病棟へ依頼します。

心房細動へのアブレーション後の患者確認では、過鎮静と脳梗塞などの合併症の有無の鑑別に拮抗薬を使用します。また、鎮静が残っている患者さんのフォローのために、覚醒度をスコアで表すようにしました。

スコアは1～5段階で、反応性・話し方・顔の表情・目の状態の4つのカテゴリーで評価し、そのなかで最も鎮静レベルが深いものを最終スコアとします（**表1**）。評価したスコアを電子カルテ上に入力しています。スコア化することで、病棟看護師にも覚醒状況がわかりやすくなり、病棟での継続看護につながります。

以上の①～⑤のように、トータルアセスメントが必要になってきます。病棟での看護に活かしてもらえるような要点をしぼった申し送り用紙を作成することで、

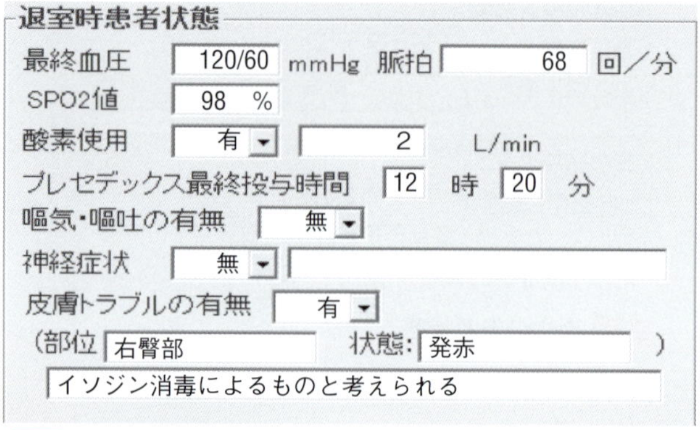

```
┌─ 退室時患者状態 ─────────────────────────────┐
│ 最終血圧     120/60  mmHg  脈拍      68  回/分 │
│ SPO2値      98  %                             │
│ 酸素使用    有 ▼    2   L/min                 │
│ プレセデックス最終投与時間  12 時 20 分       │
│ 嘔気・嘔吐の有無   無 ▼                       │
│ 神経症状           無 ▼                       │
│ 皮膚トラブルの有無 有 ▼                       │
│ (部位 右臀部    状態: 発赤        )           │
│  イソジン消毒によるものと考えられる           │
└──────────────────────────────────────────┘
```

図6 退室時の患者状態

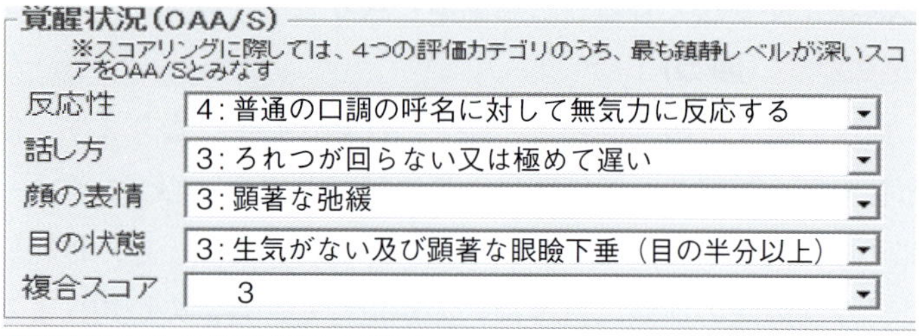

```
┌─ 覚醒状況(OAA/S) ─────────────────────────┐
│ ※スコアリングに際しては、4つの評価カテゴリのうち、最も鎮静レベルが深いスコ │
│   アをOAA/Sとみなす                        │
│ 反応性   4:普通の口調の呼名に対して無気力に反応する │
│ 話し方   3:ろれつが回らない又は極めて遅い   │
│ 顔の表情 3:顕著な弛緩                      │
│ 目の状態 3:生気がない及び顕著な眼瞼下垂(目の半分以上) │
│ 複合スコア 3                               │
└──────────────────────────────────────────┘
```

図7 退室時の覚醒状態の評価

表1 覚醒状態の評価

評価カテゴリー ※スコアリングに際しては4つの評価カテゴリーのうち、最も鎮静レベルが深いスコアをOAA/Sとみなす				複合スコア
反応性	話し方	顔の表情	眼の状態	
普通の口調の呼名に対して直ちに反応する	正常	正常	明瞭、眼瞼下垂なし	5(覚醒)
普通の口調の呼名に対して無気力に反応する	やや遅いまたは不明瞭	軽度の弛緩	生気がないまたは軽度の眼瞼下垂(眼の半分未満)	4
大声での呼名または呼名の繰り返しに対して反応する	ろれつが回らないまたは極めて遅い	顕著な弛緩	生気がないおよび顕著な眼瞼下垂(眼の半分以上)	3
軽くつつくまたは揺すると反応する	言葉は聞き取れない			2
軽くつつくまたは揺すっても反応しない				1(深い睡眠)

(丸石製薬薬品概要より改変)

経験年数の少ない看護師にもわかりやすくし、不足のない情報伝達を行えるようにしています。また、病棟→カテーテル室→病棟への一連の流れのなかでシームレスな看護を目指すためにも、病棟との連携はとても大切です。

(吉田真悠)

術後病棟管理

帰室直後

- 病：お部屋に戻ってきましたよ。モニターをつけていきますね。目を開けられますか？
- 患：はい…。（と、すぐに閉眼し入眠する患者さん）
  （患者さんと家族に、説明を続けます）
- 病：管が入っていた所を見せていただきますね。6時間安静が必要なので、その間、足は曲げられません。腰が痛いとか、つらいところがあれば、ナースコールで遠慮なく呼んでくださいね。また、うかがいます。

病棟に帰ってきたらまず心電図や経皮的動脈血酸素飽和度（SpO_2）モニターを装着し、バイタルサインの評価を行います。アブレーション術後にも心タンポナーデが発生する危険性があるので、モニター管理には注意が必要です。現在の波形が洞調律なのか、術前に比べて変化はないかどうかの確認をします。併せて、止血部位の確認と覚醒の評価も行います。十分に覚醒が得られていない場合は、深い鎮静による血圧低下、酸素飽和度の低下を起こす危険性があるため、注意が必要です。血圧低下時は心タンポナーデを鑑別することが大切です。また、もともと睡眠時呼吸障害と診断され持続的気道内陽圧（CPAP）使用中の場合には、持参のCPAP装置を必ずつけましょう。そして、カテ室からの申し送りで継続観察が必要な情報があれば、引き続き注意していきます。

患者さんの苦痛の軽減を図り、安静が守れるようにかかわります。そうすることで、スムーズに安静解除が行われることにつながります。

帰室から1時間後

- 病：よろづさんどうですか？ どこかつらいところはないですか？
- 患：大丈夫ですが、喉がカラカラです。
- 病：麻酔の影響で喉が渇いたりしますからね。目が覚めていたら、お水も飲めますよ。寝たままになりますが。
- 患：飲めます。飲みたいです。

帰室1時間後には、しっかり覚醒評価を行います。造影剤排泄目的のため、覚醒して飲水ができる状態であれば、飲水を促しましょう。心不全で飲水制限をしている場合は、制限範囲内での飲水の促しになります。食事は、覚醒していれば、帰室1時間後より仰臥位のままで可能になります。心房細動へのアブレーションで肺静脈隔離術を行っている場合は、食道潰瘍や横隔膜麻痺が起こることも考えられます。患者さんの胃部不快感、吃逆、曖気の出現には注意しましょう。

安静6時間後；安静解除

病 少しずつ体を起こしていきますよ。どこか痛みがあったり、気分が悪くなってきたりしたら教えてください。

患 少し足の付け根に違和感があります。痛みはないですが…。

病 テープを貼っているからですね。出血しないように、明日まではつけたままになります。違和感は少しがまんしてくださいね。もし出血してきたり、痛みがあったら、すぐに教えてください。
次にゆっくりと立ち上がっていきますね。

患 やっと腰が伸ばせます。立ち上がることができるのは嬉しいですね。

病 足踏みもでき、ふらつきもないですね。テープを貼っていますが、歩いてもらっても大丈夫です。

アブレーション終了から6時間経過すると、すでに患者さんは覚醒していることが多く、経過良好であれば安静解除を行います。起立性低血圧を起こさないように、ゆっくりとギャッチアップしていきましょう。穿刺部から出血した場合はすぐに圧迫止血を行い、医師に報告します。心房細動でワーファリンを内服している患者さん以外、アブレーション帰室6時間後からヘパリンの点滴を施行します。これは、アブレーションにより生じうる血栓の予防目的に行います。しかし、アブレーション終了時、止血に難渋した場合はヘパリンの点滴を中止することもあります。血栓ができやすく、また出血しやすい状況でもあるので、注意が必要です。安静解除後、出血がなければ歩いてもらうことができます。

術翌日

病 おはようございます。ゆっくり休めましたか？
今のところ出血もなく、経過は順調ですよ。

患 よかったです。歩く時に違和感があるのですが、テープは外せるのかな？

病 はい。今からテープをはずしてみますね。その後、体重測定をしますね。

翌朝には、体重測定を行います。体重が前日より2.0kg以上増加していれば、主治医へ報告を行います。胸水の貯留や、心不全傾向にあることが考えられるので、胸部X線写真で輸液容量負荷に伴う胸水・うっ血の有無の確認をします。また、右横隔膜が挙上していないか確認をします（特に上大静脈隔離もしている場合）。右横隔神経障害が生じていることがありますが、多くの患者さんは無症状です。長期観察でゆっくり軽快することが多いのですが、合併例では退院前に呼吸苦の有無に注意しておきましょう。

　また、翌日に圧迫していたテープを除去します。その際にシャント音の有無、皮下出血の確認を行います。

退院に向けての指導

- 患：退院後に気を付けることはありますか？ せっかく治してもらったんでね。
- 病：そうですね。入前までにご自身で気を付けていたこととかありますか？
- 患：特にこれといってはないです。先生からは少し痩せたほうがいいと言われました。
- 病：減量ですね。お食事は脂っこいものが多いですか？
- 患：はい。仕事して帰ってくると、つい濃い味のものを食べてしまいますね。
- 病：濃い味付けが好きなんですね。普段の運動習慣はありますか？
- 患：仕事もデスクワークなので、ほとんど運動もしてないです。
- 病：わかりました。今後、気を付けてほしいことを説明していきますね。一度に全部をこなすことは難しいかもしれないですが、できることを一緒に考えていきましょう。

　心房細動は、高血圧、肥満、睡眠時呼吸障害などと大きくかかわりがあり、規則正しい生活を心がけることで再発のリスクを減らすことができます。また、不整脈の患者さんは几帳面な人も多く、セルフケア能力が高い傾向にあります。そのため、患者さんへの退院指導として、正しい知識を患者さんに提供することが大切であると考えます。その項目について説明します。

高血圧

　心房細動の原因の1つに高血圧があります。高血圧を予防することは、心房細動の再発の予防につながります。まずは日常生活でできることの1つとして、減塩を勧めます。以前より少し薄味に、また油ものを控えめにするなど、できることからはじめてもらうようにします。そして、毎日の血圧・脈拍測定も指導します。

肥満と運動

肥満と心房細動、睡眠時呼吸障害と肥満、睡眠時呼吸障害と心房細動と、どれも深いかかわりがあり、適正体重でいることが望ましいとされています。毎日の体重測定と適度な運動の必要性について説明しましょう。基本的にアブレーション治療を受けた患者さんの活動制限はありません。無理のない程度に退院後から普段の生活を送れます。

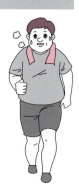

睡眠時呼吸障害

睡眠時呼吸障害は、心房細動などの不整脈を合併することが報告されています。そのため睡眠時の呼吸障害を放置したままにすると、不整脈の再発につながります。その治療の1つとして、適正体重に近づけることが大切です。

継続内服

薬の飲み忘れに注意することも大切です。心房細動へのアブレーションを受けた患者さんは、心腔内にヤケドをつくっているので、焼灼部位に血栓ができやすくなっています。このため、脳梗塞の予防目的でワーファリンやDOACの内服をしています。術後2～3カ月以内は危険性が高い時期なので、内服の継続を行うように指導しましょう。万が一内出血などで継続に不安を感じた場合でも、勝手に自己中断せず医師に指示を仰ぐように指導することも大事です。一人では内服が続けられない患者さんは家族に薬の管理をしてもらうなど、自宅でも病院と同じように内服できるように、家族にも協力を依頼します。

また、心房細動へのアブレーションの周術期合併症で重篤なものに、食道-左房瘻というものがあります。食道に近接している左房後壁を通電し食道内膜に潰瘍ができたのちに発症するとされています。術後3～6週間後に発生することが多いとされているため、予防目的でプロトンポンプ阻害薬（PPI）の内服をやはり2～3カ月内服するように指導しています。

アブレーション後洞調律が維持されていても$CHADS_2$スコアが2点以上の方（特に脳梗塞の既往のある方）は、抗凝固療法を基本的に継続することが推奨されています。抗凝固療法を止めたいと望んでおられても、必ずしも中止できない場合があることに留意をしたうえで、患者説明をすることが必要です。

再発・合併症

30秒以上続く心房性不整脈が生じた場合、再発と呼びます。術後3カ月（90

日）の間の再発は「急性期再発」と呼び、それ以降の慢性期再発と区別して考えています。術後3カ月は、アブレーションによる焼灼から心筋が癒える時間といわれており、その期間に上室性不整脈が増えることがあります。しかし、90日以降は頻拍発作が生じなくなる症例も多く、そのため急性期再発は「再発」とみなしません。あくまで90日以降で再発の有無を判断します。再発への再治療（2nd session）は基本的に90日以降に行っています。

ただし、症状の訴えが強い患者さんには、抗不整脈薬を投与することもあります。もともと持続性の場合洞調律に戻らないことも多いため、1日様子をみても心房細動のままの場合は除細動で洞調律に戻して（場合によっては抗不整脈薬も処方し）退院となることが多いです。

退院後に動悸を感じた場合は、まず安静にして脈拍・血圧を測定することを説明します。しばらくして治まれば、受診の必要はありません。極めてまれですが、亜急性期（3～12週間後）に起こりうる合併症として、肺静脈閉塞症、左房食道瘻があり、発症すると重篤な状態となります。退院後しばらく安定していたとしても、息切れや胸痛、血痰、高熱などの症状がある場合は、すぐに受診するように患者さんに伝えます。また、可能な限り家族にもそのことを伝えておくようにします。

患者さんとご家族が、退院後の生活においてQOL向上を感じられる…、アブレーション治療にかかわる私たちにとってこんなに嬉しいことはありません。もとの生活の場に安心して戻るためには何が必要だろうか、ひとりひとりに合わせた退院指導が重要であると考えます。

（若林侑子）

CHAPTER 2 - 7

知っておきたい放射線管理の知識

心房細動アブレーション治療における放射線管理と被ばく低減

はじめに

アブレーションのようにX線の透視下で行う治療を総称して、インターベンショナル・ラジオロジー（interventional radiology：IVR）といいます。IVRは長時間にわたって高線量率の透視や拡大透視を使用し、さらに頻回に撮影を行うことから放射線障害を引き起こす線量が照射される場合があります。このため、放射線防護対策が求められ、関連学会からガイドラインが作成され、これらに基づいた患者さんの被ばく低減を目指すことが重要です。

近年では、日本初となる医療被ばくの線量指標を示した診断参考レベルDRL（Diagnostic Reference Level）が公表され、IVRに関してはIVR基準点（現在は患者照射基準点と名称変更）での透視線量率が示されています。

《IVRのDRL：透視線量率 20mGy/min》

また心カテ室は、医師・看護師・臨床工学技士・診療放射線技師などのスタッフが検査室で作業するため、スタッフに対する放射線の防護を行うことも必要となります。

障害ではなく傷害

放射線防護に関する国際的な機関の国際放射線防護委員会（International Commission on Radiological Protection：ICRP）が勧告する「IVRにおける放射線傷害の回避」Publ.85では、「しょうがい」を「障害」ではなく「傷害」と翻訳されています。障害と傷害を辞書で調べると、障害は「身体の器官や能力に不十分な点があること」、傷害は「人の身体や物品を傷つけ、損なうこと」となっています。言い換えると、障害は不可抗力で起こった機能の妨げとなりますが、傷害は意図的に人を傷つけることを意味します。つまり、IVRにおける皮膚"しょうがい"には明らかに回避可能なものがあり、防護の観点からあえて"傷害"という漢字をあてはめ、患者さんではなく医療従事者への注意喚起を促すというICRPの意図が表されています。

患者被ばくと術者被ばく

　放射線被ばくは、ICRPの勧告や法律によって制限されていますが、ここでは詳細な解説を行わず検査室で簡単に行える被ばく低減への工夫を紹介します。
　まず、放射線に関して知っておきたい特徴の1つは、"真っすぐ飛ぶ"ということです。真っすぐ飛ぶなら「X線管に近づかなければ大丈夫！」と思うスタッフもいるのではないでしょうか？
　実際には、患者さんとスタッフでは被ばくの仕方が異なりますので、しっかり理解し、被ばくの低減に取り組みましょう。

患者さんの被ばく

　X線管から受光部に向け照射するX線を画像形成に利用しているのですが、このX線のことを直接X線といい、患者被ばくの主な原因となります。この直接X線は受光部に向かって真っすぐ進み、受光部以外に飛び出さないよう適切に遮蔽されています。

術者（スタッフ）の被ばく

　治療に携わるスタッフの被ばくは、直接X線による被ばくは少なく、散乱線による被ばくが中心となります。散乱線とは、直接X線がさまざまな物質（例：患者さん、可動絞りなど）に衝突して、その物質から2次的に発生した低エネルギーX線のことです。この散乱線は、物質（主に患者さん）からすべての方向に飛び出し、真っすぐ飛んでいきます（**図1**）。

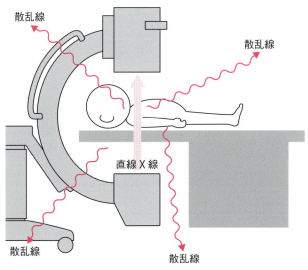

図1 直接X線と散乱線

被ばく低減に関する基礎知識：
外部放射線からの防護3原則

　外部放射線からの防護3原則とは、「時間・距離・遮蔽」といわれるもので、「放射線にあたる時間を短く」「放射線の発生源から離れる」「放射線の遮蔽物を利用する」ことが防護の大原則となっています。

放射線にあたる時間を短くする

　患者被ばくの低減には、放射線を照射する時間の短縮が有効となります。最も被ばくの多い皮膚表面も、照射時間を短くすることによって放射線皮膚障害の発生リスクは低くなります。さらに散乱線の発生も少なくなるため、スタッフの被ばく低減にもつながります。

　スタッフは、透視・撮影技術を向上し照射時間を最短にするように心がけることが重要です。不要なX線の照射が行われている（透視画像を見ていない）場合は、周囲のスタッフから注意を促すことも時には必要です。

放射線の発生源から離れる

　放射線の量は、距離の2乗に反比例して減弱します。例えば放射線源から1mの放射線量を1とすると、その2倍の距離の放射線量は1/4になります（**図2**）。ですから、透視や撮影を行っている間は、X線発生装置や散乱線が発生する患者さんから、可能な限り離れて作業することを心がけましょう。特に撮影は透視よりも放射線量が多く発生するので、注意が必要です。

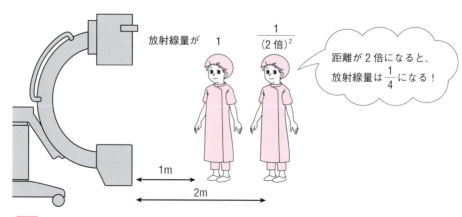

図2 放射線量と距離の関係

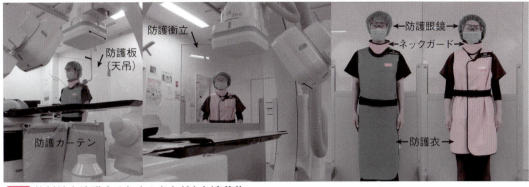

図3 放射線を防護するためのさまざまな遮蔽物

遮蔽物を利用する

　放射線は物質を透過する性質があり、その性質を検査で利用しています。この透過性を有する放射線を遮蔽する能力は、原子番号が大きい物質ほど高くなります。このため遮蔽物として用いられる防護用品には、原子番号が大きく加工しやすい鉛がよく使用されていますので、ずっしり重くなってしまいます。**図3**に示すように、いろいろな種類の防護衝立や防護衣（プロテクター）が発売され、その遮蔽能力は放射線エネルギーによりますが0.25mm鉛当量のプロテクターを着用した場合には、散乱線を約90％、防護眼鏡では約85％低減できます。防護板（天吊）も効果的であり、水晶体付近で約95％低減できます。また、術者の頭部防護を目的とした、サージカルキャップに放射線防護機能を追加したものも発売されています（**図4**）。

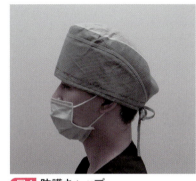

図4 防護キャップ

アブレーション患者に対する被ばく低減を目指した工夫

透視のパルスレートを下げる

　アブレーション治療に使用される心血管撮影装置は、透視に利用する放射線を連続的に照射する連続透視モードだけではなく、間欠的に放射線を照射し被ばく低減を目的としたパルス透視モードの設定が可能なシステムとなっています。パルス透視は、1秒間に照射する回数をフレームレートといい、30f/s〜3.75f/sまで段階的にフレームレートを設定することが可能であり、低フレームレートのほうが被ばく低減の効果があります。また、1フレーム当たりの設定線量を確認しておくことも重要です。最近では、撮影・透視にアブレーションモードのプログラムを有する装置があります。

通常のPCIで使用するプログラムと比較して撮影で50%減、透視では75%減になることもあります（**図5**）。アブレーション治療に用いる電極カテーテルやアブレーションカテーテルは視認性もよいため、診断・治療の目的に合わせフレームレートをコントロールして被ばく低減を心がけます。

放射線受光部をできるだけ患者さんに近づける

患者さんと放射線受光部が離れると、受光部に到達する放射線量が少なくなり、画質が劣化します。これを補うため、装置は放射線の照射量を増加させるように働きます。受光部を密着した状態から10cm距離を離した場合には、皮膚表面のX線量が約10%増加します。このX線の増加量は患者さんやスタッフの被ばくならびに画質の劣化を招くので、受光部をできるだけ患者さんに密着するように心がけることが大切です（**図6**）。

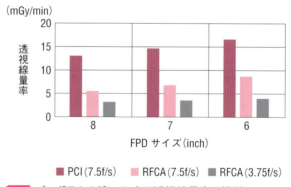

図5 プログラムの違いによる透視線量率の比較

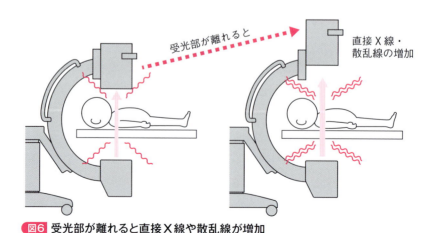

図6 受光部が離れると直接X線や散乱線が増加

拡大透視をなるべく使用しない

IVRでは、細く小さいデバイス（ガイドワイヤやステント）を観察するために透視像を拡大することが多くありますが、拡大透視を用いると単位面積あたりの放射線量が増加します。アブレーション治療に用いる電極カテーテルやアブレーションカテーテルは視認性がよいため、検査台周囲にある機器の配置などを工夫して、透視モニターを術者の見やすい位置に配置し、なるべく拡大透視を使用しないように努力する必要があります。最近の装置では60インチ近い大型のディスプレイ（図7）もあり、検査に応じて表示レイアウトを変更することができます。ディスプレイ側で拡大表示を行うことで、被ばくを増やさずに拡大透視と同じ効果が得られるようになっています。

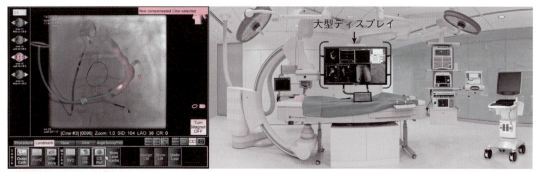

図7 MediGuide™（セント・ジュード・メディカル社製）とArtis zee（シーメンスヘルスケア社製）

X線照射角度を変更する

患者さんに放射線を照射すると皮膚で多く吸収されるため、皮膚障害が問題となる放射線量に達することがあります。手技が長引いた場合には、特定の皮膚領域が長時間持続して照射されないようにX線照射角度を変更することで、局所被ばくの低減につながります。

撮影は最小限に

撮影時の放射線量は、透視時に比べ数十倍になります。最近の心血管撮影装置は数秒間の透視像を記録できる機能や、透視の最終画像のみを記録する機能が搭載されている装置がありますので、これらの機能をうまく利用することで被ばく低減につながります。

最新の技術を利用して

図7に示すMediGuide™システムは、心血管撮影装置と統合して構成されています。車のナビゲーションGPSと似た仕組みを利用しています。まず検査

開始前に、ナビゲーションの基本画像となるX線透視画像を必要な方向ごとに2～3秒撮影します。基本画像は、手技中の心拍に同期してループ再生されるようになっていて、この基本画像上に専用カテーテルの先端の位置と方向が表示されることで、X線透視を行わなくてもカテーテルの状態を把握することが可能になります。これによって、従来の方法と比較してX線透視時間が大幅に短縮され、被ばく線量を80～90%低減することが可能になっています。

各装置メーカーから新しく開発される技術を取り入れ活用することで、さらなる被ばく低減につながることが期待できます。われわれユーザーは、メーカーと互いに協力し合い、技術向上の一助になれるように働きかけることも重要です。

おわりに

外部放射線からの防護の3原則と装置の操作を工夫することによって、患者さんの皮膚被ばく線量は低減でき、放射線皮膚障害発生のリスクを低く抑えることが可能です。また、スタッフは検査室内で透視や撮影が行われている時は、常に患者さんやスタッフが被ばくしていることを意識して作業し、患者被ばく・スタッフの被ばくを低減するように努めましょう。

（林　秀隆／西岡宏之）

CHAPTER 3

症例から学ぶ！
電気生理学的検査の基礎知識

Case 1
洞不全症候群（SSS）

はじめに

　洞不全症候群（SSS）は、洞結節または洞結節と右心房の間に何らかの障害が起きて、徐脈となる疾患群です。SSS の原因には、心筋梗塞やリウマチ性疾患、心筋炎、癌などの病気の問題、遺伝子異常に伴う先天的な要因、加齢に伴う細胞変性や細胞数の減少などによる器質的異常や自律神経異常が誘引となった二次性のものなどがあります。

　SSS の分類としては、Rubenstein 分類があります（**表1、図1、2**）。心電図上 I 群と II 群の大きな違いは、I 群は P 波を規則正しく認める徐脈ですが、II 群は P 波が突如欠落し、その出現に規則性がない徐脈です。II 群も 2 種類に

表1 Rubenstein 分類

I 群	持続的な洞徐脈（原因が明らかではない持続的な 50mL/min 以下の洞徐脈）
II 群	洞停止（sinus arrest）または洞房ブロック
III 群	徐脈頻脈症候群（bradycardia-tachycardia syndrome）

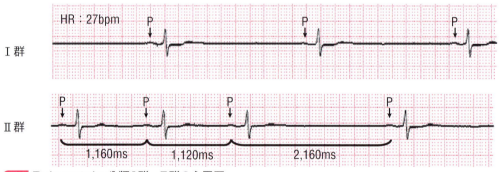

図1 Rubenstein 分類 I 群・II 群の心電図

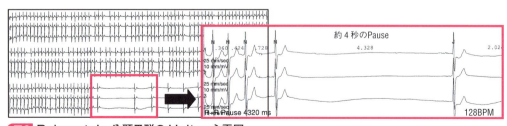

図2 Rubenstein 分類 III 群の Holter 心電図
心房細動停止後に約 4 秒の Pause を認めた。

分かれ、洞結節自体が刺激を発生しなくなる洞停止と、洞結節で生じた興奮が心房に達しない洞房ブロックがあります。Ⅲ群は上室頻拍（主に心房細動）停止時に著しい徐脈が一過性に見られ、徐脈頻脈症候群と呼ばれているものです。

SSSにおける電気生理学的検査（EPS）の適応としては、SSSが積極的に疑われるも確定診断に至らない場合です。EPSでは洞自動能、洞房伝導能、洞結節有効不応期などを評価します。また、自律神経異常（迷走神経の異常亢進または過敏状態である場合や、交感神経の緊張低下または反応低下など）により、2次的にSSSが生じている可能性もあります。これを評価・鑑別するために、薬物負荷試験を行います。

SSSの電気生理学的検査

洞結節自動能の評価（図3）

心房頻回刺激を加え急に中止した際、自動能起源が正常な発火機能に回復するまでには時間を要します。これをオーバードライブサプレッションといいます。正常でも認められますが、洞不全症候群ではこの現象が増強しやすくなります。

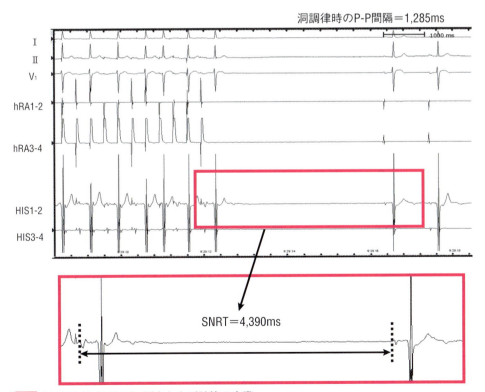

図3　SNRT（CSNRT）測定および計算の実際
SNRTの測定は、ペーシングによってできたA波から次のA波までを測定する。A波が確認できない場合はペーシングスパイクからの測定を行う。
CSNRT（補正洞結節回復時間）＝ 4,390ms － 1,285ms（洞周期）＝ 3,105ms
となり、SNRT、CSNRTともに延長しているため洞結節の自動能低下が示唆される。

❶ 洞結節回復時間（sinus node recovery time：SNRT）

　右房上部（hRA）の洞結節近傍に頻回（自己心拍より15〜20bpm多い心拍数で30〜60秒間）刺激を加えます（overdrive）。最後のペーシングで生じたP波形ないしはA波（P波やA波が認められないことが多く、最終心房刺激によるスパイク波から計測することが多い）から、最初に出現する洞性P波（A波）までの時間をSNRTといい[1]、洞自動能の指標として用いられます。

❷ 補正洞結節回復時間（correct SNRT）

　SNRTより心房頻回刺激前の心房周期長を引いた時間をcorrect SNRTといい、これも洞自動能の指標として用いられます。

　各研究により異なりますが、SNRTはおよそ1,500msec以上[2]、CSNRTは525msec以上で異常値とされています[1,3]。

洞房伝導時間の評価

　洞結節は、ペースメーカ細胞とそれを取り囲む結節周囲組織の外輪にプロテクトされています。ペースメーカ細胞の機能が正常でも、ペースメーカ細胞の興奮が周囲組織でブロックされれば、洞不全と同様に徐脈となります。

　洞不全症候群の鑑別で、この洞房伝導時間の延長がないか確認する検査が行われます。

● 洞房伝導時間（sinoatrial conduction time：SACT）

　SACTは心房期外刺激により洞結節をリセットさせる（＝ペーシング刺激が洞結節内部に入り込める）ことで、間接的に洞房伝導能を評価するものです。基本原則は【心房➡洞結節】の伝導時間と、逆の【洞結節➡心房】の伝導時間が等

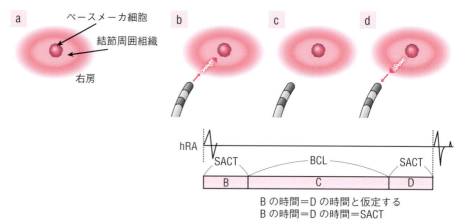

図4 心房期外刺激による洞結節のリセット
洞結節はペースメーカ細胞とそれを取り囲む結節周囲組織の外輪から構成されていると仮定する。電気刺激は結節周囲組織を緩徐に伝導し、右房へと興奮が伝わる（a）。この結節周囲組織を伝導する時間が、SACTである。SACTを測定するには、電極カテーテルを洞房結節近傍に配置して早期刺激を加え、ペーシング早期刺激から次の自発的興奮までの間隔（すなわち回復周期 return cycle）を計測する。この回復周期には、洞房結節まで入る伝導時間（b）、正常洞房結節の脱分極時間〔つまり基本周期（basic cycle length：BCL）〕（c）、洞房結節から出る伝導時間（d）が含まれる。よって、回復周期＝BCL＋2×SACTとなり、SACTを推定することができる。

しいとの仮説のもとに成り立っているということです[1]。

洞結節を**図4**のようにリセットする方法には、心房連続刺激法（Narula法）と単発心房早期刺激法（Strauss法）があります（**図5、6**）。

① **Narula法**

洞周期より10拍/min早いレートで8拍心房ペーシングを入れ、洞周期をリセットします。ペーシング停止直後の回復周期（**図5**ではS-A間隔）とペーシング前の心房周期長（A-A間隔）の差が、2×SACTとなります。

Narula法でわずかに速いレートを用いるのは、オーバードライブサプレッションの影響を最小限にするためです。オーバードライブサプレッションが誘発されると、洞結節はもはや基本周期長で興奮しないためにSACTの計算が無効となってしまいます。

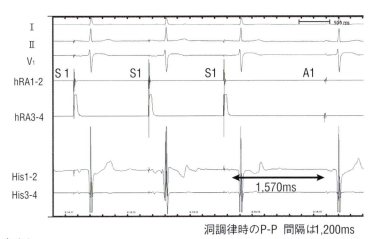

図5 Narula法とStrauss法
a：Narula法；図では洞周期長（A-A）を1,000msecとしている。ペーシング間隔（s-s）を900msecとして連続刺激を施行し、S-A間隔を測定する。
b：Strauss法；図では洞周期長（A1-A1）を1,000msecとしている。単発心房早期刺激（S1）を700msecの連結期で施行し、S1-A2間隔を測定する。

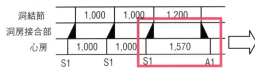

SACTの計算方法
SACT(ms)＝(1,570ms－1,200ms)/2＝185ms
となり洞房伝導時間の延長がみられる

図6 Narula法によるSACTの計算および計算の実際

② Strauss 法

洞周期よりもやや短い連結期（例えば洞周期の70％）で心房単発期外刺激を入れ、洞周期をリセットします。回復周期（図5ではS1-A2間隔）とペーシング前の心房周期長（A1-A1間隔）の差が2×SACTとなります。

Strauss法はNarula法に比較するとオーバードライブサプレッションが生じにくい方法ですが、洞機能不全の場合多くは基本周期長がいくぶん不規則なためSACTの計算にかなりの誤差を生じることがあります。

報告によっても異なりますが、SACTの正常値は125msec未満とするものが多いです[1]。

薬物負荷試験

心臓は自律神経の影響を大きく受けています。薬物負荷試験は、自律神経作動薬に対する洞結節固有の機能を評価するものです。

プロプラノロール（0.2mg/kg）を1mg/minで投与して交感神経遮断を行い、その10分後にアトロピン（0.04mg/kg）を2分間かけて投与することにより副交感神経遮断を行います。これにより、心臓が自律神経の支配をほとんど受けていない状態を作り出すことができます。この状態での心臓固有の心拍数のことを、内因性心拍数（intrinsic heart rate：IHR）といい、予測値（IHRp）と比較して評価します。

内因性心拍数の予測値：IHRp＝118.1－（0.57×年齢）
IHRp＞実測IHR ➡ 洞機能障害（自律神経の影響を取り除いても徐脈が解除されない）
IHRp≦実測IHR ➡ 自律神経障害による2次的SSS

自律神経遮断の効果は5分後に最大となり、30分間持続します。EPSと併せて行う場合はコントロール検査の後に行いますが、70歳以上の方の場合は検査の安全性を優先し、上記容量の75％の容量で計測することも考慮します。

EPSの実際

カテ室再現会話

❶ SNRT測定

研 症例は80歳女性、主訴は意識消失発作です。30年前より心房細動を指摘されていましたが、未加療でした。約1年前から一瞬意識が遠のくという症状を自覚するようになりました。この数カ月は月に数回、多い時は1日数回、同症状を自覚するようになったため、当院を受診されました。安静時の心電図は洞調律でほぼ正常範囲。器質的心疾患の病歴もなく、まずはホルター心電図を施行されましたが、欠神発作の原因となる徐脈や頻脈性不整脈の指摘が得られませんでした。しかし、問診により心房細

動に伴う洞不全症候群が疑われたので、EPS 施行目的に入院となりました。

（hRA、ヒスカテ、RV カテを配置後）

医 では、SSS の EPS を始めます。ベースラインの AH、HV を測定してください。

技 AH は 90（msec）、HV は 45（msec）です。正常範囲と考えられます。

医 では、SNRT から見ていこうか。A のオーバードライブ！

技 自己レートが 60（bpm = beat per minute）なので、80（ppm = pacing per minute）から（A の）オーバードライブペーシングを 30 秒間ずつ開始していきます。20（ppm）ずつアップしていきます。

（…それぞれ 30 秒間ペーシング）

技 最大 SNRT は 180（ppm）で 2.8 秒でした。ウェンケバッハポイントは、140（ppm）でした。

本症例の SNRT を**表2**に、SNRT 測定時の心内電位を**図7**に示します。

表2 本症例の SNRT

ペーシング（ppm）	SNRT（msec）
80	1,270
100	1,470
120	1,240
140	1,840
160	2,450
180	2,800
200	2,360

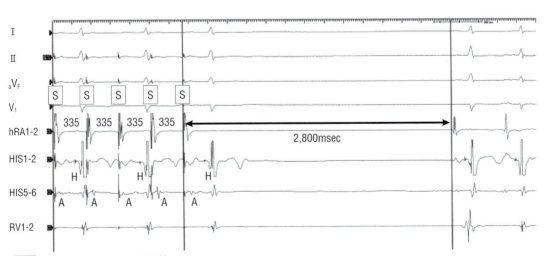

図7 SNRT 測定時の心内電位
335msec（180ppm）で 30 秒間右房よりペーシングを施行した。右房電位図（hRA）において、最初の 5 刺激は 30 秒間のペーシング中最終 5 ペーシング心拍を表しており、2 対 1 の AH ブロックを認めている。ペーシングを中止し、右房電位図で最後のペーシング心房波から最初の自発性心房波までの間隔を測定する。これを、洞結節回復時間（SNRT）という。図では 2,800msec と著明に延長している。

❷ 洞機能の評価

研 この場合の洞機能の評価はどうなんでしょうか…？

医 SNRT は、各周期の連続刺激の最終刺激から洞調律回復までの時間を測定することで得られる単純な測定値です。複数の周期の連続刺激から記録された SNRT のなかで、その最大値を"最大 SNRT"とします。洞房間の伝導が悪い場合は、ペーシングレートを上げるほどこの数値が延長せず、刺激周期 400msec（150ppm）前後で最大値が得られることもあります。そのため、どの刺激周期で最大値が得られたのかも重要な所見です。刺激周期 400msec（150ppm）前後で最大値が得られることが多いです[2]。

SNRT の正常値は 1.5 秒以下なので、この症例の場合は延長しているといえますね。心房頻回刺激前の心房周期長を測定すると 1,000msec であったことから、CSNRT は 2,756 − 1,000 ＝ 1,756msec でこちらも延長しています。

研 AH のウェンケバッハポイントを見る意義は何ですか？

医 房室結節の伝導時間は AH 時間に反映され、房室結節が不応期に刺激が入るとブロックが起こります。房室結節は正常の作業心筋とは異なり、連続刺激に対し伝導時間と不応期の延長が見られます（減衰伝導特性）。心房の連続刺激のレートを上げていくと PR 隔が次第に延長しますが、これは主に AH 時間の延長によるものです。ウェンケバッハ型 2 度房室ブロックになる心房の連続刺激のレートをウェンケバッハポイントと呼び、AH のウェンケバッハポイントが 110ppm 以下となれば伝導能が低下しているといわれています。AH 伝導は自律神経の影響を受けやすいので、洞機能不全と房室伝導の低下が共にある場合は自律神経系の関与も疑い、除神経の反応を見ることも考慮します。まれですが、心房がびまん性に障害される特殊な疾患を考慮する必要があるので、確認しました。

＊　　　＊　　　＊

医 次に SACT（ザクト）を見るよ（**図8**）。

今の自己の A レートは 55（bpm）だから…65（ppm）で A から 8 回ペーシング！

先 （患者さんに）少し心臓がドキドキしますが、心配はいりませんよ！

技 最終ペーシングから最初の自己の A 波まで 1,600msec です。

医 研修医の先生、SACT を計算してください。

研 はい。自己の A の基本周期は 55bpm で、1,090msec です。1,600 − 1,090 を 2 で割って…255msec です。洞房伝導時間は延長していると考えられます。

医 インデラル®（0.2mg/kg）を末梢から投与してください。

（10 分待って）

医 アトロピン（0.04mg/kg）もお願いします。そのうえで SNRT を見てください。

先 体重が 40kg だから…インデラル®（2mg/2mL/1A）は 8mg（＝4A）を投与します。1mg/1mL なので 8mL ですね。8 分（1mg/min）で投与します。アトロピン（0.5mg/mL/1A）は 1.6mg（＝3A）を投与すればいいですね。これも 2 分かけて投与します。

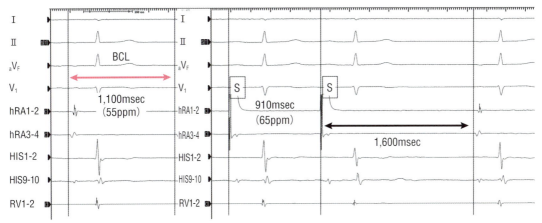

図8 SACT 測定時の心内電位
基本周期 55bpm に対し、10 心拍早い 65ppm でペーシングを施行した。最終ペーシングから最初の心房波まで（回復周期）を測定すると 1,600msec であった。回復周期＝基本周期＋2×SACT となる。SACT＝(1,600 − 1,090)÷2 ＝ 255msec と計算される。
BCL：基本周期

技　薬剤負荷後の自己レートは 70（bpm）です。80 歳の方ですので、内因性固有心拍数の予想は 72（bpm）となります。予測値と近い値ですので、この徐脈は自律神経の影響を受けやすいと考えられますね。
AH は 94msec、HV は 47msec です。
では、A からペーシングを入れていきます。…SNRT は 120（ppm）で 1,400msec、140（ppm）で 2,100msec、160（ppm）で 2,700msec、180（ppm）で 3,300msec です。180ppm で AH ウェンケです。

研　薬剤負荷の意義は何なのですか？

医　洞結節機能低下に自律神経の影響が疑われる症例では、薬理学的除神経が不可欠です。薬理学的除神経前後で電気生理学的指標（内因性固有心拍数、SNRT、SACT など）を比較評価することで、洞房結節の異常が自律神経に影響された結果なのか、洞結節機能そのものの異常なのかを鑑別することが可能になります。

❸ 治療適応は？

医　これで SSS の EPS は終わりですが、この患者さんにはどのような治療が望ましいと思いますか？

研　EPS では洞不全症候群と診断されました。症状も伴っており、ペースメーカ適応は Class I と考えられます。

医　その通り！

　日本循環器学会のガイドラインによると[4]、症状のない洞性徐脈にはペースメーカ植込みの適応はない（**表3**）。洞結節機能低下に基づく徐脈、洞房ブロック、洞停止あるいは運動時の心拍応答不全により現れる症状（失神、痙攣、眼前暗黒感、めまい、息切れ、易疲労感、心不全等）の把握が重要である。可逆的な

表3 SSSに対するペースメーカ植込み術の適応

Class I	1. 失神、痙攣、眼前暗黒感、めまい、息切れ、易疲労感等の症状あるいは心不全があり、それが洞結節機能低下に基づく徐脈、洞房ブロック、洞停止あるいは運動時の心拍応答不全によることが確認された場合．それが長期間の必要不可欠な薬剤投与による場合を含む
Class IIa	1. 上記の症状があり、徐脈や心室停止を認めるが、両者の関連が明確でない場合 2. 徐脈頻脈症候群で、頻脈に対して必要不可欠な薬剤により徐脈を来す場合
Class IIb	1. 症状のない洞房ブロックや洞停止

(文献4を参考に作成)

原因によることが明らかな例は除くが、必要不可欠な薬剤の長期投与によるものに対して適応を考慮してよい。必要に応じて電気生理学的検査による洞結節機能評価を行って適応を決定する。

引用・参考文献

1) 井上博ほか編. 臨床心臓電気生理検査. 第2版. 医学書院, 2007.
2) 沖重薫編著. よくわかる臨床心臓電気生理. 第2版. 中外医学社, 2008.
3) Richard, NF. Electrophysiologic Testing. 5th ed. AugustWiley-Blackwell, 2012.
4) 日本循環器学会. 循環器病の診断と治療に関するガイドライン：不整脈の非薬物治療ガイドライン（2011年改訂版）. http://www.j-circ.or.jp/guideline/pdf/JCS2011_okumura_h.pdf（2016年12月閲覧）

(黒田真衣子)

Case2 完全房室ブロック

房室ブロックの原因と分類

房室ブロックの原因

房室ブロックとは、心房から心室へ刺激が伝達される際に、刺激伝導系のいずれかの部位（房室結節、ヒス束、ヒス-プルキンエ系）において、伝導の遅延または途絶が認められるものと定義されます。原因は**表1**のようなものがあります。

表1 房室ブロックの原因

先天性ブロック	・免疫が関与するもの：新生児エリテマトーデス（母体が抗SSA/抗SSB陽性であった場合） ・免疫が関与しないもの：心筋炎、心内膜床欠損症、修正大血管転位症
後天性ブロック	・特発性：原因不明 ・2次性：虚血性心疾患、心筋症、心筋炎、薬剤性、サルコイドーシス、膠原病、腫瘍、外傷など
機能的ブロック：迷走神経過緊張	一般に日常診療で遭遇する後天性房室ブロックは、加齢に伴う変性、線維化などいわゆる特発性ともいうべき原因の明らかでないものが多い

房室ブロックの分類

房室ブロックには、①程度による分類と、②部位による分類があります（**表2**）。

❶ 程度による分類

QRSの脱落の頻度に応じて、1度から3度に分けられます。臨床的にはこの分類を指します。

①1度房室ブロック

房室伝導に時間はかかるものの、とりあえず心室まで興奮が到達するもの。原則としてすべてのP波にQRSが伴います（**図1**）。

②2度房室ブロック

心室興奮がときに欠落するものをいい（つまり心電図ではQRS波が続くP波もあれば、QRS波が続かないP波もある）、Wenckebach型房室ブロック（＝MobitzⅠ型）とMobitzⅡ型があります（**図2**）。Wenckebach型ではPR時間が徐々に延長したのちにQRS波が脱落します。例外はありますが、ブロック

表2 房室ブロックの分類

程度による分類		
1度房室ブロック	PR間隔0.20秒以上	
2度房室ブロック	Wenckebach型（MobitzⅠ型）	PR間隔が徐々に延長し、ついにはQRSが脱落する
	MobitzⅡ型	PR間隔の延長を伴わずにQRSが脱落する
	2：1房室ブロック	心房から心室への伝導比が2：1
	高度房室ブロック	3：1以上の房室ブロック
3度房室ブロック＝完全房室ブロック	P波とQRS波が全く無関係に見られる	
部位による分類		
房室結節内	AHブロック	
ヒス束内	BHブロック（Bundle of Hisの略。Intra Hisともいう）	
ヒス束遠位	HVブロック	

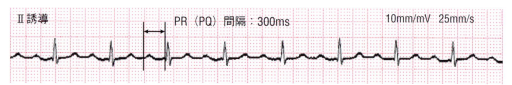

図1 1度房室ブロック

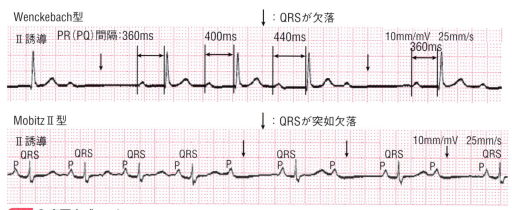

図2 2度房室ブロック

部位は房室結節にあります。一方、MobitzⅡ型はPR時間の延長なしにQRSが脱落し、器質的背景を示唆すると考えられています。

　Wenchebach型房室ブロックとMobitzⅡ型を鑑別する場合に、連続した心拍のPR間隔延長が微妙な時があるため、PR間隔の比較だけでは誤診する可能性があります。最もよいのは欠落した心拍の前後の心拍でPR間隔を比較するこ

とです。すなわち「最長の」伝導したPR間隔と「最短の」伝導したPR間隔を比較することで、これら2つのPR間隔間の違いはWenchebach型では容易に検出できます。

また、2：1房室ブロックはMobitz分類（Ⅰ型／Ⅱ型）には含まれませんが、2度房室ブロックには含まれます。また、QRSが3：1以上またはP波に対して2拍以上QRSが脱落するものは、高度房室ブロックと分類されます。

③3度房室ブロック

心房興奮が心室へ全く伝導しないもので、完全房室ブロックとも呼びます。P波もQRSもそれぞれが一定間隔で互いに独立しています（図3）。

❷部位による分類

ヒス束より上部の房室結節内で見られる房室結節内（AH）ブロック、ヒス束内にブロックが現局するBHブロック、ヒス束より遠位で見られるHVブロックに分類されます（図4）。

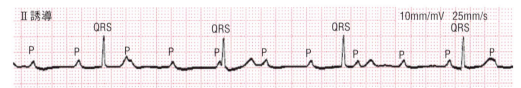

図3 3度房室ブロック（完全房室ブロック）

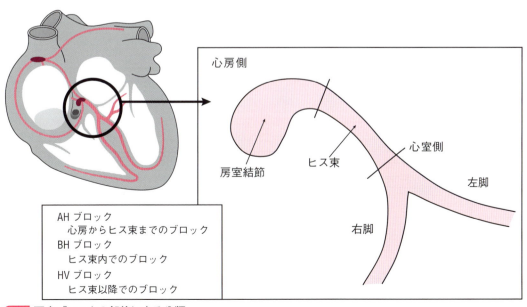

図4 房室ブロックの部位による分類

房室ブロックのEPS

ブロック部位の診断；ヒス束電位図記録が基本！

ヒス束電位を記録することにより、ブロック部位の診断を行います。正確なブロック部位を確認するには、ヒス束電位を正確に記録しなければなりません。

AH時間は自律神経によって大きく影響されるため、ばらつきが大きく、あくまで参考値となりますが、正常範囲は45～140msecとされています[1]。

HV時間はAH時間と異なり、自律神経の影響をあまり受けず検査中もほとんど一定です。HV時間の正常範囲は35～55msecとされています[1]。通常HV時間が30msec以内の場合は、記録されている電位がヒス束電位ではなく、右脚電位である可能性があります。計測したHV時間が延長している場合は常に病的と考えてよく、何らかの器質的障害の存在が示唆されます[1]。

また、BHブロックの場合、必ずしも分裂したH波とH'波が同時に記録されるとは限らず、H'波のみ記録されるとAHブロックと誤って診断してしまうため、ヒス束電位を記録する場合は心房側から心室側まで丹念に電位を記録する必要があります。また、近位ヒスは遅れた心房波である可能性もあり、期外刺激や心室ペーシング中の興奮パターンを確認し、ヒス束電位か心房電位か鑑別しましょう。

図5～8に、各ブロックごとの具体例を示します。

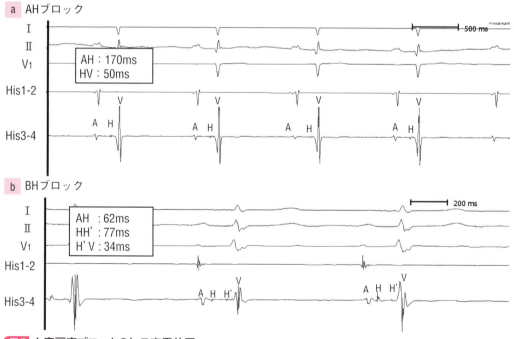

図5 1度房室ブロックのヒス束電位図
a：AH時間が170msecとAH間で伝導遅延があることがわかる。
b：近位（proximal）と遠位（distal）のヒス束電位がとらえられ、期外刺激でAHでウェンケバッハ伝導を伴った。BHブロックであることがわかる。

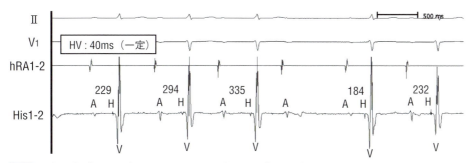

図6 2度房室ブロック（Wenchebach型：AHブロック）のヒス束電位図

AH間隔が徐々に延長して、4拍目のA波に続くH波を認めず、AH間でWenchebachブロックになっていることがわかる。

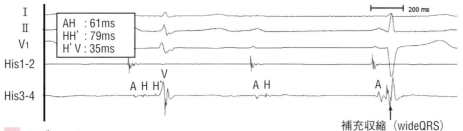

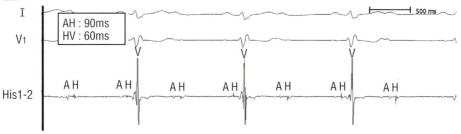

図7 2度房室ブロック（MobitzⅡ型）

a：1拍目はAHH'Vと伝導がつながっているが、HH'間で伝導遅延があることがわかる。次の2拍目はHの後のH'が続かずV波を認めない。3拍目はA波の後にV波があるが、これはつながっておらずQRS波が幅広いことからもヒス束より下位中枢からの補充収縮であると考えられる。

b：1、3、5、7とHV間で伝導が途絶しており、2：1のHVブロックになっている。

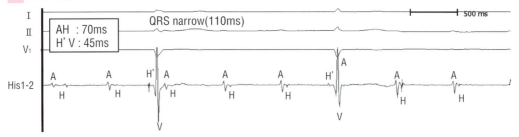

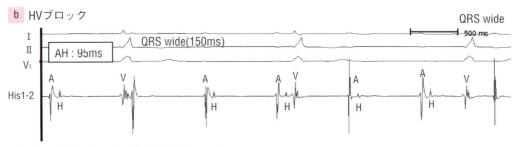

図8 3度房室ブロック（完全房室ブロック）
a、bともに完全房室ブロックであり、A波とV波に規則性を認めない。
a：A波の後と、V波の前に、それぞれH波（H'波）を認め、BHブロックであることがわかる。
b：A波の後にH波を認めるが、V波の前にはH波を認めず、補充収縮のQRS波は幅広く（wide QRS）、ヒス束より下位中枢の補充収縮であり、HVブロックであると考えられる。

潜在性房室ブロックの診断と誘発方法

これまでブロックの部位診断を述べてきました。しかし、失神発作などの症状があっても、その発現が一過性であればブロック自体の確定診断が困難となります。このような場合、それを再現するためEPSが必要となります。EPSで施行する項目を以下に挙げます。

❶ 心房頻回刺激法

自己心拍数より10ppmほど早いペーシング拍数から200ppmまで10～20ppmずつ増やし、それぞれ15～30秒ほど心房を刺激します。

AHのWenchebach型ブロックが出現するレートを、「ウェンケバッハポイント」といいます。

Wenckebach型ブロックが110ppmの低頻回刺激で出現する場合は、房室結節の器質的障害が考えられます[1]。しかし、AH伝導は自律神経の影響を受けやすく、副交感神経が優位な場合は110ppm以下の低頻回刺激でWenchebach型ブロックが出現することもあります。その場合は評価困難であることと、ヒス束以下の伝導状態が観察できないため、アトロピンを投与して再度頻回刺激を行い、120ppm以上に改善しない場合は房室結節の器質的障害を疑います。

また、ヒス束以下のブロックでは、150ppm以下のペーシングでブロック（BH

またはHVブロック）を生じた場合は、異常と考えられます[1]。

❷ 心房期外刺激法

　心房から期外刺激を行い、心房、房室結節、ヒス-プルキンエ系の不応期の測定を行います。障害があれば正常に比べて、不応期の異常な延長を認めます。通常は房室結節が最初の伝導途絶部位となりますので、もし最初にヒス束以下で伝導途絶がある場合は、重度の器質的伝導障害が示唆されます。

❸ 心室頻回刺激法

　心室から頻回に刺激を行い、ペーシングレートを徐々に増やす方法です。この方法を行う目的は、①室房伝導の状態を見ること、②心室オーバードライブペーシングによる房室ブロックの誘発です。

　ペースメーカの適応となるBH/HVブロックでは室房伝導を認めることが少なくなく、室房伝導があるとDDDペースメーカを植込んだ後にペースメーカ起因性頻拍（pacemaker mediated tachycardia：PMT）の原因となる場合があります。これは、室房逆行性心房興奮をセンシングしてしまい心室ペーシングが再び入ることで生じる、ペースメーカを介する頻拍発作です。これを防ぐには、心室ペーシング後の心房不応期を室房伝導時間以上に設定する必要があり、事前にEPSで確認しておきます。

　また、心室頻回刺激を行った際、ペーシング停止後に2度以上の房室ブロックが認められた場合は、ヒス-プルキンエ系の器質的障害が考えられます。これはファティーグ（Fatigue）現象を利用したものです（**図9**）。ファティーグ現象

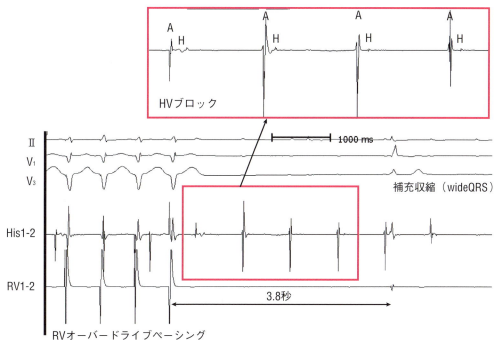

図9　ファティーグ（Fatigue）現象
心室頻回刺激法により約3.8秒の心停止を来し、その間のヒス束電位図からHVブロックが示唆された。また、補充収縮のQRSはwideで、ヒス束より下位中枢からの補充収縮であると考えられる。

とは、心室（または心房）を高頻度で刺激し、これを中止した際にヒス-プルキンエ系の伝導が抑制され、新規房室ブロックの出現や、さらに高度のブロックが誘発されるという現象で、器質的障害を有する例に認められます。

❹ 薬物負荷試験

アトロピン負荷とⅠa群抗不整脈薬負荷（アミサリン®など）があります。

アトロピンは抗コリン作用を有し、副交感神経作用を抑制します。これにより心房レートを上昇させ、房室結節の伝導をよくします。アトロピン（0.02mg/kg）の投与後に２度以上の房室ブロックが認められた場合は、ブロック部位にかかわらず刺激伝導系の器質的伝導障害が示唆されます。

迷走神経過緊張によるブロック、1度房室ブロック、2度Wenchebach型ブロックといった、機能的なAHブロックの場合はアトロピン投与で伝導改善を認めます。

洞機能不全などのため心拍数が十分増加しない場合は、器質的伝導障害があっても２度以上の房室ブロックが誘発されないことがあります。

Ⅰa群抗不整脈薬には、ヒス-プルキンエ系の伝導抑制作用があります。負荷によってHV時間が２倍以上に延長するか、100msec以上に延長する場合、さらには２度以上の房室ブロックが出現した場合は器質的障害が示唆されます。また、抗コリン作用もありますので、アトロピンを使用した時と同様にAHブロックは改善し、HV伝導の評価がより顕在化される利点があります。

以上の方法を組み合わせて、ブロックの誘発と部位診断を行います。症例で具体的にみていきましょう。

EPSの実際

カテ室再現会話

❶ 洞調律時

研 症例は73歳女性。主訴は労作時呼吸苦と全身倦怠感です。1年以上前から症状を自覚していましたが徐々に増悪し、時折脈が遅くなることを自覚していました。当院初診時の心電図では心室内伝導障害はなく、心拍数50回/minと洞調律でしたが、房室ブロックが疑われたためEPS施行目的に入院となりました。
（RA、His、RVカテを配置後）

医 Hisが見えたね！ AHとHVはどう？

技 AHは105msec、HVは72msecです。HVの延長を認めます（図10）。

医 あれ…？よく見るとHis電位がスプリットしたように見えるね？（図11）

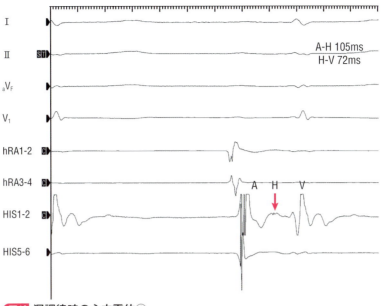

図10 洞調律時の心内電位①
AH 105msec、HV 72msec であり、HV の延長を認める。HV ブロックと考えられる。

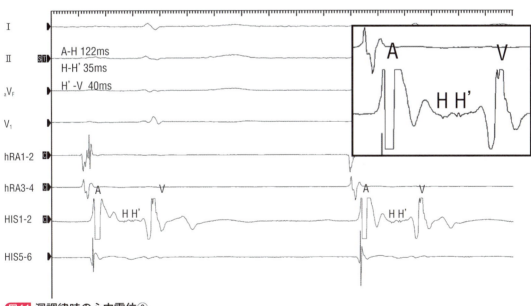

図11 洞調律時の心内電位②
His 電位が 2 つあるように見える。

❷ オーバードライブ施行

医 A から 600（100ppm）でオーバードライブしてみて！

技 わかりました。

…ペーシング中に 2：1 の房室ブロックを認めています（**図 12**）。V 波がある時は His が 2 つあり、プロキシマル（近位）His とディスタル（遠位）His だと思われます。V 波がない時の His は 1 つで、これはプロキシマル His です。洞調律時では AH 122msec、HH' 35msec、H'V が 40msec です。HH' 間隔の正常範囲は 25msec 以内[1] ですが、この症例では延長しています。

医 はじめは HV ブロックだと思っていたけれど、ヒス束内ブロックだとわかったね！ このように HV ブロックだと思っても HH' ブロックのことがあるので、丁寧にヒス束電位を探すことが大切です。

研 ヒス束電位が 2 つ見え、ディスタル His 以下が落ちているため、ヒス束内ブロックなんですね。

医 そうです。H' 波は記録されなければ HV ブロックの所見になります。もしも心室側にカテーテルを進めた状態でヒス束電位を記録してしまえば、ヒス束電位が V 波の直前にのみ記録され、一見 AH ブロックの所見のように見えてしまいます。これではペースメーカの適応についても変わってしまいます。したがって、ヒス束電位を記録する際は、心房側から心室側まで丹念に電位を記録する必要があります。

研 ヒス束電位ではなくノイズの可能性もあると考えられます。どのように鑑別すればいいのでしょうか？

技 ヒス束電位だと判断するには、A のオーバードライブを行い、心房波と His と思われ

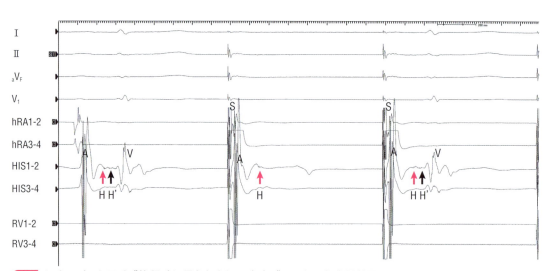

図12 A オーバードライブ施行時に見られたヒス束内ブロックの心内電位図
V 波が認められない時は H が 1 つ、V 波が認められる時は H と H' が認められ、それぞれプロキシマル His（H）、ディスタル His（H'）と考えられる。H'V は 40msec と正常範囲であることから、ヒス束内ブロックであると考えられる。

る電位の間隔が伸びていけばヒス束電位です。このように AH の減衰伝導が確認できれば、ヒス束電位だと判断できます。ノイズであれば再現性もなく、このように減衰伝導を認めません。

- 医 A からエキストラをしてください。
- 技 900 の 850 から始めます。900 の 790 で V 波が認められません。ディスタル His が落ちたと考えられます。エキストラを続けます。…AH ウェンケを認めています…900 の 390 でプロキシマル His が落ちました。
- 医 次は RV からオーバードライブ！
- 技 900 から始めます。…820 のオーバードライブ停止後にディスタル His の欠如を認め、2：1 の HH' ブロックになりました。
- 研 今の方法で何を評価したかったのでしょうか？
- 医 ファティーグ現象を見ています。伝導能低下がある組織ではオーバードライブ後不応期が延長し房室伝導能悪化が顕在化、器質的障害が確認しやすくなります。

❸ アトロピン投与

- 医 アトロピンを末梢から入れてください。…2：1 の房室ブロックになったね。研修医の先生、房室ブロックの EPS でアトロピンを投与する意義は何ですか？
- 研 …
- 医 アトロピンは迷走神経遮断薬で、①洞自動能上昇、②房室結節の伝導能上昇という 2 つの作用があります。つまり、アトロピンは洞結節、房室結節には作用しますが、ヒス - プルキンエ系には作用しません。

房室結節で生じるブロック（AH ブロック）であればアトロピンにより房室伝導能の改善が期待できますが、ヒス束以下にブロックがあれば房室結節の伝導能を上昇させることはファティーグ現象に似た状態を作ります。ファティーグ現象は、伝導が不良な部位に頻度の高い刺激を行うと、刺激中止後に一過性に伝導能がさらに悪化することですね。

ですから、アトロピン投与後さらに房室ブロックが悪化（例えば 2：1 ブロックが 3：1 ブロックに変化するなど）すれば、ヒス束以下のブロックが考えられるわけです。

❹ 治療適応は？

- 医 以上で EPS を終了します。この症例をまとめてください。
- 研 EPS を施行するとヒス束内ブロックであり、H'V で突然ブロックを生じる Mobitz Ⅱ 型でした。Mobitz Ⅱ 型ブロックでは高率で高度の房室ブロックへの進展を認めることが多く、下位中枢の安定性が予後を左右する重要な因子となります。症状もあり、ペースメーカ植込みの適応となります（**表3**）[2]。

表3 房室ブロックに対するペースメーカ植込み術の適応

Class I	1. 徐脈による明らかな臨床症状を有する2度、高度または3度房室ブロック 2. 高度または3度房室ブロックで以下のいずれかを伴う場合 　(1) 投与不可欠な薬剤によるもの 　(2) 改善の予測が不可能な術後房室ブロック 　(3) 房室接合部のカテーテルアブレーション後 　(4) 進行性の神経筋疾患に伴う房室ブロック 　(5) 覚醒時に著明な徐脈や長時間の心室停止を示すもの
Class IIa	1. 症状のない持続性の3度房室ブロック 2. 症状のない2度または高度房室ブロックで、以下のいずれかを伴う場合 　(1) ブロック部位がヒス束内またはヒス束下のもの 　(2) 徐脈による進行性の心拡大を伴うもの 　(3) 運動または硫酸アトロピン負荷で伝導が不変もしくは悪化するもの 3. 徐脈によると思われる症状があり、他に原因のない1度房室ブロックで、ブロック部位がヒス束内またはヒス束下のもの
Class IIb	1. 至適房室間隔設定により血行動態の改善が期待できる心不全を伴う1度房室ブロック

（文献2を参考に作成）

引用・参考文献

1) Josephson, ME. Clinical Cardiac Electrophysiology. 2nd ed. Lea & Febiger, 1993.
2) 日本循環器学会. 循環器病の診断と治療に関するガイドライン：不整脈の非薬物治療ガイドライン（2011年改訂版）. http://www.j-circ.or.jp/guideline/pdf/JCS2011_okumura_h.pdf（2016年12月閲覧）
3) 井上博ほか編. 臨床心臓電気生理検査. 第2版. 医学書院, 2007.

（黒田真衣子）

Case3 ブルガダ（Brugada）症候群

はじめに

　ブルガダ症候群とは、1992年にブルガダらによって報告された、12誘導心電図のV₁～V₃誘導でcoved（コーブド：弓状）型もしくはsaddleback（サドルバック：馬鞍）型のST上昇を特徴とし（**図1**）、夜間に心室細動で突然死しうる疾患群です[1～6]。アジア人に比較的多く認められ、成人男性に圧倒的に多く認められることが特徴の1つです（男女比9：1）。

	Type 1	Type 2	Type 3
J点の高さ	≧2mm	≧2mm	≧2mm
T波	陰性	陰性または二峰性	陽性
ST-T	coved型	saddleback型	saddleback型
ST終末部	徐々に下降	上昇≧1mm	上昇＜1mm

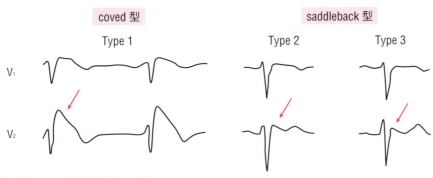

図1 ブルガダ型心電図の分類（文献6を参考に作成）

電気生理学的検査（EPS）の意義

　ブルガダ型心電図がすでにとらえられており、失神の既往があるもしくは突然死の家族歴のある症例は、リスクが高いとされています。現状の日本循環器病学会のガイドラインでは、このようなリスク因子を持つ疑い症例に対し、心室細動（VF）・心室頻拍（VT）を誘発させる目的でEPSを施行するとされています[7]。

EPSの実際

カテ室再現会話

❶ EPSとICD植込みの適応

医 先生、患者さんの病歴をプレゼンテーションしてください。

研 患者さんは37歳の男性です。3年前に19時頃飲酒中に失神し、2〜3分で意識の回復を認めたという経緯があります。その後も一度、会社で残業中にも同様の失神を認めました。近医で心電図を施行されましたが、異常は認めませんでした。これまでの検診でも心電図異常を指摘されたことはありませんが、今年の心電図で、V_1・V_2のsaddleback型のST上昇を認め、胸部誘導を1肋間上げて記録した心電図でV_1・V_2のcoved型のST上昇を認めました（**図2**）。

医 この症例のように、ブルガダ型心電図は、通常記録部位よりも1肋間ないし2肋間高位の誘導で初めて記録されることも多いです。日内・日差変動もあるので、疑えば肋間を変えたり、頻回に心電図を記録することも重要ですね。では、この症例でEPSを行う意義についてはどう考えますか？

研 ブルガダ症候群は突然死の可能性があり、そのリスクが高い症例では、ガイドラインに沿って植込み型除細動器（ICD）を考慮するべきです。この症例では、通常肋間

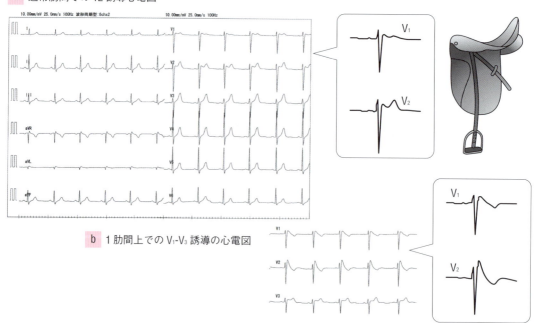

a 通常肋間での12誘導心電図

b 1肋間上でのV_1-V_3誘導の心電図

図2 12誘導心電図（胸部誘導は1肋間上で記録）
本症例では、a：通常肋間での心電図ではV_1・V_2誘導のsaddleback型のST上昇を認め、b：1肋間上での心電図ではV_1・V_2誘導のcoved型ST上昇を認めた。

の心電図で saddleback 型のブルガダ型心電図ではあったものの、一肋間上の誘導では coved 型の type1 ブルガダ型心電図が確認されており、さらに失神のエピソードがあります。EPS で VF が誘発されれば、ガイドラインによると ICD 植込み適応の class Ⅱa となり[7]、ICD 植込みはエビデンスからも有用であり勧められます。誘発されなければ、class Ⅱb となり有用性は確立されておらず、植込みが積極的に勧められることはありません。そのため、ICD 植込み決定のために EPS 所見は重要です。また、EPS の適応自体もガイドライン上は class Ⅱa となります（**表 1**）[7]。今回、VF の誘発の目的に EPS の方針となりました。

医 そうですね。国内外のさまざまな臨床研究により、VF や失神の既往、突然死の家族歴、EPS での VT や VF 誘発などが、心臓突然死や VF などを予測する因子として挙げられています。ですから、心事故発生のリスクの層別化には、問診で失神歴、突然死の家族歴を確認するとともに、EPS における VT や VF の誘発が重要になります。ただ、最近この EPS の適応については、さまざまな議論がなされています。先に話したリスク因子のなかでも、特に失神歴に重点が置かれ、今後は失神の既往があるだけでも、EPS をせずに ICD 植込みが勧められる可能性があります。そのように、今後ガイドラインが変更される可能性はあるけれど、この症例では、先生が話してくれたように、現行のガイドラインに沿うと EPS で VF が誘発されるかどうかが、ICD の植込みを決める評価の判断材料になります。致死的不整脈の誘発試験なので、速やかに CPR が施行できるよう、除細動器は電極パッドを貼ってスタンバイさせておき、バッグバルブマスク等の呼吸補助や救急カートも準備しておくことも重要です。

技 DC のパッドを貼ってあります。除細動器もスタンバイしてあります。

先 バッグバルブマスクも準備してあります。

医 わかりました。では、検査を始めましょう。

表1 ブルガダ症候群における臨床電気生理学的検査の適応

Class Ⅰ		
Coved 型ブルガダ心電図（薬物負荷後を含む）を呈する患者		
VF/ 多形性 VT の既往	−	−
失神・めまい・動悸などの症状	＋	−
若年〜中年者の突然死の家族歴		＋
Class Ⅱa		
① Saddle back 型ブルガダ心電図を呈する患者		
VF/ 多形性 VT の既往	−	−
失神・めまい・動悸などの症状	＋	−
若年〜中年者の突然死の家族歴		＋
②ブルガダ型心電図（coved 型および saddle back 型）を呈する患者で VF/ 多形性 VT は確認されているが、ICD 植込みが困難な症例における薬効評価		

（文献 7 を参考に作成）

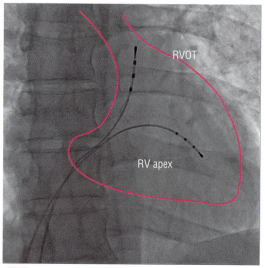 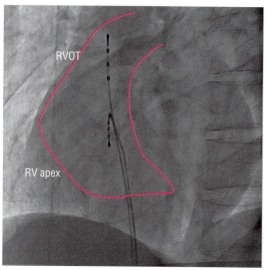

図3 心室性不整脈の誘発時の電極カテーテル配置

❷ VFの誘発

医：右室にカテが入ったから、ここから誘発始めてみて（**図3**）。まず、閾値を確認してください。

技：閾値は1V以下です。出力は2〜3倍のマージンをとって、3Vでいきます。

技：では、右室心尖部からVのエキストラ600の400の20ダウンでいきます。

医：今から検査を始めるので、胸がドキドキしますよ。

技：600の220でVおちです。次、ダブルいきます。600の250の200でVおちです。次、基本400に落として300の20ダウンでいきます。400の220でVおちです。ダブルいきます。400の250の300から始めます。400の250の200までで誘発されませんでした。

よくわかる解説：心室期外刺激法

研：Vのエキストラ600の400の20ダウンってどういうことですか？

医：Vのエキストラとは、心室期外刺激法（ventricular extra pacing：スティムレータによるプログラム刺激の1つ）のことです。基本周期の刺激を数発入れたのち、その基本周期より短い連結期で期外刺激を1発入れる方法をVのエキストラシングル、2発入れる方法をエキストラダブル、3発入れる方法をエキストラトリプルといいます。なので、この場合は、600とは基本周期で単位は"millisecond（ミリセカンド）"で600msは100ppmに相当します。400とは期外刺激のスタート間隔のことです。400msの期外刺激を入れて20msずつ期外刺激の間隔を短く（380ms、360ms…）していくということです。途中で"Vおち"と言っていましたが、刺激間隔を短くしていくとやがて心室が不応期に入り、刺激による心室の興奮は認められなくなることを指します。

🧑‍🔬 研 実際の検査の流れのなかでは、600msとか400msと聞いて、どれくらいのレートかすぐにイメージしづらいですね。

👨 技 1分は60,000msですから、刺激の間隔が300msなら200ppm、600msなら100ppmですね。だいたい、EPSにおけるプログラム刺激では300〜600msの範囲での刺激を入れているので、レートは100〜200ppmの間とイメージしておくといいかもしれません。

👨 医 じゃあ、カテを右室流出路にもっていくよ。じゃ、ここから誘発して。

👨 技 はい。右室流出路からVのエキストラ600の400の20ダウンでいきます。600の240でVおちです。続いてダブルいきます。…400のシングルいきます。400の220msでVおちです。

👨 医 心室筋の不応期は、基本刺激600msの時は240ms、基本刺激400msの時は220msでしたね。心房筋や心室筋などの作業心筋では、基本刺激を短くするに従い、不応期が短縮する性質があります（**図4**）。

👨 技 続いて、ダブルいきます。
　　（RVOTからのエキストラダブル400-280-210msでVFが誘発！）

👨 医 （患者さんの肩を叩きながら）よろづさん、大丈夫ですか？
　　（患者さんの応答はありません）

👨 医 DCします！ 200Jでチャージして！

👨 技 200JでDCします！
　　（DCにて洞調律に復帰）

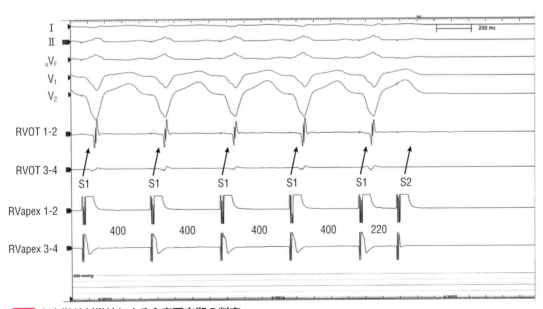

図4 心室期外刺激法による心室不応期の判定
右室流出路からの単発期外刺激法（400-220ms）で、S2の期外刺激が心室筋を捕捉しなくなっているため、心室筋の不応期は220msと判定した。

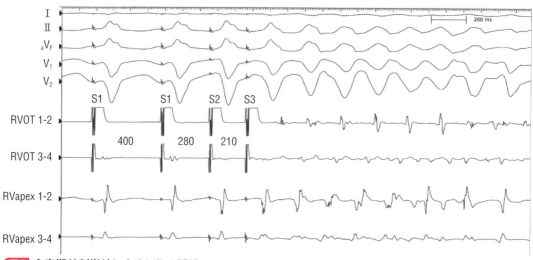

図5 心室期外刺激法による VF の誘発
右室流出路からの2発期外刺激法（400-280-210ms）で VF が誘発されている。

> 医 VF は止まったね。バイタル測って。
> 先 （患者さんの肩を叩いて）わかりますか？血圧測定します。
>   （患者さんが開眼してうなずきます）
>   大丈夫ですからね。血圧 100/66 です。
> 技 流出路からのダブル、400 の 280 の 210 で VF が誘発されました。
> 医 しばらく様子を見て、バイタルを再検して問題なければ終わりましょう。ブルガダ症候群では右室流出路にその基質（頻拍の素因となる領域）が存在するとされています。そのため、本症例のように、右室心尖部よりも流出路からの刺激で心室性不整脈が誘発されることが多いです（**図5**）。

❸ 自動車の運転

> 研 最後に、この症例も含めてブルガダ症候群の患者さんは、好発年齢から考えると、仕事やプライベートで車を運転している方がほとんどだと思います。患者さんの生活にかかわる重要な問題です。このことについて教えていただけますか？
> 医 そうですね。VF や VT が原因の蘇生例やそれらによる失神が確認された時点で、自動車運転自体が禁止となります。ICD 植込みをしない場合は、永続的に運転は禁止です。ICD を植込んだ場合、ほかに失神のリスクが高いと考えられる要因のない患者さんでは、植込み後 6 カ月間 ICD の作動や失神がなければ「運転を控えるべきとはいえない」旨の診断を考慮してよい、とされています。つまり、植込み後 6 カ月間作動しなければ、主治医の判断で運転許可の診断書を提出すれば運転が可能となる場合もあるということです。ただし、職業運転の場合、交通事故を生じた際の被害の甚大さから、ICD 植込み患者では運転は認められていません。運転中の失神により他人を巻き込む重大な事故も散見されますから、その点は患者さんに十分説明し理解を得る必要があります。

EPS における VT・VF の誘発試験

誘発試験のプロトコルは施設により異なりますが、一般的には右室 2 カ所（RV apex：心尖部、RVOT：流出路）から 2 種類の基本周期（600ms、400ms）にて、1 個の期外刺激を加える単発期外刺激法（S1S2 法）、2 個の期外刺激を加える 2 発期外刺激法（S1S2S3 法）、3 個の期外刺激を加える 3 発期外刺激法（S1S2S3S4 法）が用いられます。当院では、まず RV apex から基本周期 600ms 下のエキストラシングル、エキストラダブル、次に基本周期 400ms 下のエキストラシングル、エキストラダブルを行います。次に、RVOT からも同様に行います。その後 RV apex から基本周期 600ms のエキストラトリプル、400ms のエキストラトリプルを行い、RVOT からも同様に行います。VT・VF が誘発されるか、もしくは心室不応期に至るまで刺激を加えます。

当院では、プロトコール用紙（**図 6**）を使用し誘発試験を施行しています。

Brugada 症候群に対する EPS プロトコールと所見入力シート

検査日：＿＿＿＿＿＿　ID：＿＿＿＿＿＿　氏名：＿＿＿＿＿＿

RV apex　刺激閾値 ＿＿＿＿ mV　RVOT　刺激閾値 ＿＿＿＿ mV
（刺激閾値の 2 倍でペーシングしてください。）

（注意 1：S2 および S3 は 200ms まで、S4 は 180ms までとする）
（注意 2：S1S2300ms までは 20ms ダウン、以降 10ms ダウン）
（注意 3：自己心拍が 100bpm 以上のときは S1S1400ms の EPS のみ実施する）

① RV apex より S1S1600ms と 400ms にて期外刺激(ダブルまで)

シングル　600ms／＿＿＿＿ ms（V の ERP）
ダブル　600ms／＿＿＿＿ ms／＿＿＿＿ ms（V の ERP）

シングル　400ms／＿＿＿＿ ms（V の ERP）
ダブル　400ms／＿＿＿＿ ms／＿＿＿＿ ms（V の ERP）

② RVOT より S1S1600ms と 400ms にて期外刺激(ダブルまで)

シングル　600ms／＿＿＿＿ ms（V の ERP）
ダブル　600ms／＿＿＿＿ ms／＿＿＿＿ ms（V の ERP）

シングル　400ms／＿＿＿＿ ms（V の ERP）
ダブル　400ms／＿＿＿＿ ms／＿＿＿＿ ms（V の ERP）

③ RV apex と RVOT より S1S1600ms にて三連刺激

RV apex　トリプル　600ms／＿＿＿＿ ms／＿＿＿＿ ms／＿＿＿＿ ms（V の ERP）
RVOT　トリプル　600ms／＿＿＿＿ ms／＿＿＿＿ ms／＿＿＿＿ ms（V の ERP）

④ RV apex と RVOT より S1S1400ms にて三連刺激

RV apex　トリプル　400ms／＿＿＿＿ ms／＿＿＿＿ ms／＿＿＿＿ ms（V の ERP）
RVOT　トリプル　400ms／＿＿＿＿ ms／＿＿＿＿ ms／＿＿＿＿ ms（V の ERP）

VT/VF 誘発ゾーン
RV apex / RVOT　(600・400ms)／＿＿＿＿ ms／＿＿＿＿ ms／＿＿＿＿ ms

図6 ブルガダ症候群に対する EPS プロトコール用紙（一例）

海外ではブルガダ症候群に対する ICD 植込みの実際はどうなっているのか？

　海外において、ブルガダ症候群に対し ICD 植込みを含め、どのような治療が推奨されているのでしょうか。2013 年に HRS、Europace、APHRS の 3 学会が示したコンセンサスでは、ブルガダ症候群患者のなかで、心停止蘇生例、失神の有無を問わず持続性心室頻拍が確認された例では、積極的に ICD の植込みが勧められます。また、日本のガイドラインとは違い、coved 型心電図を呈し、心室性不整脈によると考えられる失神のエピソードがあれば、ICD の植込みは有用とされています。それらに該当しない症例において、EPS により VF が誘発された例では、ICD を考慮するとされ、これらのエピソードがない症例、EPS での検査結果が陰性の症例については、たとえ Type I の心電図を呈していても、ICD の適応にはなりません（**図7**）。

　また、ブルガダ症候群を悪化させる薬剤を控える、過度の飲酒を控える、発熱時に発作が起こることもあり発熱時には解熱剤を服用する、といった生活スタイルの改善も class I として積極的に勧められています（**表1**）[8]。今後、日本のガイドラインもこのように改訂されるかもしれません。

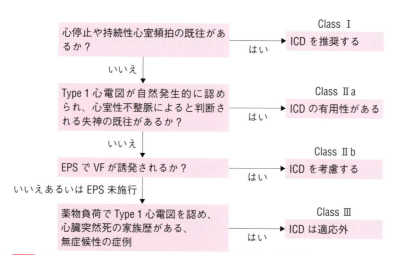

図7 海外におけるブルガダ症候群に対する ICD 植込みに関するコンセンサス

表1 海外におけるブルガダ症候群に対する治療に関するコンセンサス

Class I	1. ブルガダ症候群の患者全てに以下に示す、ライフスタイルの改善が推奨される。 　a) 右側胸部誘導における ST 上昇を誘発する薬剤を回避する。(例：ブルガダ症候群の診断に使用する薬剤) 　b) アルコールの過剰摂取を避ける。 　c) 発熱時に解熱剤を直ちに使用する。 2. ブルガダ症候群の患者で、かつ以下に該当する場合は ICD 植込みが推奨される。 　a) 心停止蘇生例　かつ/または 　b) 失神の有無にかかわらず、自然発生した持続性心室頻拍が確認されている。
Class IIa	3. 自然発生する Type 1 心電図が確認されており、心室性不整脈が原因と考えられる失神歴がある患者には、ICD 植込みが有用である。 4. ブルガダ症候群の患者で、24 時間以内に VT/VF の嵐が 2 回以上認められた症例では、キニジンが有用である。 5. ブルガダ症候群の患者で、かつ以下に該当する場合はキニジンが有用である。 　a) ICD の適応があるが、ICD 植込み禁忌例あるいは ICD 植込みを拒否された場合　かつ/または 　b) 治療を必要とする上室性頻拍が確認された場合 6. ブルガダ症候群の患者において不整脈の嵐を抑制するために、イソプロテレノールの点滴が有用である。
Class IIb	7. ブルガダ症候群の患者で、EPS でのプログラム刺激にて VF が認められる症例では、ICD 植込みが考慮される。 8. 自然発生する Type 1 心電図を認める、無症候性のブルガダ症候群の患者において、キニジンの使用を考慮する。 9. ブルガダ症候群の患者で、不整脈の嵐が確認されている症例あるいは、ICD 植込み例で適切作動が繰り返し起こっている症例では、カテーテルアブレーションが考慮される。
Class III	10. 心臓突然死の家族歴があり、薬物負荷で Type 1 心電図が出現するブルガダ症候群の患者には、ICD 植込みは適応とならない。

(文献8より改変)

COLUMN

健康なスポーツマンの心電図とブルガダ型心電図の違いとは？

　ブルガダ型心電図は、coved 型と saddleback 型という 2 種類の ST 上昇が特徴ですが、**図 1** のように、Type1～3 に分類されています。Type1 は coved 型、Type2 と 3 は saddleback 型で、それぞれ ST 終末部が 1mm 以上あるいは 1mm 未満の上昇を示す場合としています。

　上述のように、ブルガダ型心電図は日内・日差変動を示すため、ある時は Type2 心電図を呈していても、ある時には Type1 型を示すこともあります。また、この心電図は、ブルガダ症候群以外に不整脈原性右室心筋症（ARVC）という疾患や、健常人でも健康なアスリートでも認められるといわれています（**図8**）。そのため、Type2 心電図を見ただけでは、予後がよいのか悪いのかを判別するのは困難です。そこで、Guillem らはブルガダ症候群の Type2 心電図と、V_1・V_2 誘導で r' 波を呈するアスリートの心電図を正確に見分ける方法を検討しました。その見分け方として、いくつかの基準が示されましたが、**図9** に示すように、r' 波の角度により両者の心電図を見分ける方法が、簡便かつ有用であるという報告がなされました[9]。

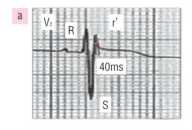
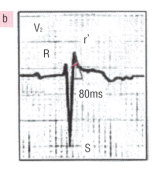
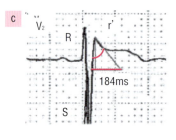
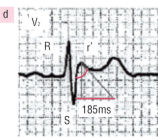

図8 アスリートの心電図とブルガダ症候群のType2心電図

アスリートの心電図ではr'波の角度が小さく（a・b）、Type2心電図ではr'波の角度が大きい（c・d）ことがわかる（図はすべてV₂誘導）。

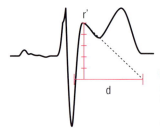

図9 ブルガダ症候群のType2心電図の鑑別方法（一例）

r'波の上行脚、下行脚、そしてr'波の頂点から5mm下に水平に線を引き、それを底辺とし、上記のように三角形を作る。この底辺の長さ（d）が4mm以上あれば、ブルガダ症候群のType2心電図の可能性がある。

引用・参考文献

1) Atarashi, H et al. Characteristics of patients with right bundle branch block and ST-segment elevation in right precordial leads. Am J Cardiol. 78, 1996, 581-3.
2) Anzelevitch, C. The Brugada syndrome: diagnostic criteria and cellular mechanism. Eur Heart J. 22, 2001, 356-63.
3) Kasanuki, H et al. Idiopathic ventricular fibrillation induced without obvious heart disease. Circulation. 95, 1997, 2277-85.
4) Wilde, AA. et al. Proposed diagnostic criteria for the Brugada syndrome. Consensus Report. Circulation. 106, 2002, 2514-9.
5) 蒔田直昌ほか．心筋Naチャネルの遺伝子変異．循環器専門医．10，2002，245-9.
6) Berne, P., Brugada J. Brugada syndrome 2012. Circ J. 76（7），2012, 1563-71.
7) 日本循環器学会．循環器病の診断と治療に関するガイドライン：QT延長症候群（先天性・二次性）とBrugada症候群の診療に関するガイドライン（2012年改訂版）．
   http://www.j-circ.or.jp/guideline/pdf/JCS2013_aonuma_h.pdf（2016年12月閲覧）
8) Priori, SG. et al. Executive summary: HRS/EHRA/APHRS expert consensus statement on the diagnosis and management of patients with inherited primary arrhythmia syndromes. Europace. 15, 2013, 1389-406.
9) Serra, G. et al. New electrocardiographic criteria to differentiate the Type-2 Brugada pattern from electrocardiogram of healthy athletes with r'-wave in leads V1/V2. Europace. 16, 2014, 1639-45.

（今村沙梨）

CHAPTER 4

実践から学ぶ！
カテーテルアブレーションの
診断・治療

Case 1
房室結節回帰性頻拍（AVNRT）

はじめに

　房室結節回帰性頻拍（atrioventricular nodal reentrant tachycardia：AVNRT）は、アブレーションの適応となる頻拍の代表で、通常 narrow QRS（幅の狭い QRS）の頻拍発作として認めます。Narrow QRS 頻拍の大部分は発作性上室頻拍（paroxysmal supraventricular tachycardia：PSVT）であり（MEMO1）、アブレーション治療の対象となる発作性上室頻拍の90％以上がAVNRT と房室回帰性頻拍（atrioventricular reentrant tachycardia：AVRT）です。

> **MEMO 1：発作性上室頻拍（PSVT）の種類**
> 　広義の PSVT の種類には下記の不整脈があります。
> ①房室結節回帰性頻拍（AVNRT）
> ②房室回帰性頻拍（AVRT）
> ③発作性心房頻拍（異所性自動能亢進）（paroxysmal atrial tachycardia：PAT）
> ④洞結節回帰性頻拍（sinus node reentrant tachycardia：SNRT）
> ⑤心房内回帰性頻拍（intra atrial reentrant tachycardia：IART）
> 　⇒瘢痕部回帰性頻拍（incisional atrial tachycardia）もIART の1つです。
> ⑥ATP 感受性心房頻拍
> 　しかし、狭義でのPSVT とは①の AVNRT と②の AVRT のおよび④の洞結節回帰性頻拍の3つをいう場合が多いです。

正常洞調律時の心内電位と12誘導心電図

　まず、発作時の心内電位を理解する前に、正常洞調律（sinus rhythm）時の刺激伝導系の伝導様式、心内に挿入した電極カテーテルで記録される電位を理解することが大切です。

　洞結節は、右房の高い位置（右心耳と上大静脈の間）に存在します。洞結節から発生した電気信号は、伝導が速いファスト・パスウェイ（fast pathway）と伝導が遅いスロー・パスウェイ（slow pathway）の両方を通りますが、伝導の早いファスト・パスウェイを通った電気信号が先に房室結節（compact AVN）まで到達して、ヒス束を介して心室の各刺激伝導系に伝わります。スロー・パス

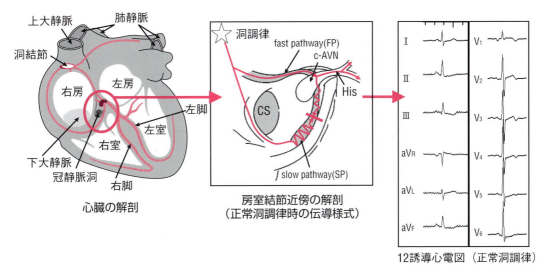

図1 正常洞調律時の伝導様式と心電図
伝導の早いFPを通った電気信号が先に房室結節まで到達して、ヒス束を介して心室に伝わる。SPを通った電気信号は遅れて房室結節付近まで到達するが、FPを通った電気信号と衝突し消滅する。

ウェイを通った電気信号は遅れて房室結節付近まで到達しますが、ファスト・パスウェイを通った電気信号と衝突（不応期にかかる）して消滅します（**図1**）。

図2では、カテーテルがHisカテーテル、CS（冠静脈）カテーテル、RV（右室）カテーテルの3本挿入されています。心内のカテーテルの種類や本数は各施設の方法によって異なりますが、伝導様式と挿入されたカテーテルの位置関係が理解できれば、見るポイントは同じです。カテーテルは名前の通りHisカテーテルはヒス束へ、CSカテーテルは冠静脈洞内へ、RVカテーテルは右室の位置にありますが、これをわかりやすく心臓の解剖学的位置と照らし合わせたのが**図2-a**（右前斜位：RAO）と**b**（左前斜位：LAO）です。このカテーテルの位置を見ながら心内電位を見ると、Hisカテーテルは右房からヒス束に挿入されているので、心房波（A波）→His波（H波）→心室波（V波）が記録できることがわかります。次に、CSカテーテルは冠静脈を介して右房から左房へカテーテルが挿入されているので、A波は右房から左房へ伝わる電位の時相がわかります。また、冠静脈洞は心房と心室の間（房室間溝）を走行しているので、V波も記録できます。A波とV波の見分け方は、心電図と比較するとP波（心房興奮波）と同時期に出現しているのがA波、QRS波（心室興奮波）と同時期に出現しているのがV波です。冠静脈洞は心房へ偏位していることが多いため、A波はV波に比べてシャープな（鋭い）波形で、逆にV波はA波に比べてダルな（鈍い）波形です。そして、RVカテーテルは右室に挿入されているので、V波のみが記録できます。

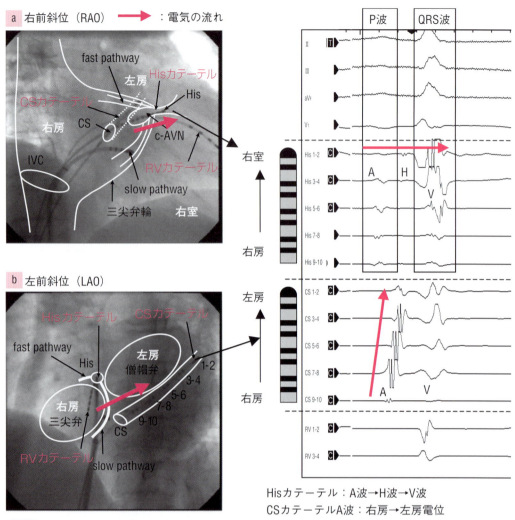

図2 各カテーテルの位置関係と正常洞調律時の心内電位

通常型 AVNRT 時の心内電位と 12 誘導心電図

心内電位

通常型 AVNRT は伝導が遅くて不応期の短い"スロー・パスウェイ"を順行性に、伝導が速くて不応期の長い"ファスト・パスウェイ"を逆行性に伝導して、その間で回帰（リエントリー）して頻拍が起こっている状態です[1, 2]（図3）。これを理解したうえで、前述したカテーテルの位置関係と AVNRT 時の伝導様式とを併せて考えてみましょう。スロー・パスウェイは名前の通り伝導速度が遅いため、心房から房室結節まで電気信号が伝わるのに時間がかかり、ヒス束へ伝わるのが遅くなります。そのため、心内電位では A 波が出現してから H 波が出現

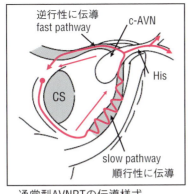

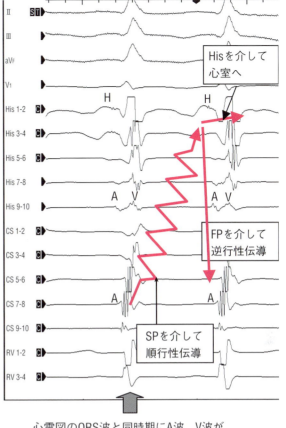

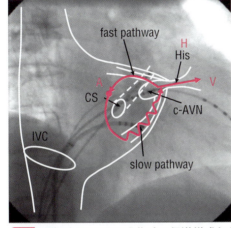

図3 通常型 AVNRT 発作時の伝導様式と心内電位

するまでに時間がかかっていることがわかります（**図3**右：心内電位）。次に、房室結節まで到達した電気信号は、ヒス束を介して心室へ行く電気信号とファスト・パスウェイを介して心房へ戻る電気信号に分かれます。そのため、HisカテーテルでH波→V波が出現して、CSカテーテルでA波（V波も含まれた波形）がほぼ同時に出現します。これが通常型AVNRT中の心内電位で、心電図のQRS波形のタイミングに各カテーテルのA波とV波がほぼ一直線状に並ぶ形になるのが特徴です。

12誘導心電図

　カテーテル検査が始まる前に不整脈を確認する方法は、心電図しかありません。発作時と洞調律時の心電図を見比べて、おおよその不整脈の種類を診断することはとても大切です。

　図4は、AVNRT中の12誘導心電図です。まず、見るポイントはQRS波の幅が狭く（narrow QRS）、洞調律時の心電図とほぼ同じ波形であるということです。Narrow QRSであるということは上室（心房）側に不整脈の原因があり、

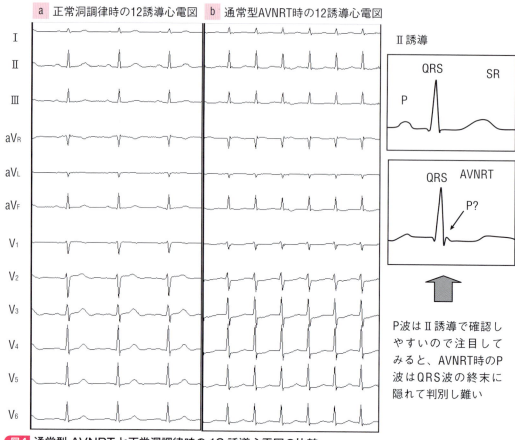

図4 通常型 AVNRT と正常洞調律時の 12 誘導心電図の比較
通常型 AVNRT 時と正常洞調律時の QRS 波形はほぼ同じで、narrow QRS になっている。通常型 AVNRT 時の P 波は、ほとんどの場合で確認できない。

洞調律時の心電図とほぼ同じ波形になるのは、房室結節を介して心室へ電気信号が伝わっているためです。もし、心室側に不整脈の原因がある場合は、ほとんどが QRS 波の幅は広く（wide QRS）、洞調律時の心電図と異なったものになります。次に見るポイントは、P 波の存在と位置です。通常型 AVNRT の場合は前述したように A 波と V 波がほぼ同タイミングに出現しており、心房と心室がほぼ同時に収縮するため心電図上 P 波と QRS 波は重なり判別し難くなります。

電気生理学的検査（EPS）

通常型 AVNRT 時の体表面 12 誘導心電図を前項で確認しましたが、例外や他の不整脈を合併している場合もあるので、電気生理学的検査でひとつひとつの現象を確認して、AVNRT であることを証明することが大切です。前述した通り PSVT の約 95％以上は AVNRT と AVRT ですので、この 2 つの不整脈の鑑別が重要となります。

表 1 に、通常型 AVNRT と正方向性 AVRT の鑑別点を示します。この表と

表1 EPSにおける通常型AVNRTと正方向性AVRTの鑑別方法

	ジャンプアップ	室房伝導		PVCスキャン（His波の直前）	ParaHisian pacing
房室結節回帰性頻拍（AVNRT）	あり	あり 減衰伝導を認める		リセットなし	wide QRSとnarrow QRSで室房伝導時間が異なる
		ファスト・パスウェイ	His → CS		
		スロー・パスウェイ	CS → His		
房室回帰性頻拍（AVRT）	なし or あり	あり 通常は減衰伝導を認めない		リセットあり（mitral lateralケントではない場合もある）	wide QRSとnarrow QRSで室房伝導時間が同じ
		Aタイプ（左側ケント）	CS → His → (High RA)		
		Bタイプ（右側ケント）	(High RA) → His → CS		
		Cタイプ（中隔ケント）	His → (High RA) → CS or His → CS → (High RA)		

照らし合わせて各現象のメカニズムなどを確認し、診断をしていきましょう。不整脈の診断は消去法です。当てはまるからといってその不整脈になるわけではなく、逆に確実に違うものを消去していき最終的に残ったものを見つけ出す、宝探しゲームのようなものです。

カテ室再現会話

実際の現場では、初心者にとって意味不明な言葉が飛び交います。さまざまな現象に対する知識を持っていたとしても、手技中の意味不明な言葉を理解できず、実際の手技の早さに頭の整理もできずに、「500、230、10ダウン？ ジャンプアップ（Jump Up）！（これはわかる！）"わかりました！"って何がわかったの？ Vスキャン！？（聞いたことはある！何だっけ？）AVNRT！（何でAVNRTってわかったの？ まぁ先生がそういうから、そうか！？…あきらめの気分）」と頭のなかが混乱してしまいます。

各施設で多少EPSの順序などは前後しますが、AVNRTとAVRTの鑑別診断を行うために必要な検査は同じですので、どの施設においても下記のようなやりとりが行われます。それを実際のやりとりを見ながら、ひとつひとつ整理していきましょう！

❶ 心室期外刺激法（V-extra pacing）

医 じゃあ、EPSを開始します。まずVのエキストラでVAのコンダクション見て！

技 了解しました。500の400から10ダウンで行きます。

看 今から検査をするので、少しドキドキしますけど心配ないですからね！
（と、患者さんへ声をかけます。）

技 HisのAが最早期でデクリメンタリティ（decrementality）があるので、房室結節を

介した VA だと思われます。240 でジャンプアップしてシーケンスが変化したので、スロー・パスウェイを介した伝導に乗り換えたと思います。200 で ERP です。

よくわかる解説その①：室房伝導（VA conduction）

技 室房伝導（逆伝導）を見る第一の目的は、心室からの刺激により心房へ伝わる際の伝導路を特定することです。**表1** に示した通り、AVNRT と AVRT は共に室房伝導が存在しますが、各不整脈のタイプによって伝導路が異なり伝導様式が変化します。また、房室結節はケント束とは異なり減衰伝導と呼ばれる伝導特性を持っています。

研「V のエキストラで VA のコンダクション見て」ってどういうことですか？

医 まず、「V のエキストラ」とは、心室期外刺激法（ventricular extra pacing：スティムレータによるプログラム刺激の1つ）のことをいいます。次に、「VA のコンダクション」とは、心室から心房へ逆伝導する室房伝導のことをいいます。つまり、「V のエキストラで VA のコンダクション見て！」とは、「心室期外刺激法で室房伝導の特性を確認してください」ということです。

研 わかりました！でも、500 の 400 から 10 ダウンってどういうことですか？その数字は何を意味しているのでしょうか？

技 先ほど先生が説明してくれた心室期外刺激法は、RV カテーテルからスティムレータでプログラム刺激を入れます。基本周期（500～600ms）の刺激を数発（6～8発）入れた後、その基本周期より短い連結期で期外刺激を1発入れる方法を V-エキストラシングル、2発入れる方法を V-エキストラダブル、3発入れる方法を V-エキストラトリプルといいます。

ですから、ここで言われている 500 とは基本周期のことで、単位は"millisecond"で 500ms は 120ppm に相当します。次に、400 とは期外刺激のスタート間隔のことです。400ms の期外刺激を入れて、10ms ずつ期外刺激の間隔を短く（390ms、380ms…）していくということです。

研 その手技を行って、何がどうなって、何がわかるのかが、いまいちわかりません！また、シーケンスってどういうことですか？

技 今度は実際の電位を見てください（**図5**）。

まず、注目する点は心房の最早期興奮部位です。心房電位は A 波ですから、A 波が 1 番早く出現している部位を確認します。ここでは、His カテーテルの A 波が 1 番早く出現しているので、**図5-a** に模式図を示したように、房室結節を介してファスト・パスウェイを通って心房が興奮していることがわかります。

そして、そこから連結期を短くしていくと、ジャンプアップ現象が起きましたよね。ジャンプアップ現象についての詳しい説明は後でするとして、簡単にいうとファスト・パスウェイの不応期が来てファスト・パスウェイは伝導できず、スロー・パスウェイのみを通って伝導が心房へ伝わったということです。ですから、**図5-b** の模式図に示したように、スロー・パスウェイのみを通って心房へ電気信号が伝わり、心内電位では CS カテーテル 7-8 の A 波が 1 番早く出現するのです。このように心内

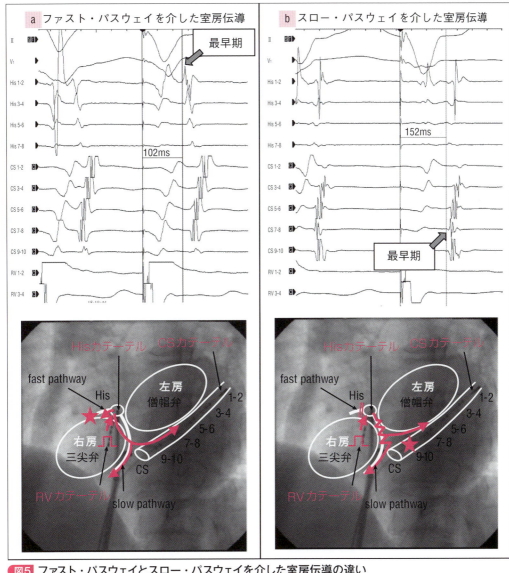

図5 ファスト・パスウェイとスロー・パスウェイを介した室房伝導の違い
⊓ ペーシング部位、★最早期心房興奮部位

電位図で表される伝導の流れを、シーケンスと呼びます。この並び順が変化するということは、今回のように伝導が別のルートに変化したことを意味します。

🧑‍🎓 研 よくわかりました。でも、**表1**を見ると、His カテーテルのA波が最早期興奮部位の場合は右側ケント束、CS カテーテルのA波が最早期興奮部位の場合は左側ケント束の場合もあるんじゃないんですか？ どうやって見分けたらいいんですか？

👨‍⚕️ 医 君、極めて鋭い質問をするね！ 確かに**図5**の1枚の心内電位を見ただけでは、僕らでもそれを見分けることは難しいです。だから、各伝導路の特性を理解して、EPS中の反応がどの細胞の特性に近いかを見ることが極めて大切なことです！

刺激伝導系のなかでも、房室結節、洞結節などの結節細胞は、前の刺激から次の刺激が入るまでの時間（連結期）が短くなると疲れが生じて、その細胞の伝導時間が

長くなる**減衰伝導**（decremental conduction）という特性を持っています。そして、ヒス束や典型的なケント束（スローケントを除く）などはそのような特性がなく、連結期を短くしてもほとんど伝導時間が変わらないのです。心室期外刺激法の長い連結期から短い連結期で室房伝導時間を測定して、室房伝導時間が徐々に長くなり減衰伝導特性があれば、房室結節を介した伝導である可能性が高いということになります。

❷ 心室連続刺激法（RV オーバードライブ：RVOD）

医 じゃあ、次は、RV のオーバードライブで 1：1 を見て！

技 では、80 から 20 アップで行きます。
160 でウェンケバッハで、180 で 2：1 でした。

> **よくわかる解説その②：室房伝導の機能（function）**

研 RV のオーバードライブで 1：1 を見て、どうなるんですか？**表 1** の AVNRT と AVRT の鑑別には、そのような項目はなかったと思いますが？

医 RV のオーバードライブとは、RV カテーテルから連続刺激を入れる手技です。ここで出てくる 80 などの数字の単位は"ppm"で、ペーシング心拍のことです。室房伝導がなくても房室結節回帰性頻拍が誘発されることがまれにあります。室房伝導の機能を見ることは、診断には直接関係してきません。この機能を見る目的は、①副伝導路の否定、②通電前後で通電による房室結節への影響がなかったか？ を術後に比較することです

❸ 心房期外刺激法（A-extra pacing）＆心房連続刺激法（RAOD）

医 じゃあ、A の EP に行こうか！ まず、A のエキストラで 500 の 400、10 ダウンで！

看 大丈夫ですか？ もう少し検査しますのでドキドキしますよ！
（と、患者さんへ声をかけます。）

技 350 でジャンプアップしてワンエコーです。220 で ERP で不整脈は誘発できませんでした。

医 わかりました。じゃあ、誘発する前に、A のオーバードライブで 1：1 を見て！

技 では、80 から 20 アップで行きます。
180 でウェンケバッハです。

> **よくわかる解説その③：房室伝導（二重伝導路の有無）**

研 A のエキストラで 500 の 400、10 ダウンは、心室と同様なのでわかりました。そして、ファスト・パスウェイとスロー・パスウェイなどの二重伝導路がある場合に**ジャンプアップ現象**を認めるということも本に書いてあるので、そうだと思いますが、なぜ、この現象が起きるのでしょうか？
また、**ワンエコー**って何ですか？

技 ファスト・パスウェイとスロー・パスウェイの不応期を、棒グラフにして考えてみましょう（**図6**）。
まず、不応期（ERP）とは細胞が興奮した後、次に興奮できるまでの準備期間で、こ

の間に次の刺激が入っても興奮できない不応な時期のことをいいます。グラフのAの長い連結期では、ファスト・パスウェイとスロー・パスウェイ共に不応期を脱しており、両方伝導できる状態です。この時は伝導速度の速いファスト・パスウェイを通った電気信号が、先に房室結節→ヒス束へ到達します。次に、連結期を短くしたBの連結期では、ファスト・パスウェイは不応期で伝導できない状態で、スロー・パスウェイは不応期を脱しており伝導できる状態です。この時は伝導速度の遅いスロー・パスウェイを通って房室結節→ヒス束へ電気信号が伝わるため、Aの連結期より期外刺激からH波が出現するまでに時間がかかります。

実際の心内電位を見てみましょう！360msの連結期の時は期外刺激からH波まで、270msで到達していますね（**図7-a**）。次に、10ms連結期を短く350msにしただけで、期外刺激からH波までの伝導時間は415msと145ms大幅に伸びています（**図7-b**）。先ほどの減衰伝導でも連結期を10ms変えただけで、ここまで大幅に伝導速度が変化することはないです。通常10ms連結期を短くして伝導時間が50ms以上

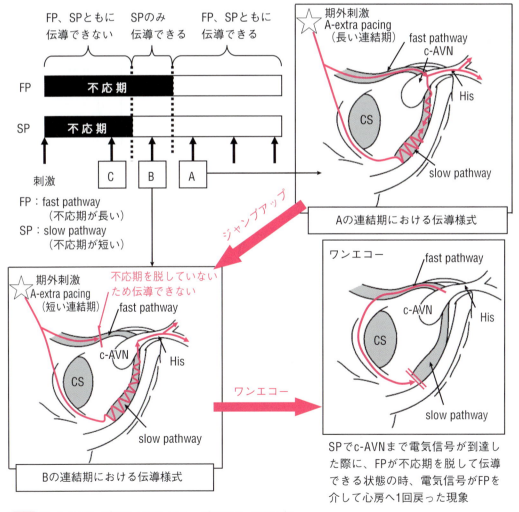

図6 ジャンプアップ現象とワンエコーが起きるメカニズム

a 図6のAの連結期

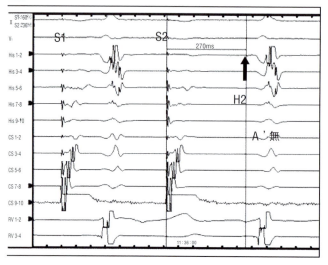

A-extra pacing 基本周期：500ms
S1-S2：360ms、S2-H2：270ms

b 図6のBの連結期

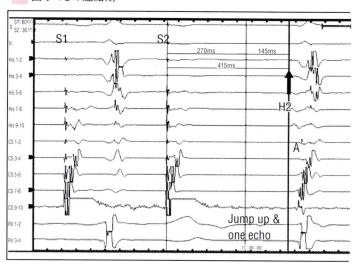

A-extra pacing 基本周期：500ms
S1-S2：350ms、S2-H2：415ms

図7 ジャンプアップ現象とワンエコーの心内電位

増加した場合に、ジャンプアップ現象が起きたと判断されます[3,4]。

そして、ワンエコーとは、一度興奮した心房の電気信号が、スロー・パスウェイを順行性に通って房室結節まで到達し、その間にファスト・パスウェイが不応期を脱して、ファスト・パスウェイを逆行性に通って電気信号が心房へ戻り、心房が再び興奮する現象のことです。

研 心房のオーバードライブで1：1を見たのは、先ほどの心室のオーバードライブと同じ理由ですか？

技 AのオーバードライブもVのオーバードライブ同様に心房カテーテルから連続刺激を入れる方法です。このAのオーバードライブも房室結節の順行性伝導の機能を見るために行います。目的は心室と同様ですが、通電後に房室結節の機能が低下していないか見るのは、心房側から順行性の伝導機能を見ることのほうが極めて大切なことです。また、RAODで上室性の不整脈の誘発に用いられることもあります。

❹ 誘発＆誘発後の手技

医 じゃあ、誘発しようか！ Aのエキストラ500の260の300から10ダウンのダブルで行こうか！

技 了解です。210でジャンプアップでワンエコーです。180でERPで誘発できませんでした。

医 看護師さん、ISP用意して！

看 ISP用意できています！

医 さすが！

看 落ち着いた状態では不整脈が出ないようなので、不整脈を出すために運動した時と同じような状態にするドキドキするお薬を使いますね。心配ないですからね！
（と、患者さんに声をかけます。）

医 ISP静注しました。
（患者さんの心拍が上昇したのを見計らって）
じゃあ、Aのエキストラ！400の300の10ダウン！

技 了解しました！210でジャンプアップでワンエコーです！200で誘発されました。

医 じゃあ、Vのスキャン！
〔技師が不整脈のサイクル・レングス（頻拍周期：cycle length；CL）を計測します。〕

技 CLは360ですので、心房波に同期して350から10ダウンで行きます。
290でHisのタイミングで入って、心房リセットはありません！

よくわかる解説その❹：誘発と誘発後の手技

研 ISPを入れる前に、Aのエキストラでダブルをしたのは、なぜですか？

医 Aのエキストラペーシングのダブルとは、基本周期の500msから期外刺激を2回入れる手技のことです。シングルでは不応期を確認する意味もありましたが、ダブル以降の手技は誘発に用いられます。安静状態の房室結節機能では誘発が困難な所見でしたが、シングルでは不応期のバラツキを認めず、誘発できなかった不整脈もダブルで行うことで、よりファスト・パスウェイとスロー・パスウェイの不応期のバラツキを認め誘発しやすくなります。

技 看護師さん、ISPの作用について詳しく教えて！

看 Aのエキストラペーシングのダブルまで行い誘発ができない場合は、房室結節の機能の問題で安静状態では、誘発が難しい状態なのです。そこで、ISPを投与して房室

結節の機能を促進させ、より誘発をしやすくするのです。ISPの主な作用は**MEMO2**の通りです。

> **MEMO 2：イソプロテレノール（ISP）の作用**
> ①心収縮力増強（positive inotropic）作用
>   交感神経のβ受容体に作用し、心収縮力を増強して心拍出量を増加させます。
> ②心拍数増加（positive chronotropic）作用
>   心臓の刺激伝導系に作用して、心拍数を増加させます。その作用部位は上位中枢で、洞機能を亢進し、房室伝導を促進する作用があります。

（研）Vのスキャンって何ですか？

（医）VのスキャンとはPVCスキャンのことで、頻拍周期より若干早い周期で、頻拍周期に同期をかけて心室から期外刺激を1発入れることです。例えば、頻拍のCLが360msであれば350msから10msずつ連結期を短くしていき、ヒス波のタイミングで期外刺激が入ったところで心房あるいは頻拍のリセットの有無を判断します。AVNRTとAVRTで大きく異なるのは、AVNRTは心室を介さない頻拍回路であるのに対して、AVRTは心房と心室を含む頻拍回路であるということです。**図8**に示すように、AVNRTはヒス束に電気信号が来ている状態の時に、心室から期外刺激を出してもヒス束は不応期で心房へ電気信号が伝わらず頻拍回路には影響しません。それに対して、AVRTはヒス束に電気信号が来ている状態の時に、心室から期外刺激を出すと先回りしてケント束を介して心房へ電気信号が伝わるため、頻拍の周期を変化させたり、頻拍を止めたりする現象（心房リセット現象）が起きます。これにより誘発されたPSVTがAVNRT、AVRTを診断する1つの判断材料となります[5]。

❺ 傍ヒス束ペーシング（ParaHisian pacing）

（医）これで、スロー・ファストの通常型AVNRTで間違いないと思うけど、一応、中隔のケント（スローケントなど）を否定するために、パラヒスをしておこうか。ヒスカテを心室のほうへ動かすよ。

（技）了解です。では、最大出力からします。10Vではnarrow QRSでヒス束をキャプチャー（捕捉）しています。では、出力を下げて行きます。3Vでwide QRSになりました。narrow QRSの時のVA時間は117msで、wide QRSのVA時間は163msで、中隔ケントは存在しないと考えられます。

よくわかる解説その⑤：中隔ケント束の存在確認（ParaHisian pacing）

（技）ParaHisian pacingは、ヒス束近傍より高出力と低出力でペーシングを行い、各出力におけるVA伝導時間を計測して、中隔ケントの存在を確認する手技です[6]。

（研）なぜ、出力を変化させると、narrowとwideのQRSに変化するのでしょうか？そして、その時のVA時間が変化しましたが、なぜそのような変化になるのですか？また、もし中隔ケントが存在した場合は、どのような変化があるのでしょうか？

（技）**図9**を見てください。高出力でペーシングを行うとヒス-プルキンエ系を捕捉しnarrow QRSとなり、低出力でペーシングを行うとヒス束を捕捉せず作業心筋のみ捕

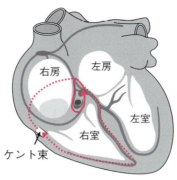

→ AVNRT
心室を介さない
頻拍回路

⇢ AVRT
心房と心室を含んだ
頻拍回路

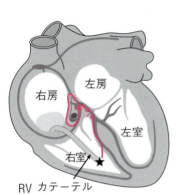

AVNRT時のPVCスキャン

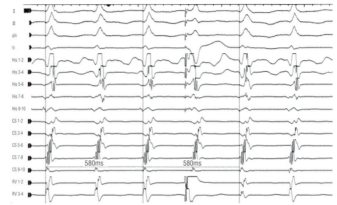

頻拍回路から出た電気信号とRVペーシングによる電気信号が衝突して心房側に入り込めないため、頻拍周期には影響がない

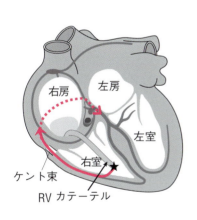

AVRT時のPVCスキャン

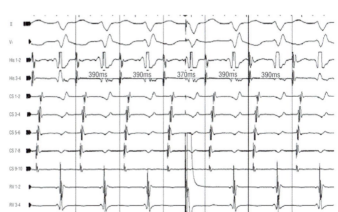

RVペーシングによる電気信号が頻拍回路の電気信号より先回りして心房に電気信号が早く到達して、頻拍周期を変化させている

図8 PVCスキャンによるAVNRTとAVRTの鑑別方法

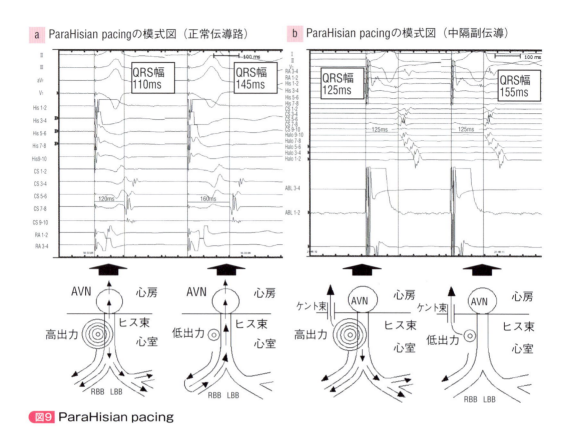

図9 ParaHisian pacing

捉するため wide QRS となります。

中隔ケントが存在しない場合、高出力ペーシングの際にはヒス束→房室結節となるため VA 伝導時間は短くなり、低出力ペーシングの際には作業心筋→末梢プルキンエ線維→脚→ヒス束→房室結節となるので VA 伝導時間は長くなります（**図9-a**）。逆に、2つのペーシングで VA 伝導時間に変化がなければ、中隔ケントの存在が疑われます（**図9-b**）。

医 じゃあ、先生！ 今回の EPS の所見をまとめてみて！

研 はい！

①室房伝導はヒス波が最早期興奮部位で減衰伝導を認め、ケント束は否定的であった。さらに、ParaHisian pacing を行い、中隔ケント束も否定できた。

②Aのエキストラペーシングでジャンプアップ現象を認め、2重伝導路が確認された。

③ISP を負荷した状態でジャンプアップ現象を認めた後に、頻拍の誘発が可能であった。

③頻拍誘発後、PVC スキャンにより心房リセットを認めなかった。

以上の所見を**表1**と照らし合わせると、ほぼ AVNRT の診断で間違いないと思われます。

カテーテルアブレーション治療

　リエントリー性の不整脈は、旋回している回路の一部を焼灼することで根治できます。AVNRT はスロー・パスウェイとファスト・パスウェイを旋回するリエントリー性の頻拍ですから、どちらかのパスウェイを焼灼すればよいわけです。しかし、ファスト・パスウェイを焼灼すると高確率で完全房室ブロックになるため、スロー・パスウェイを焼灼します。

カテ室再現会話

医：まず、アブレーション・カテーテルを通電部位であるスロー・パスウェイへ持っていきます。電位はどう？

技：若干、A/V 比が大きいように思われますし、スロー・パスウェイ電位も確認できません。

医：（アブレーション・カテーテルを操作して）ここの電位はどう？

技：A/V 比も約 0.1 で、スロー・パスウェイ電位を認めます。

よくわかる解説その⑥：至適通電部位

研：スロー・パスウェイを焼灼するのはわかりました。カテーテルの電位の A 波と V 波の比（A/V 比）を気にされており、A/V が小さいほうがよいみたいですが、なぜですか？ また、スロー・パスウェイ電位とはどのようなものですか？

医：A/V 比が小さいということは、より弁輪側にカテーテルがあることを意味します。この比を気にするのは、スロー・パスウェイがより三尖弁輪側を走行していること、そして、**図10** にもあるように compact AVN は少し下方へ垂れ下がるようにあり、A/V 比が大きくなる心房側で焼灼すると compact AVN を焼灼してしまい、房室ブロックになる確率が高くなってしまうためです。

　スロー・パスウェイ電位（spp）は His カテーテルの A 波と H 波の間に出る電位で、**図10** に示すように他のカテーテルの A 波と違い、少し幅が広がり断片化（fractionation）した電位を認めると思います。これがスロー・パスウェイ電位といわれるものです[7, 8]。

医：では、通電します。20W の 50℃設定でいきます。通電スタート！

技：出力 20W、温度 45℃出ています。サイナスです…。サイナスです…。

　（約 15 秒経過）

医：では、通電ストップします。反応がないので少し上げます！ 電位はどう？

技：電位も 1 回目の通電同様に、良好な電位だと思われます。

医：では、ここで 2 回目の通電をします。設定は 1 回目と同じでいきます！ 通電スタート！

技：サイナス…。ジャンクションでました！！ ジャンクションです。

医：設定を 25W まで上げてください。60 秒でストップしてください。

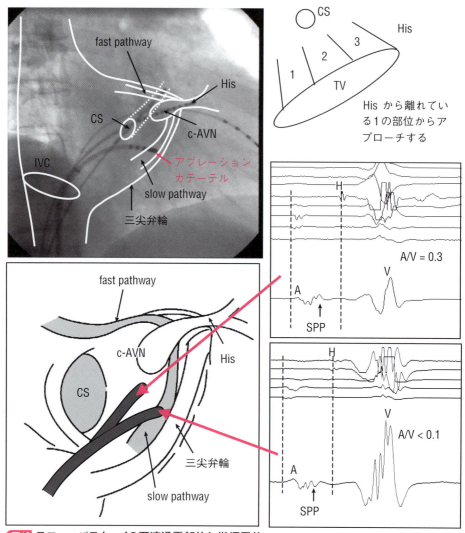

図10 スロー・パスウェイの至適通電部位と指標電位

よくわかる解説その⑦：通電中の反応

研 通電中に、ジャンクションとか言っていましたが、何のことですか？

技 スロー・パスウェイをきっちり焼灼できている場合は、accelerated junctional rhythmと呼ばれる、安静時の洞調律より早い心拍の接合部調律が出現します。その接合部調律（junctional rhythm）のことをジャンクションなどと呼びます。

高速道路同士が直接接続・交差している場所のことをジャンクションと呼びますが、心臓のジャンクションとは心房と心室の接合部で、房室結節近傍のことを指します。スロー・パスウェイを焼灼することで、熱などの影響により通電部位近傍の刺激伝導系の自動能が亢進します。その亢進された自動能はヒスを介して心室へ、ファスト・パスウェイを逆行性に介して心房へと伝わるので、H波が出現した後にA波とV波が出現します（**図11**）。これがaccelerated junctional rhythmの波形です[9, 10]。

研 では、accelerated junctional rhythmが出たほうがよいということですね？

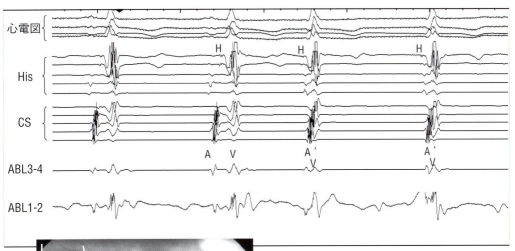

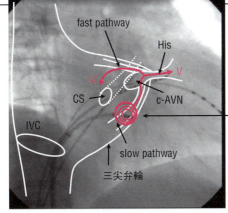

図11 スロー・パスウェイ焼灼中に出現した accelerated junctional rhythm

🧑‍⚕️医 そうです。通電中に accelerated junctional rhythm が出ず、反応がない場合にはカテーテルを His カテーテルのほうへステップアップしていくわけですが、房室ブロックの合併症を回避するために、最大 H 波記録部位の His カテーテルより離れた場所で至適部位を確認することが大切です。

また、この時に逆行性の A 波が出現しなかったり、A 波が遅れて出現するようであれば、通電によりファスト・パスウェイも焼灼されている可能性があるため、直ちに通電をストップしなくてはなりません（**図12**）。また、accelerated junctional rhythm の心拍が 150bpm 以上の場合なども、注意が必要となります。

●end point

🧑‍⚕️医 では、確認の EPS をしましょう。A のエキストラで誘発をしてみて。

👨‍🔧技 先程の誘発域付近の連結期から誘発を開始します。210 でジャンプアップ、ワンエコーです。190 でスローの ERP です。

🧑‍⚕️医 じゃあ、ISP を静注して、ダブルで行こうか！ISP 入れました。

👨‍🔧技 では、A のエキストラダブルで行きます。210 でジャンプアップ、ワンエコーです。

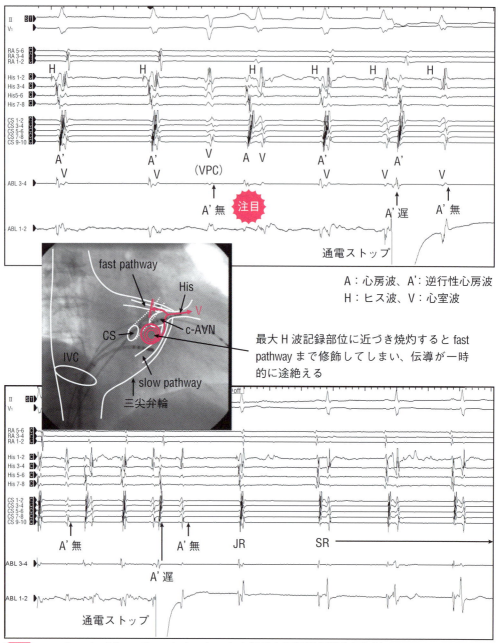

A：心房波、A'：逆行性心房波
H：ヒス波、V：心室波

最大H波記録部位に近づき焼灼するとfast pathwayまで修飾してしまい、伝導が一時的に途絶える

図12 accelerated junctional rhythmにおける室房伝導が消失した例

　　　180でスローのERPです。RAODで誘発をかけてみます。誘発できません。
- 医 OK！では、これで手技を終了します。お疲れさまでした！

よくわかる解説その⑧：治療のend point

- 研 焼灼後のEPSでジャンプアップ、ワンエコーがありましたが、それではスロー・パスウェイは焼灼できていないのでは？再発の可能性はないのでしょうか？
- 医 AVNRTのアブレーション治療におけるend pointは、ジャンプアップ現象がなくなり、スロー・パスウェイが完全に切れることが1つですが、スロー・パスウェイが

修飾され、その機能が低下しAVNRTが起きなくなればよいのです。つまり、ISP負荷下でAのエキストラダブルによってスロー・パスウェイから1回だけファスト・パスウェイを介して心房へ戻り（ワンエコー）、再びスロー・パスウェイに入ることができなければOKです。しかし、2回以上スロー・パスウェイとファスト・パスウェイを旋回する場合は、再発の可能性は大幅に増加するため追加の焼灼が必要となります。また、スロー・パスウェイが完全に切れるまで焼灼するとしても通電回数が多くなる場合は、房室結節近傍の心筋が修飾されて房室ブロックの遅延型合併症のリスクが高くなるという報告文献[11]もあるので、注意が必要です。

引用・参考文献

1) Mines, GR. On Dynamic equilibrium of the heart. J Physiology. 46, 1913, 349-82.
2) Moe, GK. et al. Physiologic evidence for a dual A-V transmission system. Circulation Research. 4, 1956, 357-75.
3) Kistin, AD. et al. Multiple pathways of conduction and reciprocal rhythm with interpolated ventricular premature systoles. Am Heart J. 65, 1963, 162-79.
4) Schuilenburg, RM. et al. Ventricular echo beats in the human heart elicited by induced ventricular premature beats. Circulation. 40, 1969, 337-47.
5) Kay, GN. et al. Resetting of ventricular tachycardia by single extrastimuli. Relation to slow conduction within the reentrant circuit. Circulation. 81, 1990, 1507-19.
6) Heidbuchel, H. et al. Use of only a regular diagnostic His-bundle catheter for both fast and reproducible "Para-Hisian Pacing" and stable right ventricular pacing, Journal of Cardiovascular Electrophysiology. 8 (10), 1997, 1121-32.
7) Jackman, WM. et al. Treatment of supraventricular tachycardia due to atrioventricular nodal reentry, by radiofrequency catheter ablation of slow pathway conduction. N Engl J Med. 327, 1992, 313-8.
8) Haïssaguerre, M. et al. Elimination of atrioventricular nodal reentrant tachycardia using discrete slow potentials to guide application of radiofrequency energy. Circulation. 85, 1992, 2162-75.
9) Lipscomb, KJ. Slow pathway modification for atrioventricular node re-entrant tachycardia: fast junctional tachycardia predicts adverse prognosis. Heart. 85, 2001, 44-7.
10) Poret, P. et al. Junctional rhythm during slow pathway radiofrequency ablation in patients with atrioventricular nodal reentrant tachycardia: Beat-to-Beat analysis and its prognostic value in relation to electrophysiologic and anatomic parameters. J Cardiovascular Electrophysiology. 11 (4), 2000, 405-12.
11) Pelargamo, G. et al. Late occurrence of heart block after radiofrequency catheter ablation of the septal region: Clinical follow up and outcome. J Cardiovascular Electrophysiology. 12, 2001, 56-60.

（柴田正慶）

CHAPTER 4-2 Case2 房室回帰性頻拍（AVRT）

はじめに

　房室回帰性頻拍（atrioventricular reentrant tachycardia：AVRT）は、発作性上室頻拍（paroxysmal supraventricular tachycardia：PSVT）の1つで、その代表的な不整脈です。前項の房室結節回帰性頻拍（atrioventricular nodal reentrant tachycardia：AVNRT）もPSVTの1つであることも復習しましょう。AVRTは房室結節（atrioventricular node）と副伝導路（accessory pathway）の間で興奮が回帰（リエントリー）して頻拍が起こります。副伝導路の多くはWPW症候群に存在するケント束ですが、それ以外にマハイム束、ジェームス束などが存在します。

WPW症候群

WPW症候群の洞調律中の12誘導心電図

　WPW症候群は体表面12誘導心電図の⊿波（デルタ）の有無により、①顕在性WPW症候群（manifest WPW syndrome）、②潜在性WPW症候群（concealed WPW syndrome）、③間欠性WPW症候群（intermittent WPW syndrome）の3つに大別されます。その説明を **MEMO1** に示します。ケント束は正常伝導路ではない心房と心室を直接連絡する心筋束で、その多くは房室結節のように伝導遅延や減衰伝導を示しません。そのため心房から心室の伝導がある①・③のタイプでは、ケント束を通る伝導が早期に興奮するので、心電図上PQ間隔が短縮します（**図1-a**）。しかし、ヒス束などに比べ心筋は伝導速度が遅いため、ゆるやかな立ち上がりの波形となり、さらに後から正常伝導路を伝導してきた興奮が追いつき、融合したQRS波形となりデルタ波という特徴的な波形を認めます。デルタ波の開始点より心室の興奮は始まっているので、QRS幅は広くなります（wide QRS：**図1-b**）。

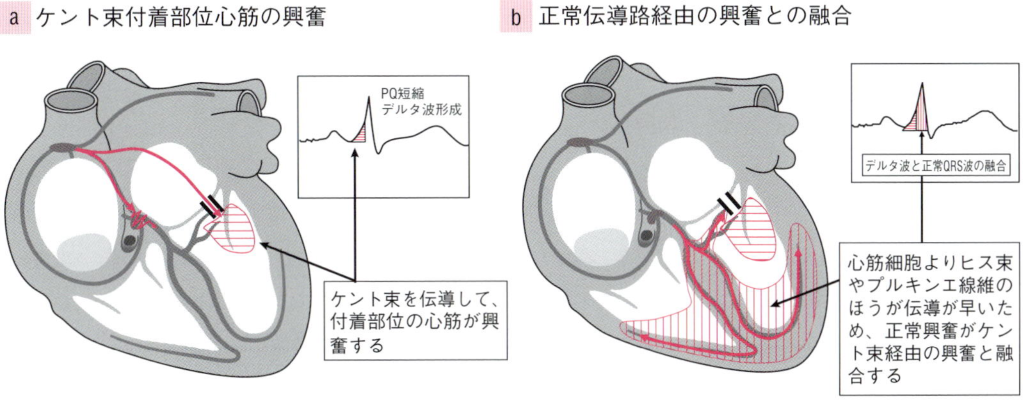

a ケント束付着部位心筋の興奮　　b 正常伝導路経由の興奮との融合

PQ短縮
デルタ波形成

デルタ波と正常QRS波の融合

ケント束を伝導して、付着部位の心筋が興奮する

心筋細胞よりヒス束やプルキンエ線維のほうが伝導が早いため、正常興奮がケント束経由の興奮と融合する

図1 顕在性副伝導路の洞調律時12誘導心電図

MEMO 1：WPW症候群の分類

①顕在性（manifest）WPW症候群：常時ケント束を順行性に伝導します。12誘導心電図でデルタ波とPQ短縮、wide QRSを認めます。
②潜在性（concealed）WPW症候群：ケント束を逆行性にのみ伝導します。そのため12誘導心電図はデルタ波を認めません。
③間欠性（intermittent）WPW症候群：ケント束を順行性に伝導する時と、しない時があります。そのためデルタ波を認める波形と認めない波形が混在します。

ケント束の部位の推定

　ケント束を順行性に伝導しデルタ波を認める場合は、洞調律中のデルタ波極性によりケント束の部位が推定でき、順行性の伝導がない場合は、発作時の室房伝導（V-A conduction）による逆行性P波によりケント束の部位をある程度推定できます。これによりアブレーション治療における、適切なアプローチやカテーテルの選択が可能となるので、ケント束の部位の推定は重要となります。

　図2は心臓を下方から見た図で、ケント束の存在する部位を表したものです。図3はデルタ波の極性からケント束の付着部位を推定するチャートになります。【ステップ】1はⅠ誘導が−または±で、かつV_1誘導のR/S比が1以上の場合は左自由壁となります。さらに、aV_F誘導が+は左側壁、左前壁となり、−または±は左後壁、左後側壁となり

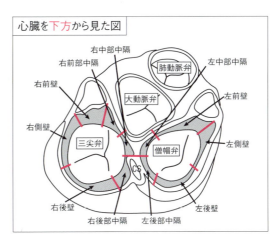

図2 ケント束の部位

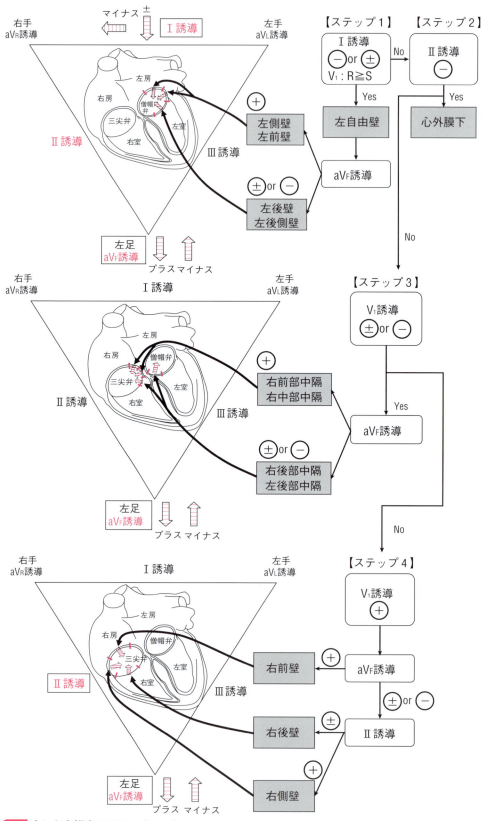

図3 ケント束推定のフローチャート

ます。次に、Ⅰ誘導が＋は【ステップ】2へ進み、Ⅱ誘導が－であれば心外膜下にあると推定され、Ⅱ誘導が＋または±の場合は【ステップ】3へ進みます。【ステップ】3はV₁誘導が±または－で、かつaV_F誘導が＋の場合は右前部中隔、右中部中隔となり、aV_F誘導が－または±の場合は右後部中隔、左後部中隔となります。V₁誘導が＋の場合は【ステップ】4へ進み、aV_F誘導が＋の場合は右前壁となり、aV_F誘導が－または±でⅡ誘導が±の場合は右後壁となり、aV_F誘導が－または±でⅡ誘導が＋の場合は右側壁となります。

WPW症候群のAタイプ、Bタイプ、Cタイプ

WPW症候群でよく、Aタイプ、Bタイプ、Cタイプということを耳にすると思いますし、自動解析付きの心電計の結果にAタイプ、Bタイプが表示されます。このタイプ分類はV₁誘導のQRS波形から分けることができ、頻度の高い脚ブロックと一緒に考えることで波形を覚えやすくなります。まず、AタイプはV₁誘導のQRS波形がRR′型、RsR′型などとなり、右脚ブロックに類似した波形と

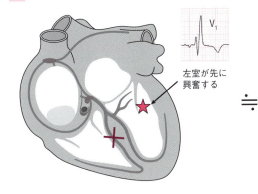
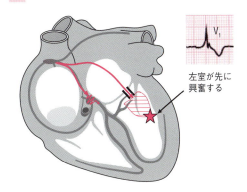

図4 右脚ブロックとA タイプ WPW 症候群

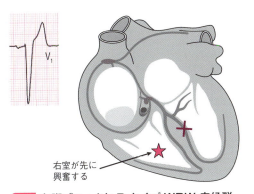
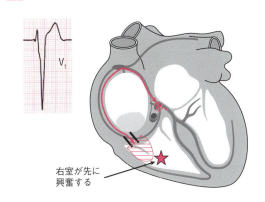

図5 左脚ブロックとB タイプ WPW 症候群

なります。類似した波形になる理由は、右脚ブロックの場合は右脚が途絶しているので左脚のある左室側が先に興奮し、AタイプWPW症候群は左側にケント束があるため左室側が先に興奮します。結果、双方先に左室側が興奮するため、RR'型、rSR'型など左脚ブロック型に類似した波形となります（**図4**）。同様に、BタイプはV₁誘導のQRS波形がrS型になります。これもAタイプと考え方は同じで、Bタイプは右側にケント束があり、左脚ブロックは左脚が途絶しているため、共に右室が先に興奮するため、rS型など右脚ブロック型に類似した波形となります（**図5**）。最後にCタイプはV₁誘導のQRS波がQS型となります。

正方向性AVRTの心内電位と12誘導心電図

正方向性AVRTの心内電位

　正方向性（orthodromic）AVRTは房室結節を順行性に伝導し、ケント束を逆行性に伝導するリエントリー性頻拍です（**図6**）。これを理解したうえで、カテーテルの位置関係とAVRT時の伝導様式を併せて考えてみましょう。房室結節を順行性に伝導する興奮（実線矢印）はヒス束を介して心室に伝わります。そのため、HisカテーテルでH波→V波が出現します。次に、心室に伝わった興奮はケント束を介して心房に逆行性に伝導（破線矢印）します。この時の最も早く興奮する心房筋は、ケント束の付着部位になります。**図6**の心内電位図では

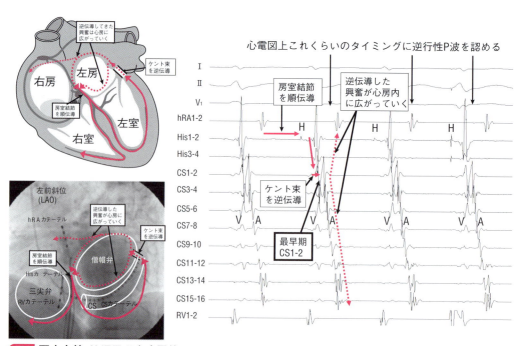

図6 正方向性AVRTの心内電位

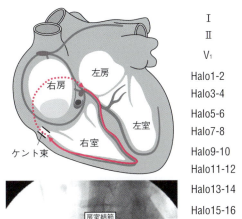
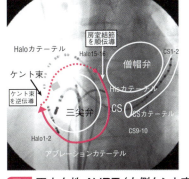
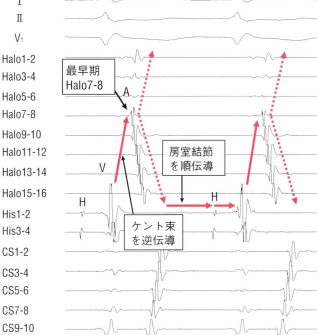

図7 正方向性 AVRT（右側ケント束）の心内電位

CS カテーテル 1-2 の A 波が最早期ですので、透視画像でわかるようにケント束は CS カテーテル 1-2 電極近傍つまり左側壁〜左前側壁に存在することになります。そして、左房前壁方向にカテーテルがありませんので興奮が伝わっていく様子がわかりませんが、左房後壁方向には CS カテーテルが留置されており、CS1-2 から CS15-16 に向かって興奮が伝播していく様子がわかります。

図7 に右側ケント束症例の心内電位図を示します。右側ケント束の場合は、三尖弁輪に存在するので、図の透視画像でわかるように、Halo カテーテルを三尖弁輪に配置してマッピングを行います。この症例では Halo7-8 の A 波が最早期ですので、ケント束は Halo カテーテル 7-8 電極近傍の右側壁に存在することがわかります。そして、Halo7-8 から Halo1-2 と Halo15-16 に興奮が伝播していく様子がわかります。

正方向性 AVRT の 12 誘導心電図

正方向性 AVRT の場合、頻脈発作中は房室結節を順行性に伝導し正常の刺激伝導系のみを通るので、QRS 波の幅は狭く（narrow QRS）なります。そして、心室に興奮が伝わってから、副伝導路を逆行性に伝導するので、QRS 波に続く逆行性 P 波が確認できます（**図8**）。正方向性 AVRT と通常型 AVNRT の心内電位を比較すると、わかりやすいです（**図9-a**）。四角で囲っている部分が、12 誘導心電図の QRS 波の始まりから終わりまでを表したものです（QRS 幅）。AVRT の場合、

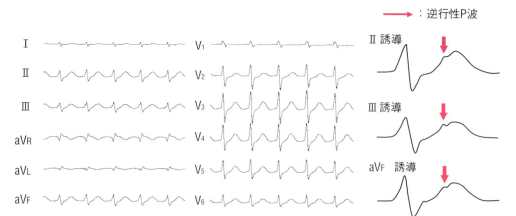

図8 正方向性AVRTの逆行性P波

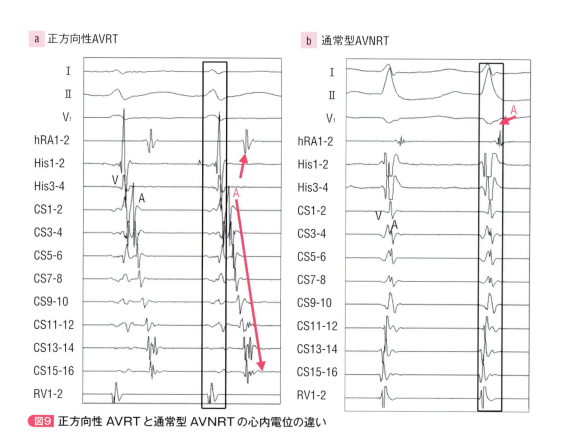

図9 正方向性AVRTと通常型AVNRTの心内電位の違い

　A波とV波には少し距離があり、QRS幅の中に納まりきっていないのがわかります。これはAVRTの順伝導は房室結節→ヒス束→左・右脚→心室を経由してケント束を逆伝導し、再び心房に伝導が伝わるまで時間がかかるためQRS幅の中に納まらず、逆行性P波として観察することができます。それに対して通常型AVNRTの場合は、逆行性A波がV波とほぼ同じタイミングで出現しており、QRS幅の中に入り込んでいることがわかります（**図9-b**：Case1 AVNRTの項参照）。

電気生理学的検査（EPS）

　ここでは、左側自由壁ケント束の顕在性 WPW 症候群の症例について、実際のやりとりを解説します。主に AVNRT との鑑別が重要ですが、その方法は Case1 で前述していますので、その事象がなぜ起こるのかを中心に解説します。AVNRT はどの症例でも遅伝導路（スロー・パスウェイ）を焼灼しますが、AVRT のケント束付着部位は症例により異なりますので、EPS でケント束の部位を特定することが大切です。ですから、1 症例のみでなく、他の部位のケント束との比較を行いながらひとつひとつの事象を理解していきましょう。

● カテ室再現会話

❶ 検査前のケント束の推定

研　先生、今日の患者さんは顕在性 WPW 症候群です。V_1 誘導で RR' の右脚ブロック型なので、左側にケント束があることが推定できます。さらに、デルタ波の極性（**図10**）から考えると、I 誘導は±、aV_F 誘導は＋なので側壁もしくは前側壁になると思います。

医　ケント束の部位は、先生の推定通り左側壁もしくは前側壁が疑わしいです。では、早速、電気生理学的検査を行いましょう。

❷ 心室期外刺激法（V-extra pacing）

医　EPS を開始します。まず V のエキストラで VA のコンダクションを見て！

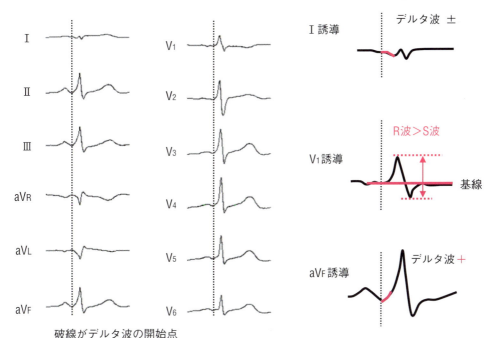

破線がデルタ波の開始点
図10 洞調律時 12 誘導心電図

> 技 了解しました。500の400から10ダウンで始めます。
>
> 看 今から検査が始まります。少しドキドキしますけど心配ないですからね。
> （と、患者さんに声をかけます。）
>
> 技 VA伝導の最早期はCS1-2で、ケントの付着部位は左側壁もしくは前側壁のケントだと思われます。デクリメンタリティー（decrementality）はありません。
>
> 技 220msでケントのERPです。

よくわかる解説その①：VA conductionによるケント束の伝導特性と付着部位の診断（V-extra pacing）

AVRT症例でV-extra pacingでVA conductionを見る目的は、減衰伝導特性の有無を確認することと、ケント束の部位を推定することです。逆伝導の早期興奮部位は、ケント束の付着部位によって変化しますので、VA conductionの最早期A波を特定することでケント束の付着部位を確認することができます。また、典型的なケント束は、減衰伝導特性がない（スローケントを除く）ので、その特性の有無も確認します。

> 研 では、今回の症例ではCS1-2のA波が最早期（**図11**）なので、ケント束の部位は左側壁でよいのですね。
>
> 医 確かに、そう思いがちですが、CSのカテーテルは左側壁までしか挿入されていません。ですから、前壁にケントが存在する場合も同様のシーケンスになりますので断定することはできません。このような場合は、CSカテーテルをさらに奥に進めるこ

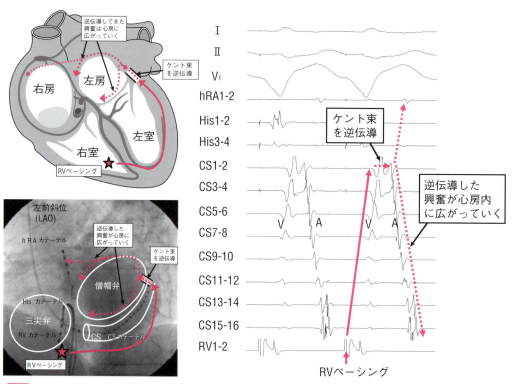

図11 RVペーシング時の最早期心房波

とが可能であれば、奥（前壁）に進め、最早期部位に変化があるかを観察したり、アブレーションカテーテルで詳細なマッピングを行ったりします。

❸ 心室連続刺激法（RV オーバードライブ：RVOD）

正方向性 AVRT の場合は、逆伝導はケント束を介したものになるので、逆行性ケント束の部位と伝導機能を見ることが目的となります。

[医] 次は、RV のオーバードライブペーシング（RVOD）を行ってください。

[技] では、80 から 20 アップで行います。160 まで 1：1 です。180 で 2：1 になりました。170 に落として行います。170 でも 2：1 です。

よくわかる解説その②：ケント束の伝導特性（RVOD）

[研] RV のオーバードライブペーシングの時にウェンケバッハ伝導がなかったように思うのですが？

[医] 典型的なケント束では、先ほど説明したとおり減衰伝導特性を認めません。ウェンケバッハ伝導とは、減衰伝導特性を認める結果起こる現象ですので、ケント束の伝導は図 12 に示すように高頻度刺激を行うと伝導遅延を来さずに 2：1 伝導となります。

[技] 20ppm ずつアップしていたのに、180ppm の後に 170ppm の刺激を行ったのはなぜですか？

[医] 今回の症例のように、160ppm で 1：1 伝導し 180ppm にレートを上げた時に 2：1 伝導になった場合は、房室結節を介した逆伝導でもこのような現象を認める場合があります。ですから、減衰伝導が隠れていないかを確認するために 10ppm レートを下げた 170ppm でも確認しました。このように、伝導様式が変化した付近の刺激は、20ppm ではなく 10ppm または 5ppm ずつ刺激を変えて反応を見るのも大切です。

❹ 心房期外刺激法（A-extra pacing）＆心房連続刺激法（RAOD）

[医] 次は、A のエキストラお願いします。500 の 400、10 ダウンで始めてください。

[看] 大丈夫ですか？ もう少し検査しますね。
（と患者さんへ声をかけます。）

[技] では、始めます。基本刺激の時はケント束を伝導しています。期外刺激もケント束を伝導しています。期外刺激を短くしていきます。500-280 で頻拍が誘発されました。

[医] じゃあ、PVC スキャン行ってください。

[技] はい。心房リセットは認めませんでした。

よくわかる解説その③：頻拍の誘発と PVC スキャン

[研] 誘発された時の期外刺激では、心内波形が基本刺激と違うように思ったのですが？

[医] いいところに気付いたね！

まず図 13 を見てください。グラフの A の長い連結期ではケント束と房室結節共に不応期を脱しており、伝導することができます。この時はケント束を先に伝導しますが、心筋の伝導速度は遅いため、房室結節を伝導してきた興奮と融合した QRS 波形となります。次に、B の連結期ではケント束は不応期で伝導することができません。

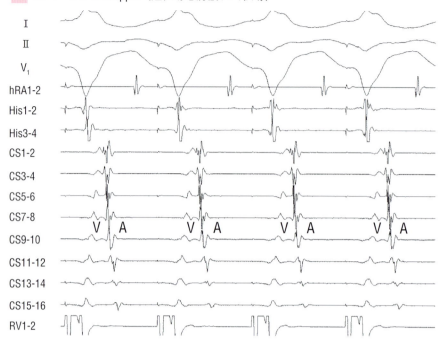

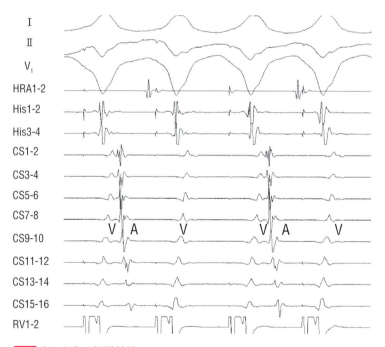

図12 ケント束の伝導特性

　しかし、房室結節は不応期から脱しているので伝導することができます。そして、房室結節を順伝導している間に、ケント束は不応期から脱し逆伝導することができました。この繰り返しがAVRTです。

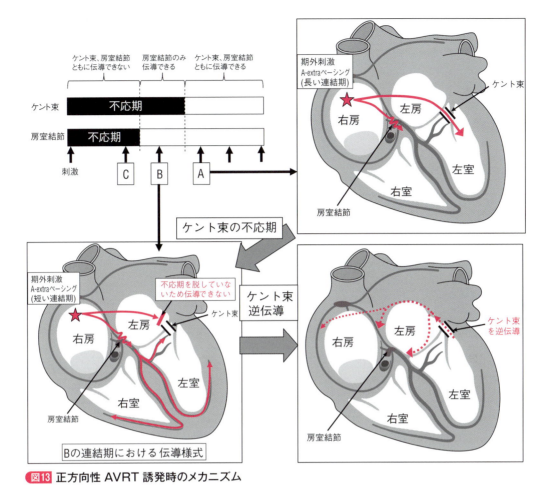

図13 正方向性AVRT誘発時のメカニズム

次は、心内電位を見てみましょう。**図14**の**a**・**b**共に左から2拍は基本刺激で、3拍目が期外刺激です。まずは基本刺激に注目してください。刺激に対して最も早く興奮している心室波は、CS1-2です。心房波と心室波が融合（フュージョン）するぐらい早期に興奮しています。これはケント束を伝導しているからです。次は、**a**の期外刺激を見てください。基本刺激と同じシーケンスです。Aの連結期ではケント束は不応期から脱しているので、伝導することができます。しかし、基本刺激のQRS波と比べて、期外刺激のQRS波の幅が広くなっています。これは心室の伝導に時間がかかったことを表しています。期外刺激は基本刺激より早期のタイミングで刺激を行います。ケント束は減衰伝導特性がありませんので伝導時間は変わらず、房室結節が減衰伝導特性を有するため伝導が遅れ、ケント束経由の心室興奮（心電図上デルタ波）の伝導時間が増えたためQRS波が幅広くなったのです。次に、**b**の期外刺激を見てください。基本刺激の時と違い心房波と心室波が離れています。これはケント束が不応期のため房室結節を伝導したためです。期外刺激によって房室結節を伝導した興奮は減衰伝導による伝導遅延を伴い、その間にケント束は不応期から脱して逆伝導することができました。これは心室波の直後にCS1-2を最早期とする

a A-extra pacing、基本周期：500ms、S1-S2：290ms

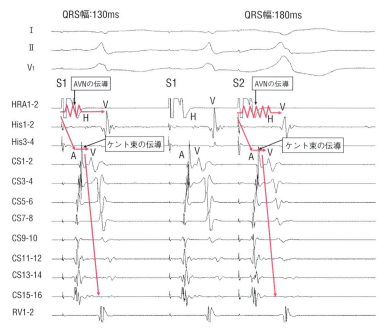

S1（基本刺激）とS2（期外刺激）のケント束を介した伝導速度は同じで、デルタ波の立ち上がりは同じだが、房室結節を介した伝導は減衰し遅れるため、QRS幅がS1の時に比べてS2は広くなる。

b 図13Bの連結期A-extra pacing、基本周期：500ms、S1-S2：280ms

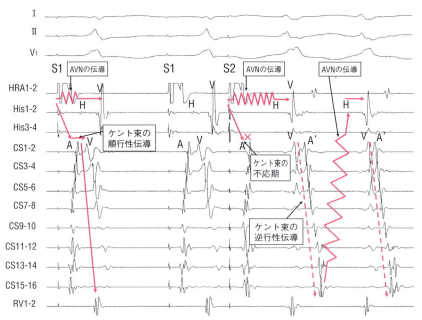

S1（基本刺激）ではケント束と房室結節を介した伝導があるが、S2（期外刺激）ではケント束が不応期を脱していないため、房室結節を介した伝導のみとなっている。その後、ケント束を逆行した興奮が心房に伝わり、さらに房室結節を介して心室に伝わりAVRTが誘発されている。

図14 正方向性AVRT誘発時の心内電位

VA伝導を認め、ケント束を逆伝導していることがわかります。この一連の伝導様式がAVRTの回路で、この後AVRTが誘発されています。

> **よくわかる解説その④：AVRTのリセット現象**

🧑‍🎓 㻲 AVNRTの項では、ケント束を頻拍回路に含むAVRTでは心房リセット現象を認めるとのことでしたが、なぜ今回は認めなかったのでしょうか？

👨‍⚕️ 技 **図15**にPVCスキャンの心内電位を示します。たしかに今回の症例では明らかな心房リセット現象は認めませんでした（**図15-a**）。PVCスキャンによる心房リセット現象は、ペーシング部位に近いケント束で観察されやすいものです。通常はRVカテーテルで右室の心尖部で刺激を行うので、右側ケントもしくは左側ケントのなかでも後壁や後側壁などで認めやすい現象です。今回の症例は左側前側壁のケント束ですので、刺激部位から離れておりPVCスキャンによる刺激より頻拍回路を伝導し

a 左側壁ケントのAVRT時のPVCスキャン：心房リセット（－）

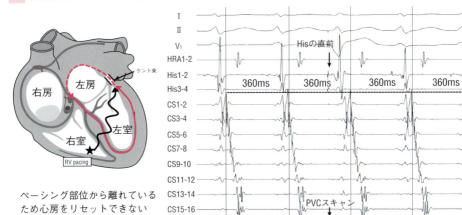

ペーシング部位から離れているため心房をリセットできない

b 左後側壁ケントのAVRT時のPVCスキャン：心房リセット（＋）

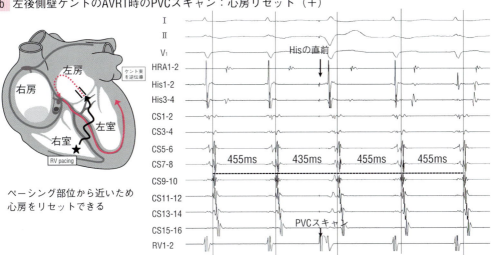

ペーシング部位から近いため心房をリセットできる

図15 PVCスキャンと心房リセット

た興奮が先にケント束を通過し、PVC スキャンの刺激がケント束を伝導できず、心房リセット現象を認めなかったと考えられます。**図 15-b** に別症例の心房リセット（＋）の例を示します。

医 PVC スキャンによる心房リセット現象の結果解釈で気をつけなければいけないのは、心房リセット現象を認める場合はケント束が存在するという証明になりますが、リセットが（－）だからといってケント束が存在しないとはいえません。ケント束を含む頻拍である AVRT でもリセット現象を認めない場合があるので注意が必要となります。

研 なるほど。今回の症例は心房リセット（－）でしたが、それだけで判断せずに他のペーシングによる反応や波形のシーケンスなども含めて総合的に診断しなければいけないということですね。

医 その通りです。
では、続いて RA のオーバードライブをしてください。

技 はい。180ppm までケントで 1：1 伝導しています。200ppm でケントでなく房室結節の伝導になりました。頻拍は誘発されませんでした。

医 では、先生、今回の所見をまとめてください。

研 はい！
① 顕在性ケント束の症例でデルタ波の極性より左側壁〜前側壁のケント束が疑われます。
② RV extra pacing では減衰伝導は認めず、VA 伝導の最早期は CS1-2 でした。この所見からも左側壁〜前側壁のケント束が疑われます。
③ RA extra pacing で頻拍が誘発され、そのシーケンスは房室結節を順伝導してケント束を逆伝導するものでした。
④ 頻拍誘発後に PVC スキャンで心房リセットを認めませんでしたが、これは左側壁〜前側壁のケント束だからであり、その他の部位のケント束を回路にする AVRT の場合は、通常心房リセットを認めます。

以上の所見より、左側壁〜左前側壁のケント束が存在する concealed WPW 症候群で、頻拍は正方向性 AVRT だと思われます。

カテーテルアブレーション治療

カテ室再現会話

研 先生、焼灼部位へのアプローチはどのようにして行うのですか？

医 アプローチ方法は一通りではありません。今回の症例は左側ケント束ですので、心房中隔穿刺を行い右房から左房にカテーテルを挿入する経心房中隔アプローチ、もしくは大腿動脈から大動脈を通り左室にカテーテルを挿入する経大腿動脈アプロー

チがあります。また僧帽弁輪部の心房側から行う弁上アプローチ、心室側から行う弁下アプローチがあります。アブレーションカテーテルの固定が困難な場合や焼灼効果が得られない時など、状況に応じてアプローチ方法を変更することがあります。では、始めましょう。…電位はどうですか？

技 最早期であるCS1-2と同じぐらいの早期性です。

医 （カテーテルを操作して）ここで計測してみて！

技 CS1-2より早期性があります。

医 ここで通電しましょう。20W、55℃で通電スタート。

技 通電します。…20秒経過、変化ありません。

医 では、通電止めます。少しカテーテルを動かします。計測してください。

技 はい。この部位もCS1-2より早期性があります。

医 では、同じ条件で通電スタート。

技 通電します。…ケント束なくなりました。通電開始から3秒ぐらいです。

医 では、通電続けます。出力を30Wに上げて、60秒間通電します。

よくわかる解説その⑤：最早期部位の測定

医 図16は今回の症例の通電成功部位の電位です。ケント束の示適通電部位は頻拍中・RVペーシングによる逆伝導A波で探す時は、最早期A波よりも早期性のある部位を探します。V波とA波がフュージョンして、A波の立ち上がり部位の判断が難しい時はアブレーションカテーテルの単極誘導を利用して判別したり（図17）、心房-心室同時ペーシングまたは心房-心室順次ペーシングを行うなどの工夫が必要となります。また、ケント束は房室弁輪部に付着しているので、アブレーションカテーテルを弁輪部に持っていくと、心房波と心室波が記録されます。弁上アプローチの場合はA波とV波の比率が1：1になるように、弁下アプローチの場合はなるべく心房波が大きく記録される部位にカテーテルを位置させることが目安となりますので、A波とV波の波高にも注目することが重要となります。図18に示すようにケント束の離断に成功すると、頻拍中は頻拍の停止、RVペーシング中は逆行性A波の消失、顕在性ケント束で洞調律中に行った場合は心内心電図のシーケンスの変化および12誘導心電図でのデルタ波の消失が認められます。AVRTは治療成功時の波形変化がわかりやすい症例といえます。

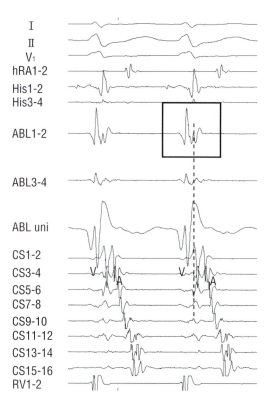
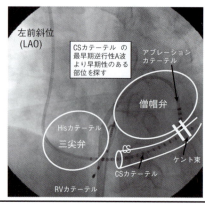
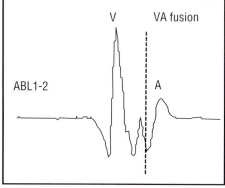

図16 アブレーション至適部位（頻拍中）

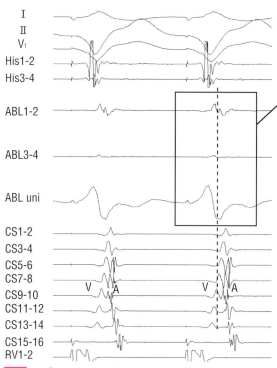

RVペーシング中の逆伝導にてケント束の付着部位を探す。VとAが判別し難い場合はユニポーラの電位も参考に判別する

図17 アブレーション至適部位（RVペーシング中）

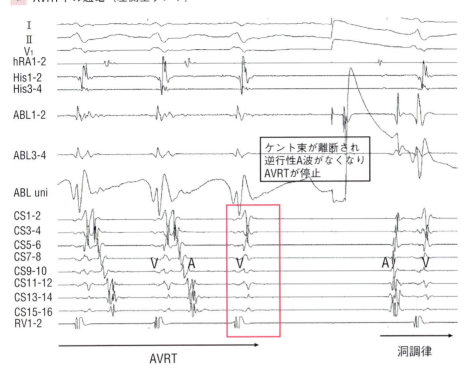

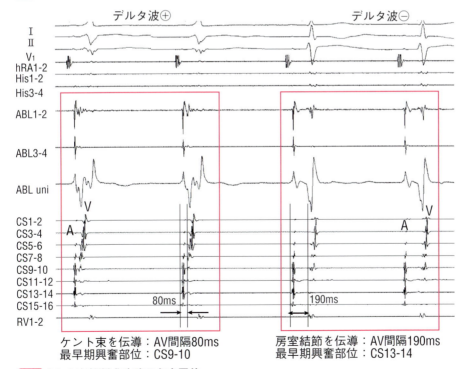

図18 ケント束離断成功時の心内電位

治療効果の確認

カテ室再現会話

- 医 確認のため ATP を静注します。
- 技 RV のペーシング行いますか？
- 医 まずは順伝導から確認しますので、ペーシングはいりません。ただし、バックアップペーシングの準備はしておいてください。
- 技 はい。バックアップペーシングの準備は OK です。お願いします。
- 医 では、静注します。
- 技 ……ブロックです。房室ブロックです。ケント束は認めませんでした。…房室伝導再開し、血圧も問題ないです。
- 医 わかりました。次は逆伝導の確認をしますので RV ペーシングお願いします。
- 技 はい。ペーシング始めます。…ペーシング乗りました。逆伝導は房室結節を通っている伝導です。ATP お願いします。
- 医 はい。静注します。
- 技 ……ブロックです。ケント束は見られませんでした。…ペーシング止めます。
- 医 EPS を行います。
- 技 はい。順伝導、逆伝導ともにケント束は認めませんでした。
- 医 では、これで終了します。お疲れさまでした。

よくわかる解説その⑥：治療効果の確認 (end point)

- 研 焼灼効果の確認のために ATP を用いるのはなぜなのですか？
- 医 ATP は房室結節の伝導を遮断する作用があり (**MEMO2**)、この効果を利用してケント束の伝導が完全に離断できたか確認します。焼灼によりケント束の伝導が確認できなくなっても、少し修飾されただけで完全に離断されずに残ってしまっている場合があります。この場合ケント束の伝導は弱っているため、焼灼前とは逆に房室結節の伝導に隠れてしまい、心内心電図では確認できません。そのため房室結節の伝導を ATP で遮断して確認するのです。図 19 に ATP で確認している時の心内電位を示します。左から 1 拍目は房室結節を逆伝導していますが 2、3 拍目には逆伝導の A 波がありません。これは房室結節の伝導が ATP によりブロックされ、かつケント束は離断されていることになります。
- 技 ATP の作用は速やかに消失していくのですが、まれに房室ブロックが 10 数秒間持続する患者さんもいます。心室の収縮がなくなるので血圧が低下し、意識消失につながる危険性もあるので、いつでもペーシングが行えるように準備をしておきます。
- 看 ちなみに ATP の作用は **MEMO2** に示した通りです。

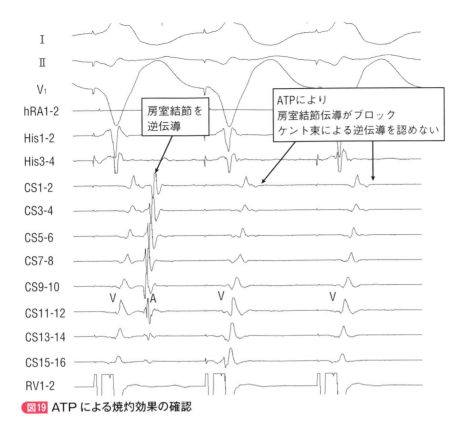

図19 ATPによる焼灼効果の確認

> **MEMO 2：ATP（アデホス）の作用**
> ①アデノシン受容体の特異的G蛋白を介して房室結節の活動電位持続時間を短縮する。
> 　急速静注して房室結節伝導を遮断する。
> ②血管平滑筋に作用し、血管を拡張させる。
> 　作用発現は速やかで、半減期は短い。急速かつ一過性の効果が得られる。

（柴田正慶／木村優友）

CHAPTER 4 - 3

Case3
心房粗動（AFL）

はじめに

　心房粗動（atrial flutter：AFL）は心電図上、240拍/min以上の規則正しい鋸歯状波（F波）を呈し、等電位線を欠く頻脈で、心房内の旋回（マクロリエントリー）により起こり、その多くは右房の三尖弁輪周囲を大きく旋回するものです。労作などで房室伝導が良好になると、伝導比が1：1となり、血行動態が不安定となりえます。また、頻脈誘発心筋症による心不全を発症しうることもあり、治療は薬剤に抵抗性のことが多く、カテーテルアブレーション治療が有効かつ安全な手段として広がっています。

三尖弁下大静脈峡部依存性心房粗動とは：粗動回路に基づく分類

　12誘導心電図は、心房粗動の診断に非常に有用です。Ⅱ、Ⅲ、aV_F誘導の下壁誘導やV_1誘導で、ノコギリの波のようなギザギザの鋸歯状波（F波）と呼ばれる特徴的な波形が見られることで、心房粗動と判断されます。F波が「下向き？上向き？」と簡単にわかりにくいかもしれませんが、F波をよく見るとなだらかな成分と急峻な成分があり、下向きでは、なだらかな成分が下を向き急峻な成分が上になります。上向きは逆に、なだらかな成分が上を向き急峻な成分が下になります（**図1**）。
　この心電図のF波波形により、臨床現場では通常型心房粗動（common AFL）と非通常型心房粗動（uncommon AFL）に大きく分類されます。下壁誘導で下向きのF波、V_1で陽性、V_6で陰性から二相性のF波を呈するものを通常型と呼びます。マッピング技術が進歩する前までは、通常型は三尖弁輪周囲を心尖部側からのぞいて反時計方向に旋回するリエントリー性頻拍（反時計方向通常型心房粗動：counterclockwise common AFL；CCW common AFL）であり、それ以外を非通常型と呼んでいました。
　しかし、アブレーションの進歩により、粗動の興奮旋回路や緩徐伝導部位の同定ができるようになり、粗動回路により心房粗動を分類するようになってきました。それにより、CCW common AFLに加え、三尖弁輪周囲を時計方向に旋回するもの（時計方向型通常型心房粗動：clockwise common AFL；CW common

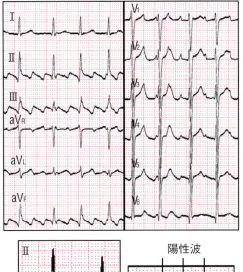
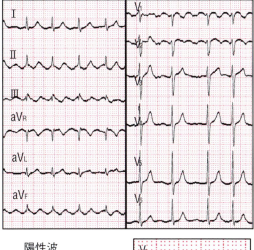
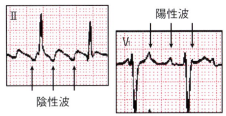
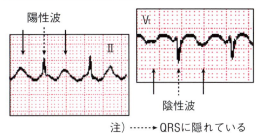

図1 通常型心房粗動の体表面12誘導心電図

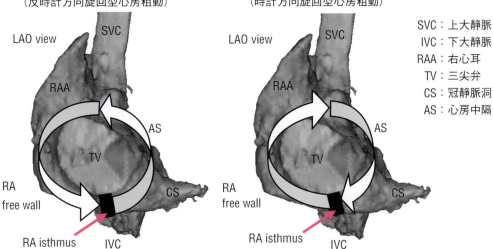

図2 通常型心房粗動の反時計方向旋回と時計方向旋回

AFL）と下大静脈を旋回する粗動（lower loop reentrant AFL）は、三尖弁－下大静脈峡部を緩徐伝導部位とする三尖弁下大静脈峡部依存性心房粗動（TA-IVC isthmus dependent AFL）とまとめて称されるようになりました。そのほか、三

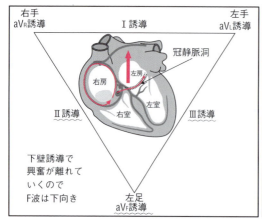 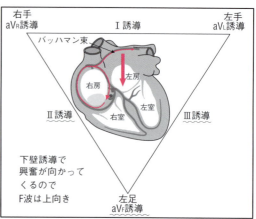

図3 通常型心房粗動の際の興奮伝播

下壁誘導（Ⅱ、Ⅲ、aV$_F$誘導）は上から下に興奮が伝導すると上向きの波形となる。逆に下から上に興奮が伝導すると下向きの波形となる。

尖弁輪－下大静脈峡部以外に旋回路を持つものとして、僧帽弁輪を旋回する粗動は、mitral isthmus AFLといわれています。本項では、この粗動回路による分類に従い、反時計方向/時計方向通常型心房粗動を「通常型」として表現していくこととします（**図2**）。

なぜ同じ三尖弁輪を旋回しているのに「上向き」と「下向き」になる？

　三尖弁輪周囲を旋回する方向により、心房粗動のF波のパターンは異なりますが、それは主として左房の興奮パターンの違いによるといわれています。下壁誘導では心房の下から上に興奮が伝わると下向きに、逆に心房の上から下に興奮が伝わると上向きになります。**図3**に示したように、反時計方向通常型心房粗動の場合は冠静脈洞（CS）を介して左房の下から上へと興奮が伝導するため、下壁誘導のF波は下向きになります（**図3-a**）。時計方向通常型心房粗動の場合は、バッハマン束を介して左房に興奮が伝導し左房の上から下に興奮が伝導するため、下壁誘導のF波は上向きになります（**図3-b**）。しかし、まれに頻拍回路と心電図波形が一致しないこともあります。

解剖と電気生理学的特徴：リエントリーの成立

　通常、洞結節から出た電気信号は、刺激伝導系を通って下流の心筋全体に伝播します。そして、一度興奮した細胞は不応期に入るので、電気信号が戻ってきて再度興奮することはありません。しかし、特殊な条件下において、ある一定の回

路を興奮が旋回して興奮伝導が終了せず、再び元の部分に戻ってきて心筋を再度興奮させることがあり、それをリエントリーといいます。そのためには、①トリガーとなる刺激が起こる、②一方向性ブロックがある、③伝導遅延を認める領域がある、④リエントリー回路の存在が必要です（図4）。

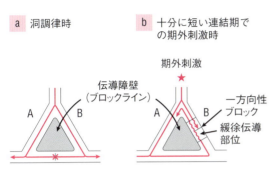

図4 リエントリーの成立

伝導障壁（ブロックライン）があり、伝導がショートカットせず大きく旋回する回路が存在する。普段は興奮が経路AとBともに伝導している。ある連結期の期外刺激が加わると、経路Bでは不応期のため興奮伝導が途絶し（一方向性ブロック）、同部位での伝導が十分遅ければ（緩徐伝導）、経路Bを興奮が伝導する間に緩徐伝導部位の出口が不応期を脱し、その興奮が逆行性に伝導途絶部位に進入して、リエントリーが成立する。

リエントリー回路の成り立ち

三尖弁－下大静脈峡部（isthmus：イスムス）が通常型心房粗動の必須緩徐伝導部位であることが1990年代に報告されました[1]。分界稜やsinus venosaは縦方向への伝導は可能ですが、横の伝導に対しては障壁となる特徴を持っており伝導障壁となります。これらによって三尖弁輪周囲を旋回するリエントリー回路が作られています（図5）。

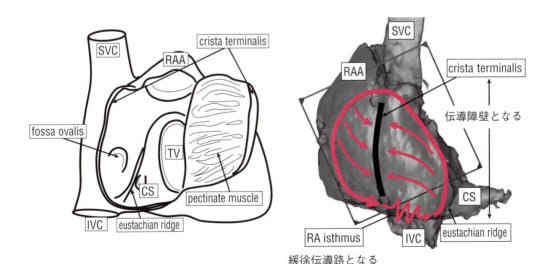

図5 右房の解剖と通常型心房粗動の旋回路
RA isthmus：右房解剖学的峡部、crista terminalis：分界稜、pectinatemuscle：櫛状筋
fossaovalis：卵円窩、eustachian ridge：ユースタキオ稜
SVC：上大静脈、IVC：下大静脈、RAA：右心耳、CS：冠静脈洞、TV：三尖弁

心房粗動に対する電気生理学的検査・カテーテルアブレーションの実際

心内心電図

　12誘導心電図は心房粗動の診断において非常に有用ですが、アブレーション治療を行ううえではEPSによるマッピングとエントレインメントペーシング（entrainment pacing）による診断手法が非常に重要となります。手法としてHalo（ヘイロー）カテーテルと呼ばれる多極の電極カテーテルを三尖弁輪に沿って留置し、心内心電図を評価する方法が一般的です。通常Haloカテーテル単独では、三尖弁輪の12-4時方向の中隔側に当たる部分の電位を記録することが困難であるため、必要に応じてヒス束領域や冠静脈洞内に電極カテーテルを留置し、電位を補完します。

　まず、心内心電図では心房粗動時のF波に相当する心房波の興奮がどんな順番に伝播していくのか？ ということを見ましょう。つまり、「心内心電図で興奮が伝播していく様子」は電位の「シーケンス（並び）」として心内心電図で確認できます。心房粗動の診断・治療の際は**図6**のようにHaloカテーテルを三尖弁輪に沿って挿入します。Haloカテーテルは**図6**のように遠位（distal：ディスタール）から近位（proximal：プロキシマル）へと向かうにつれ、1、2…と番号を付けているので、反時計回転の通常型心房粗動の場合は、Haloカテーテルの19-20から1-2へと心房波が伝播しているシーケンスとなります。また、CSカテーテルでは9-10から1-2に向けて興奮が伝播します。逆にその反対でHaloカテーテルの1-2から19-20へと伝播する場合は、時計回転のシーケンスとなります。

電気生理学的検査

　検査開始時に洞調律であれば、高位右房や冠静脈洞入口部に挿入したカテーテルなどから、期外刺激法や頻回刺激により心房粗動の誘発を行います。特に180〜240msecでの頻回刺激により、緩徐伝導部位であるイスムスに一方向性ブロックを生じ、この刺激周期で誘発できることが多いです。ただし、心房粗動が誘発されない症例や、すぐに心房細動へ移動する場合など、実際の粗動を確認できない場合には、発作時の12誘導心電図から三尖弁輪周囲を旋回する粗動と推測し、非粗動下にイスムスの線状焼灼を行うこともあります。頻拍中における三尖弁輪周囲を含む心内の興奮伝播のシーケンス、またエントレインメントペーシングによる必須緩徐伝導部位の確認により診断を確定していきますが、その一連の流れを次に示します。

a 反時計方向回転　通常型心房粗動：CCW common AFL

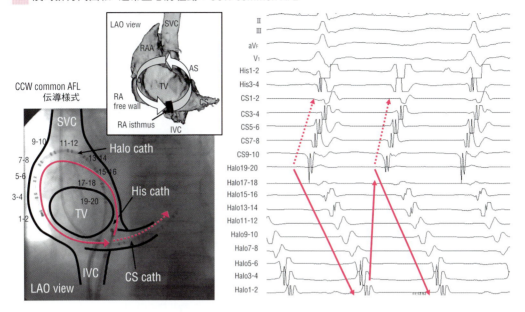

b 時計方向回転　通常型心房粗動：CW common AFL

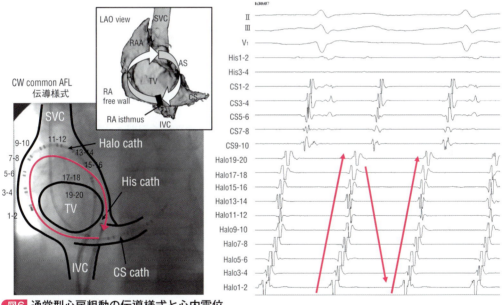

図6 通常型心房粗動の伝導様式と心内電位

カテ室再現会話

❶ 心房粗動のタイプ診断：12 誘導心電図による分類

本症例では、心房粗動が持続した状態で EPS が開始されました。

技　12 誘導心電図は II、III、aV$_F$ で下向きの F 波、V$_1$ で下向きの F 波です。頻拍のサイ

クルレングス（cycle length：頻拍周期）は 325msec で、Halo プロキシマルからディスタルに興奮伝播しているシーケンスから、反時計方向回転の通常型心房粗動でしょうか？

医 そのように想像できますね。じゃあ、実際にエントレインメントペーシングをして、PPI と TCL をみて回路を想定するよ。

この結果より、心房粗動は、イスムス依存性（三尖弁－下大静脈峡部）のマクロリエントリーと想定できるね。

それでは、EPS を開始します。心房粗動は持続しているね！では、12 誘導心電図を確認してください。

それでは、エントレインメントを行ってください。まずは CSos（ostium：入口部）からお願いします。

技 はい。頻拍のサイクルレングスが 210msec なので、190msec でエントレインメントします。

12 誘導心電図、心内心電図のシーケンスは変化せず周期がペーシング周期に短縮されました。PPI は 210ms でサイクルレングスに一致しています。

医 次は、CS ディスタール、Halo1-2 からもエントレインメントしてください。

技 エントレインメントされて、PPI は 210msec でサイクルレングスに一致しています。

よくわかる解説その①：通常型心房粗動の証明検査（entrainment pacing）

研 エントレインメント手技を行っていますが、これにより何がわかるのですか？ あと、PPI とは何のことでしょうか？頻拍周期を測定して、ペーシングを入れたり PPI と比較をしていたようですが。

医 具体的には、頻拍中にリエントリー回路の内外から頻拍周期より少し短い周期でペーシングを行います。頻拍の周期がペーシングの周期に乗っ取られて（＝ entrainment）レートが変化する現象のことです。この時の反応より、エントレインメントペーシングを行った部位が頻拍回路に含まれているか判断します[1, 2]。

心房粗動におけるエントレインメントペーシングは、イスムスが頻拍回路に含まれるかを確認するために行われます。つまり、通常型心房粗動の頻拍回路であるイスムス、三尖弁輪、CS 入口部などでエントレインメントペーシングを行い CTI、三尖弁輪や CS 入口部を含む頻拍回路であれば通常型心房粗動、含まなければ非通常型心房粗動ということとなります。エントレインメントペーシングの実際は、電極カテーテルから頻拍周期よりやや短い（10〜20ms 短い）周期で頻回刺激を行い、そのペーシング中の電位の流れ（シーケンス）が変化せず（コンシールドエントレインメント：concealed entrainment）、ペーシング後の復元周期（ポストペーシングインターバル：post pacing interval；PPI）が頻拍周期に一致あるいは 30msec 以内程度になります[3, 4]（図7）。回路外であってもエントレインメントはほとんどのケースで可能ですが、回路内を逆方向に旋回する興奮が多くなりシーケンスは変化して、頻拍のシーケンスとは一致しなくなり、さらに PPI が頻拍周期に一致しなくなります。

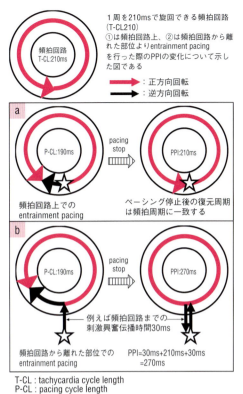
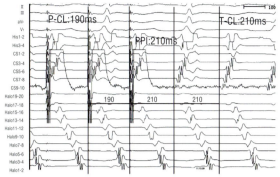
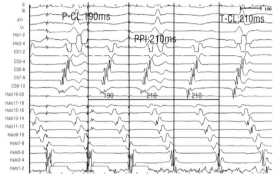

図7 エントレインメント・ペーシングによる回路同定の考え方と実際
aの場合は、ペーシングによる逆方向へ興奮する距離が短いため、ペーシング時のシーケンスと頻拍時のシーケンスは同様になる（コンシールド・エントレインメント）。bの場合は、ペーシングによる逆方向へ興奮する距離が長く、ペーシング時のシーケンスと頻拍時のシーケンスは異なる。

図7-aは粗動周期210msecに対してCS入口部付近にあるCS 9-10より190msecでエントレインメントペーシングを行っています。ペーシング時はペーシングのレートになり、さらにシーケンスは頻拍時のシーケンスと同様で（コンシールドエントレインメント）、PPIは210msecと粗動周期に一致しています。**図7-b**は粗動周期210msに対してHalo 1-2より190msecでエントレインメントペーシングを行っています。このときのシーケンスも頻拍時のシーケンスと同様で、PPIは210msecと粗動周期に一致し、CS 9-10、Halo 1-2でコンシールドエントレインメントが観察されました。以上の所見からCS入口部および三尖弁輪は頻拍回路に含まれており、頻拍中のシーケンスから、この頻拍は反時計方向回転型通常型心房粗動（CCW common AFL）という診断となります。

🧑研 ペーシング部位が心房粗動の回路上付近にあるということですね？

👨医 その通り！やはり三尖弁輪を反時計回転する通常型心房粗動で間違いないようです。

❷ 通電（焼灼ラインの形成）

👨医 それでは、アブレーションを開始しようか。アブレーションカテーテルを三尖弁輪、6時方向に持っていきます。（LAO方向で三尖弁輪を心尖部から見た場合、時計にな

ぞらえて○時と位置を表現します。）50W、60℃設定で開始します。通電は三尖弁輪側から解剖学的峡路を下大静脈に向けて数十秒ずつ通電しながら徐々にアブレーションカテーテルを引き抜いていきます。

技 頻拍周期が延長してきました。心房粗動が停止しました。洞調律です。

医 通電を続けます。それでは、CS入口部からのペーシングをお願いします。

技 はい。ペーシング開始します。まだブロックラインはできていないようです。

医 そのようですね。では、アブレーションカテーテルを引き抜きながら通電を続けます。

技 ブロックラインができたようです。

医 カテーテルがIVCに落ちました。通電をストップします。

よくわかる解説その②：ペーシング中の通電、CWブロックの成立

研 心房粗動が停止しても終わりではないのですね。どうしてCS入口部からペーシングしながら通電するのですか？

医 そう、心房粗動が停止しても治療が終了したわけではありません。治療のエンドポイントは、心房粗動の停止ではなく、ペーシングにより確認するのです。**図8-a**のCS入口部からのペーシングによるHaloカテーテルのシーケンスを見てください。ペーシングによる興奮は、中隔と自由壁を伝わり、それぞれを上行します。そして、このケースでは、最終的に右心耳入口部付近で衝突するため、HaloカテーテルではHalo1-2とHalo19-20から興奮伝播が起こり、Halo7-8付近で衝突する「逆くの字」様のシーケンスとなっています。これよりブロックラインができていないことがわかります。ブロックラインが形成された後は、イスムスを伝導できなくなり、Halo19-20からHalo1-2への反時計回りの興奮伝播となり、「逆くの字」が「一直線」になります（**図8-b**）。これにより、CS（中隔）→イスムス→自由壁という時計回りの伝導ブロックの証明となります。

研 では、「逆くの字」が「一直線」になったので、これで手技は終わりですね！

医 あまい！EPの医者はねちっこいとコメディカルに言われてなんぼやからね！時計回転方向のブロックができましたが、まだ終わりではありません！治療のエンドポイントは、イスムスにおける両方向性ブロックが形成できていることです。

❸ 反時計方向のブロックライン形成の確認手技（differential pacing）

医 それでは、ディファレンシャルペーシング（differential pacing）で反時計方向のブロックラインを確認してください！一応アブカテはブロックライン上に置いておくよ！

技 了解です。まず、Halo1-2からペーシングします！CS入口部までの到達時間は137msecでした。次はHalo3-4からペーシングします！CS入口部までの到達時間は126msecで短くなりました。ちなみに、アブカテのダブルポテンシャルは、Halo1-2でペーシングした時よりも、Halo3-4でペーシングしたほうが短くなっています！

よくわかる解説その③：ブロックラインの確認（differential pacing）

研 まだ完全じゃないんですね。ディファレンシャルペーシングって何ですか？

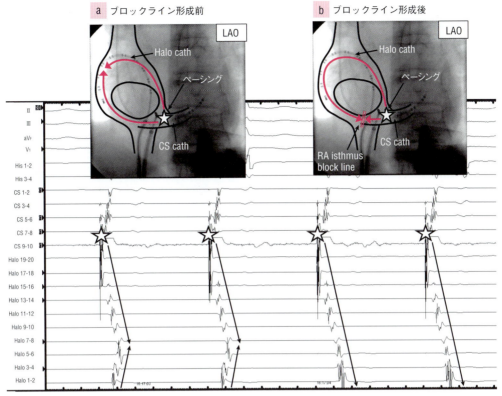

図8 時計方向伝導のブロックライン形成の瞬間

> 技 説明しましょう！「ブロック＝伝導の途絶が成立していること」をどうやってEPSで確認するのかということです。心房粗動はブロックラインが不完全であっても頻拍が停止し、洞調律化するので、再発させないための治療のエンドポイントとしては不十分です。心房粗動のアブレーションのエンドポイントとして、イスムスにおける両方向性ブロックを確立することが必要です。CS入口部からのペーシングでHaloカテーテルの近位から遠位に向かうシーケンスに変化することでCS（中隔）→イスムス→自由壁へという時計回りの伝導ブロックの証明となりますが、この一方向性ブロックのみの場合は高確率で再発します。そのため、当院では、反対方向の自由壁→イスムス→CS（中隔）へという反時計回りの伝導ブロックの証明を、ディファレンシャルペーシングという手技を用いて行います[5]。

ディファレンシャルペーシングはHalo1-2とHalo3-4のペーシングで、各ペーシングのCS入口部までの伝導時間を比較します。反時計方向のブロックラインが形成されていれば、CS入口部までの伝導時間は、Halo1-2よりHalo3-4からペーシングしたほうが短くなります（**図9-a**）。また、ブロックラインが完成したイスムスにカテーテルを留置し、回路上からペーシングを行うと、ペーシング側とペーシング対側の電位からなるダブルポテンシャル（double potential）が記録されます。両者の電位の間隔は、Halo1-2よりHalo3-4からペーシングしたほうが短くなります（**図9-b**）。

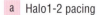
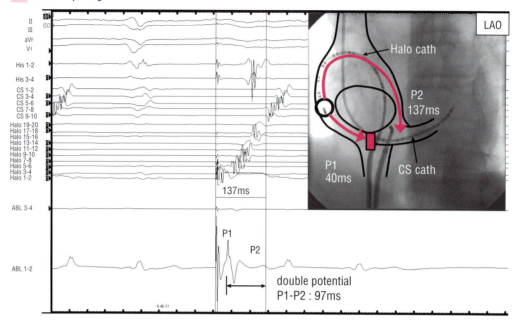

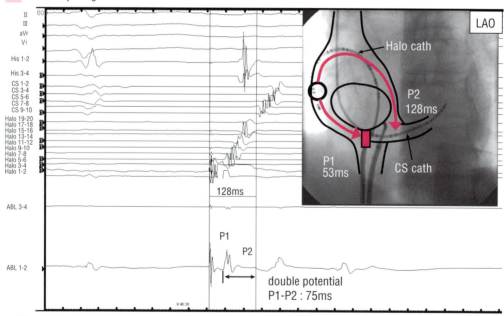

図9 ディファレンシャルペーシングの実際

三尖弁下大静脈峡部依存性心房粗動では、イスムス領域の壁厚は 3mm 以内であり、焼灼深達度が約 5mm とされるカテーテルにてアブレーションを 1 回施行すれば、ブロックラインの成功率は極めて高いものですが、症例によってはその作成に難渋するもののあります。それは、イスムス特有の解剖学的構造が理由にあります。イスムス領域は、実際は三尖弁輪後尖付着部と下大静脈間の右房自由壁領域であり、心内膜面の粗い原始心房由来の組織からなります。また、このイスムスにはしばしば陥凹が認められ、それはサブスタキアンポーチ（subeustachian pouch：SEP）と呼ばれます（**図10、11**）。陥凹は通常 1 個ですが、時々 2 個認めることもあり、また陥凹内に心房筋を認める症例と認めない症例があります。陥凹の深さ、大きさなどは症例により異なりますが、SEP が存在しかつその陥凹内に心房筋が存在する症例では、ブロックラインの作成に困難を来します。

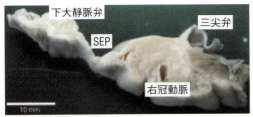

図10 心臓固定標本より切り出した三尖弁下大静脈峡部領域を含む断面
SEP：subeustachian pouch

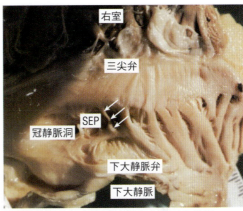

図11 三尖弁下大静脈峡部心内膜面の様相
SEP の両端を結ぶ心筋束（白矢印）が認められる。

　これまでの多くの文献において、分界稜（TC）が三尖弁下大静脈峡部依存性心房粗動での横方向の伝導障壁となっているという報告がされてきましたが、最近は分界稜ではなく sinus venosa が伝導障壁となることが確認されています[6]。その理由として、分界稜と sinus venosa の組織学的特徴の違いが挙げられます。前者の組織像では筋線維が均一で同じ方向へ走行し、その周囲を筋周膜が取り囲んだ構造をしていますが、後者の場合、筋線維を取り囲む膠原繊維が厚い構造をなしています（**図12、13**）。さらに、同じ sinus venosa であっても分界稜に近い境界部においては、豊富な膠原繊維の間に錯綜する筋線維が埋め込まれたような構造をしています。このように筋線維の走行や厚みがダイナミックに変化する組織の特徴を持つことで、伝導障壁の素地となりえます[7]。

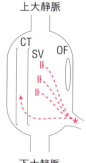

図12 右房心内膜側の組織
（図式化したもの。前方から観察）
CT：分界稜、SV：sinus venosa、OF：卵円窩

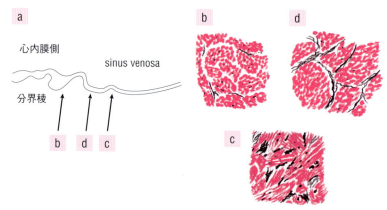

図13 右房後壁心内膜側の組織と拡大像
a：右房後壁心内膜横断面の組織像
b：分界稜
c：sinus venosa
d：分界稜と sinus venosa の境界部

引用・参考文献

1) 井上博ほか編．EPS：臨床心臓電気生理検査．第2版．医学書院，2007．
2) Shoei, K. et al. Catheter ablation of cardiac arrhythmias. Saunders, 2006.
3) Saoudi, N. et al. A classification of atrial flutter and regular atrial tachycardia according to electrophysiological mechanisms and anatomical bases. Eur Heart J. 22, 2001, 1162-82.
4) Borys Surawicz, MD MACC. et al. Chou's electrocardiography in clinical practice：adult and pediatric. Saunders, 2001.
5) Henry, JLM. et al. Advanced concepts in arrhythmias（Advanced concepts in arrhythmias）. Mosby-Year Book, 1998.
6) 井川修．臨床心臓構造学．医学書院，2011．
7) Gonzalez, MD. et al. Rate-dependent block in the sinus venosa of the swine heart during transverse right atrial activation: correlation between electrophysiologic and anatomic findings. J Cardiovasc Electrophysiol. 16（2），2005, 193-200.

（今村沙梨／樋口貴文）

Case4
瘢痕性心房頻拍

瘢痕性心房頻拍とは

　瘢痕性心房頻拍（scar-related atrial tachycardia）とは、開心術後の心房切開線（incision）や器質的心疾患に伴う瘢痕組織（scar）の周辺をリエントリー回路に含む頻拍で、その多くは電気興奮が心房筋を大きく旋回するマクロリエントリー性頻拍です（マクロリエントリーについての詳細はCase3、p.188～200参照）。このような頻拍をアブレーション治療するためには、頻拍の旋回路を把握し、そのなかで最も有効かつ安全な通電部位を選択することが必要となります。

瘢痕性心房頻拍の診断と治療の実際

　症例は20歳代男性で、総肺静脈還流異常（total anomalous pulmonary venous connection：TAPVC）に対する修復術後、経過観察中に心房頻拍（AT）が生じたためアブレーション治療を行いました。

　本例のTAPVCは、右肺静脈（RPV）と左下肺静脈（LIPV）が共通肺静脈腔となり上大静脈（SVC）に還流、左上肺静脈（LSPV）が無名静脈（innominate vein）に還流する混合型と呼ばれるタイプです。外科修復術は、共通肺静脈の血流が心房中隔欠損口を介して左房に向かうよう、ドーム状に形成した人工血管をパッチとしてかぶせる形で縫合し、LSPVは左心耳に吻合する術式にて行われました（図1）。

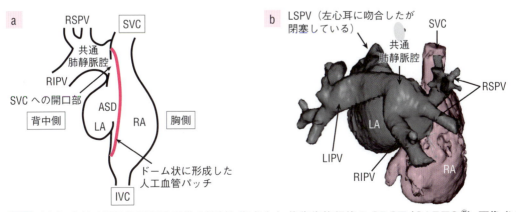

図1 本例における総肺静脈還流異常の解剖と術式（a）、修復術施行後の3DCT（CARTO®）画像（b）
LSPV：左上肺静脈、LIPV：左下肺静脈、RSPV：右上肺静脈、RIPV：右下肺静脈、LA：左房、RA：右房、SVC：上大静脈、IVC：下大静脈、ASD：心房中隔欠損

カテ室再現会話

❶ EPS 中のやりとり

医 今の調律は？

研 入室時より心房頻拍（AT）です。P 波は I・aV_L 誘導が平坦、II・aV_F 誘導は小さくて読みづらいですが陰性、V_1 誘導で上向きです。また、P 波間には等電位線があるように思われますので、左房起源の巣状（フォーカル）AT の可能性があります（**図2**）。

看 フォーカル AT とは何ですか？ それに P 波形で AT の起源をなぜ推測することができるのですか？

技 電気興奮が心房内を大きく旋回する頻拍の場合、頻拍の周期の間、常に心房筋がどこかで興奮していることになります。そのため、等電位線（心電図上何の波形もなく平坦な部分）が見られなくなることがあります。マクロリエントリー性心房頻拍のうち、心電図に等電位線が見られず粗動波あるいは鋸歯状波を認めるものを心房粗動といいます。一方、フォーカル AT は、小さく限られた部位から興奮が巣状（放射状）に心房全体に伝わり、一定の間隔をおいてそれが繰り返される AT です。よって、頻拍周期の一部は全ての心房筋が休止期となり、心電図に等電位線が見られるようになります。この症例の場合は等電位線があるように見られますから、心房粗動ではなくフォーカル AT として起源の推測を行ってみました。

医 そうですね。フォーカル AT を疑うのであれば、頻拍中の P 波の形状からその起源をある程度推定することができます。aV_L で陽性である場合は右房起源、V_1 で陽性であれば左房起

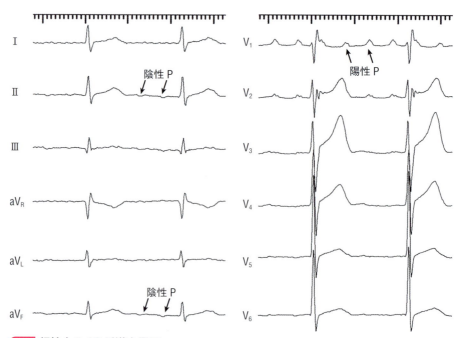

図2 頻拍中の 12 誘導心電図

源である可能性が高いとされていることから、この頻拍は左房起源が考えられます。また、Ⅱ・aV_F で陰性ですから、心房の中でも比較的低い位置にその起源があるかもしれません[1~3]。

👩‍⚕️ その理由がわからないのですが…。

👨‍⚕️ 心電図の各誘導を左右・前後・上下の関係で考えてみましょう。aV_L 誘導は左側へ向かってくる興奮伝播を陽性波と表現する誘導ですから、AT が右房起源で左房へ向けて興奮が伝播した場合、aV_L 誘導の P 波は陽性になる傾向になります。これは左右の関係に着目した考え方です（**図3**）。

また、心房は左右の関係だけでなく前後の関係も存在し、V_1 誘導電極に近いのは右房、遠いのは左房です。V_1 誘導も、V_1 電極に向かってくる興奮伝播を陽性波として表現しますので、興奮が左房起源で右房へ向けて興奮が伝播した場合、P 波は陽性になる傾向になります（**図4**）。

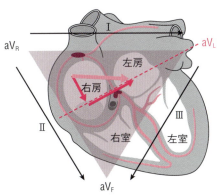

図3 心房頻拍の左右方向への興奮伝播と心電図の aV_L 誘導

右房から左房へ興奮が向かう時、その主な興奮の向き（→）を図中2本の赤矢印に分割すると、興奮は aV_L に対し近づいてくる成分が含まれていることがわかる。この時、aV_L 誘導では陽性の P 波を呈する。逆に遠ざかれば陰性の P 波となる。

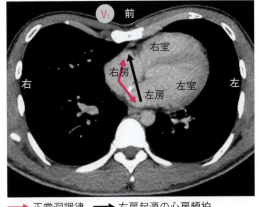

図4 心房頻拍の前後方向への興奮伝播と心電図の V_1 誘導

洞調律時、右房の興奮はまず V_1 誘導の手前にある右心耳が興奮するため、V_1 誘導へ近づいてくるベクトルにより P 波の初期成分が陽性になる。次に左房へ興奮が伝導し、V_1 からは遠ざかっていくベクトルとなるため、後半成分が陰性となる。左房起源の心房頻拍の場合、すべての興奮が V_1 に向かって近づいてくるため、P 波は（二峰性の）陽性となる。

- 医 そして、Ⅱ・Ⅲ・aV_F 誘導は下壁誘導と呼ばれ、足方向へ伝播する興奮を陽性波と表現する誘導ですから、今度は上下の関係ですね（**図5**）。
- 看 なるほど！ 体表面12誘導心電図から、3次元的に考えるのですね。
- 研 でも、P波の形状から起源を予測するこれらの指標は、あくまでもフォーカルATの場合ですよね？
- 医 そのとおりです。この症例は先天性心奇形の術後であり、開心術による切開線などの電気的障壁を旋回するマクロリエントリー性頻拍も十分に疑われます。マクロリエントリー性心房頻拍では、P波の形状による頻拍回路の推定は難しいとされています。そのことを念頭に置いて慎重にEPSを行いましょう。

  この患者さんでは、冠静脈洞（CS）が閉塞していて電極カテーテルが挿入できませんでした。この状態でEPSを始めましょう（**図6**）。

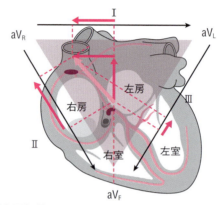

図5 心房頻拍の上下方向への興奮伝播と下壁誘導心電図
Ⅰ・aV_L 誘導は興奮が左へ向けて進んだ時に陽性波を、Ⅱ・Ⅲ・aV_F 誘導は足のほうへ興奮が進んだ場合に陽性波を呈する誘導である。左房下部から広がる心房興奮の主な向きを➡とした時、Ⅱ・Ⅲ・aV_F 誘導は全て足のほうから遠ざかる赤矢印（➡）の成分で示されるため、P波は陰性となる。

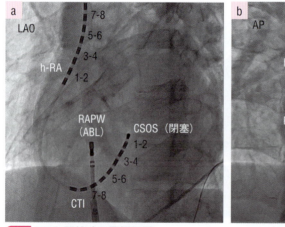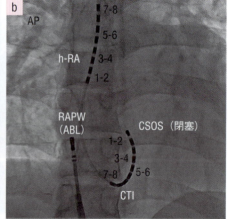

図6 EPS開始時の電極配置
CS入口部が閉塞していたため、遠位側9極の電極先端は右房後中隔、7-8極目付近がCTI、近位側8極電極が高位右房に相当する。
RAPW：右房後壁（right atrial posterior wall）、ABL：アブレーションカテーテル、CTI：三尖弁輪－下大静脈間峡部、h-RA：高位右房、CSOS：冠静脈洞入口部

技 頻拍周期（tachycardia cycle length：TCL）は230msです。まずは右房後中隔付近（CS入口部付近）から215msでエントレインメントペーシング（entrainment pacing）を行います（**図7**）。

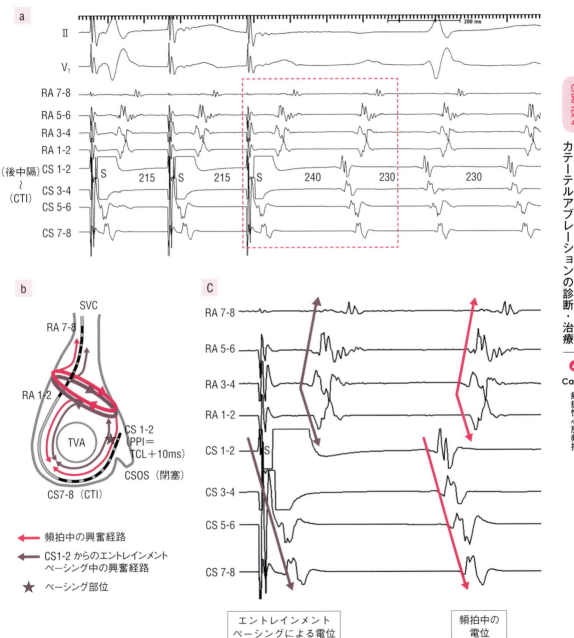

図7 冠静脈洞入口部付近（CS1-2）からのエントレインメントペーシング
a：ポストペーシングインターバルは頻拍周期に対し＋10msであり、ペーシング部位は頻拍回路に近いことが予想される。
b：頻拍の回路（太い赤矢印）とそこから派生する心房の興奮伝播（細い赤矢印）を図のように仮定すると、エントレインメントペーシングによるCS1-2からCS7-8方向へ向かう興奮伝播は、頻拍中と変わらない。また、RA1-2からRA7-8方向へ向かう興奮伝播についても同様である。
c：aの点線枠内を拡大したもの。エントレインメントペーシング中と頻拍中の電位の進む方向と各々の電位の形状が一致している。このことをオルソドローミックキャプチャーと呼ぶ。

医 ポストペーシングインターバル（post pacing interval：PPI）は240msですから、TCLよりも10ms長い程度ですね。ペーシング部位である中隔付近は回路上にかなり近い場所でしょうね。全ての記録電位がオルソドローミックキャプチャー（orthodromic capture）しています。

研 オルソドローミックキャプチャーとは何ですか？

技 エントレインメントペーシング中の興奮伝播様式が、頻拍中のそれと同じ様式で心筋が捕捉されている状態です。具体的には電位の流れと電位の波形で判断します。

医 次はイスムス（三尖弁輪-下大静脈間の解剖学的峡部：cavo tricuspid isthmus；CTI）付近から、エントレインメントペーシングしてください。

技 はい。エントレインメントペーシングしました！エントレインメントペーシング中の心内電位を見てください。ペーシング中の心房興奮伝播様式は、心房中隔からCTI付近にかけては頻拍中と異なりますが（アンチドローミックキャプチャー：antidromic capture）、右房側壁は頻拍中と同じです（オルソドローミックキャプチャー）。エントレインメントペーシング中にこのようにアンチドローミックキャプチャーとオルソドローミックキャプチャーする所見が同時に認められれば、この頻拍がマクロリエントリーを機序とすることをほぼ推測してよいでしょう。PPIはTCLより70ms長く、イスムスは頻拍の回路から遠ざかった部位であるようです（図8）。

医 次は、アブレーションカテーテルを右房後壁に置きました。エントレインメントペーシングしてください。

技 コンシールドエントレインメント（concealed entrainment）で、PPIは頻拍周期に一致しています（図9）。後壁から離れた右房自由壁からのエントレインメントペーシングでもコンシールドエントレインメントが見られたので、右房のマクロリエントリー性の心房頻拍と最終的に診断できます。

よくわかる解説その①：エントレインメントペーシングとは

エントレインメントペーシングという手法は、

① **頻拍機序の診断**
② **機序がリエントリーであった場合の頻拍回路の推定**

のために重要な電気生理学的検査になります。エントレインメントとは「乗っ取る」という意味です。

心房頻拍のカテーテルアブレーションにおいて頻拍機序の同定がなぜ必要かといえば、非リエントリー性の頻拍の場合、頻拍の最早期興奮部位を検索することがマッピングの中心となる一方、リエントリー性頻拍の場合、頻拍の回路および、回路上で最も通電に適した場所を検索する必要があるためです。

まずは頻拍の機序を同定するための「古典的エントレインメント」について考えてみましょう。エントレインメントペーシングとは頻拍周期に対し10～20ms短い周期で連続的にペーシングを行うことをいいます。その際、

① **コンスタントフュージョン（constant fusion）**

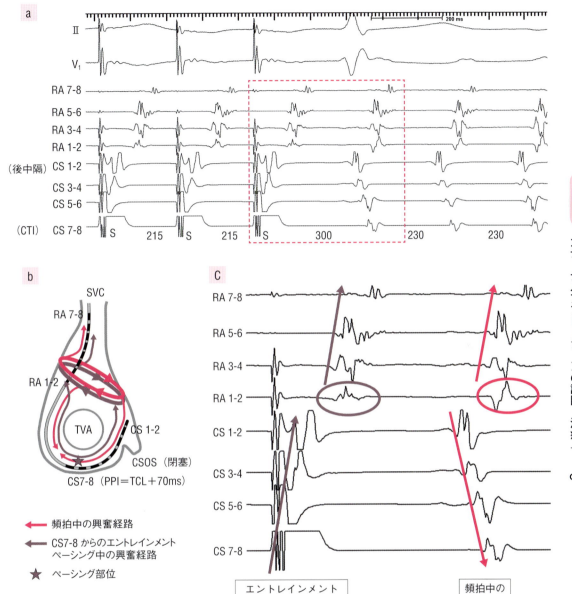

図8 三尖弁 – 下大静脈峡部（CS 7-8）からのエントレインメントペーシング

a：ポストペーシングインターバルは頻拍周期に対し＋70msであり、ペーシング部位は頻拍回路上から離れていることが予想される。

b：頻拍の回路（太い赤矢印）とそこから派生する心房の興奮伝播（細い赤矢印）を図のように仮定すると、エントレインメントペーシングによるCS1-2からCS7-8方向へ向かう興奮伝播は、頻拍中と逆方向である。しかしRA1-2からRA7-8方向へ向かう興奮伝播については頻拍中とほぼ同じような方向となる。

c：aの点線枠内を拡大したもの。CS1-2からCS7-8においてはエントレインメントペーシング中と頻拍中の電位の進む方向と各々の電位の形状が異なっている。このことをアンチドローミックキャプチャーと呼ぶ。RA1-2はペーシング時と頻拍時で電位波形が異なるが（丸で囲んだ電位を比較）、RA3-4からRA7-8にかけてはオルソドローミックキャプチャーである。

②プログレッシブフュージョン（progressive fusion）

③ペーシングにより頻拍が停止した時に興奮伝播様式が変わる

④第1・2条件が心内電位で観察される

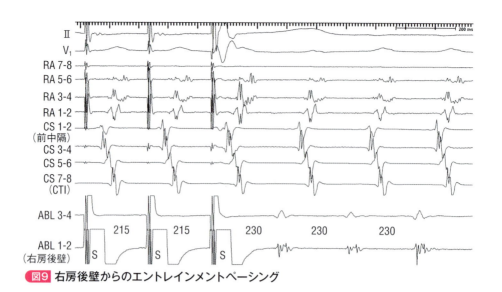

図9 右房後壁からのエントレインメントペーシング

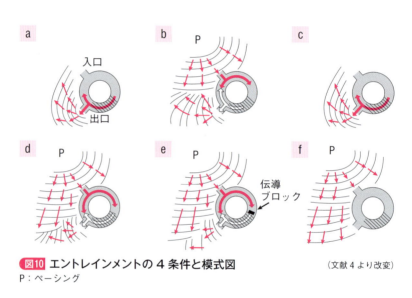

図10 エントレインメントの4条件と模式図　　　　　　（文献4より改変）
P：ペーシング

という4つの条件のうち1つ以上を満たせば、その頻拍は「リエントリー」を機序とするものであることが確定します。一方、これらの条件を満たさないものがリエントリーを否定するものではありません。**図10**を見てください。

　図10-aは興奮が頻拍回路を旋回しながら特定の出口（イグジット：exit）から心筋に伝播する様子を表したものです。**図10-b**は、エントレインメントペーシングによる興奮伝播の一部が頻拍のリエントリー回路内に侵入し、本来の頻拍の興奮伝播と融合（フュージョン）した状態を指します。これをエントレインメントの第1条件であるコンスタントフュージョンと呼びます。この現象が観察される状態でペーシングを停止しても、頻拍は停止せず再び回路を旋回し続けます（**図10-c**）。第2条件であるプログレッシブフュージョンとは、エントレインメントペーシングの周期を短縮した際に、フュージョンの度合いが増加し、洞調律中に単独でペーシングを行った

時の興奮伝播様式に近づいていく現象です（**図 10-d**）。第3条件はエントレインメントペーシングの周期をさらに早めた時に頻拍回路内が不応期を迎え、伝導ブロックが生じると（**図 10-e**）、完全にペーシングのみによる興奮伝播に変化する現象をいいます（**図 10-f**）。なお、心室頻拍であればQRS波形を観察することで興奮伝播の変化を判断することができますが、心房頻拍の場合P波の形状だけでは微細な変化の観察は困難であり、上記1、2の条件が心内電位において観察されることが、エントレインメントの第4条件です。**図8**では、エントレインメントペーシングにより右房側壁は頻拍時のシークエンス（電位の並び方と電位波形）と同じですが、右房中隔から三尖弁輪部にかけては頻拍とは異なったシークエンスであることがわかります。このことは古典的エントレインメントの第1条件であるコンスタントフュージョンが心内電位で観察されたということであり、第4条件を満たしているといえるため、本頻拍の機序はリエントリーであるといえます。

次に、リエントリー回路同定のためのエントレインメントペーシングについて考えてみましょう。**図 11-a** は頻拍回路上からペーシングを行った時の模式図です。

頻拍の回路上において、頻拍の興奮前面がペーシング部位に到達するよりも早いタイミングで単発のペーシングを行った場合、頻拍と同じ方向に進行する興奮は頻拍の興奮前面を先行して乗っ取ります。

一方、逆行性に進行した興奮は本来の頻拍の興奮全面と衝突（コリジョン：collision）し、消滅します。ペーシングにより生じた新たな興奮前面は、本来の頻拍回路を1周してペーシング部位に再び戻ってきます。この時間を復元周期（リターンサイクル：return cycle）といいます。なお、頻拍中に連続的に刺激を加えた場合の復元周期をポストペーシングインターバル（PPI）と呼びます。

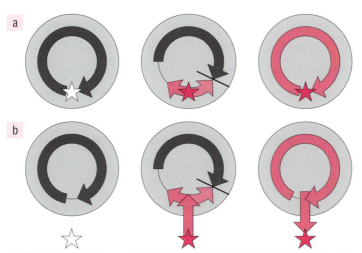

図11 頻拍回路上（a）、頻拍回路から離れた場所（b）からペーシングを行った時の模式図

☆：ペーシング、➡：頻拍回路を周回している興奮、➡：ペーシングによる興奮の伝わり

ペーシング部位が頻拍の回路上にあるならば、ペーシング後から、興奮の前面が再び帰ってくるのに要する時間は、本来の頻拍周期と同一になるはずです。しかし、**図11-b**のように、ペーシング部位が頻拍回路から離れている場合は、頻拍回路に入り込むための余分な時間が必要になります。回路上のペーシングより数多くペーシングを継続すると先程と同様に、順行性には興奮前面を先取り、逆行性にはコリジョンが発生します。そして、ペーシング後に、再びペーシング部位に興奮が帰ってくるまでに要する時間は本来の頻拍周期に加えて「回路から離れている距離の2倍（往復）」が必要になります。ですから、ペーシング部位が頻拍回路から離れれば離れるほど頻拍周期よりもPPIは延長します。一般的にPPIが頻拍周期の±30ms以内であれば、ペーシング部位は頻拍の回路上にある可能性があります。

頻拍の回路が大きければ（マクロリエントリー）、広い範囲のペーシング部位でPPI＝TCLとなります。一方、頻拍の回路が限局した場所にあれば（ミクロリエントリー）、PPI＝TCLとなるペーシング部位はごく限られます。

❷ CARTO®マッピング中のやりとり

医 では、右房のCARTO®マッピングをしましょう。

技 リファレンスはCSOSで、アノテーションウインドウの幅は頻拍周期が230msですので、リファレンスに対し－115ms〜115msに設定しています。ボルテージマップのローボルテージエリアの0.5mV以下をカットオフとして設定しています。それでは、マッピングを開始します。

研 頻拍中の局所電位を記録するにあたって、事前になぜこのような設定が必要なのでしょうか？

技 心房頻拍中の興奮伝播をCARTO®で描くためには、まず心房内で基準となる場所を定め、それ以外の場所の興奮のタイミングを相対的に表現することが必要です。この基準となる場所の電位がリファレンス電位です。この頻拍は右房のマクロリエントリーであることがすでにわかっています。つまり、頻拍周期内における全ての時相において、右房内で電位が観察されるはずです。ですから、リファレンスを中心に頻拍周期の前後半分ずつを設定することにしました。

医 右房後壁の低電位領域（low voltage area）のボーダー付近はダブルポテンシャルですね。

技 SVC直下付近は瘢痕組織（scar）ですね。もともと肺静脈が開口していた部分でパッチが縫合されている部分です。

医 アクチベーションマップは頻拍周期を満たしていますか？

技 基準電位に対して114ms先行した電位と115ms遅延した電位が記録されているので、合計229ms。頻拍周期を完全に満たしています。右房後壁にヘッドミーツテイル（head meats tail）のみられるマクロリエントリーのカラーリングです。

医 ボルテージマップと合わせて考えれば、頻拍は右房後壁の上下にあるlow voltage areaの間を通っていると考えられますね。ここでエントレインペーシングをしてみましょう。

- 技 コンシールドエントレインメントで、PPIは頻拍周期に一致しています。
- 医 アクチベーションマップのアイソクローナル（isochronal）設定を調節して見せてください。
- 技 やはりこのヘッドミーツテイルが認められる周辺は、他の領域に比較して伝導遅延がありそうですね。
- 医 わかりました。では、右房後壁の上下にあるlow voltage areaの間をつなぐように線状焼灼をしましょう。

よくわかる解説その②：CARTO®マッピング

3Dマッピングシステムを用いることは、頻拍の回路や起源を視覚的に同定し、至適通電部位を決定するための重要な判断材料を与えてくれます。その原理等については本書CHAPTER1-4「3Dマッピングシステム」にて詳細に述べられていますが、実際の使用方法としては、まず心内電位、あるいは体表面心電図の中で任意の基準電位を定め、頻拍中あるいは洞調律中・ペーシング中に目的とする場所の局所電位を取得し、3Dマップ上に電位情報と位置情報を記録します。

アクチベーションマップは、マップした局所電位が基準電位より「早いか・遅いか」をカラーで表現することで、頻拍の興奮伝播様式を視覚的に理解することができます（図12-a）。

マクロリエントリー性頻拍の場合、頻拍周期のすべての時相において電位が記録されます。そして、アクチベーションマップ上はリファレンス電位と比較して相対的に「最も早い部分」と「最も遅い部分」が合わさる領域が描出されます。こ

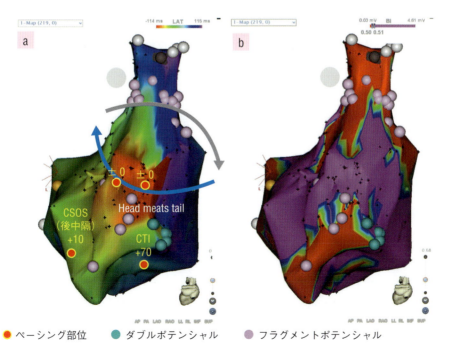

● ペーシング部位　● ダブルポテンシャル　● フラグメントポテンシャル

図12 本症例における心房頻拍中のアクチベーションマップ（a）とボルテージマップ（b）
図中ペーシング部位の上に記載されている数値は、ポストペーシングインターバル（PPI）から頻拍周期（TCL）を引いたもの。

の領域をヘッドミーツテイル（head meets tail）と呼んでいます（**図12、13**）。

一方、フォーカルATの場合は、マップ上で最も早く興奮している部分と最も遅く興奮している電位の幅が、頻拍周期よりも短くなります（**図14**）。

マクロリエントリー性の頻拍であっても、頻拍の回路がマッピングした心腔に存在しなければ（左房のマクロリエントリー性頻拍を右房でマッピングした場合、またはその逆）、得られた電位は頻拍の周期を満たしません。

一方、局所電位の「早い・遅い」ではなく電位波高の「高い・低い」で表現し

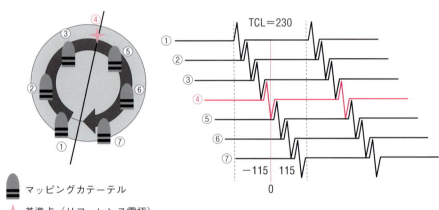

図13 マクロリエントリー性頻拍の回路上でのマッピング模式図
頻拍周期（TCL）が230msの頻拍に対し④を基準（リファレンス）電極とした時、それよりも115ms先行する①の電位はリファレンスから見て「相対的に最も早い」電位であり、115ms遅延する⑦の電位は「相対的に最も遅い電位」ということになり、合計すると頻拍周期である230msを満たす。①と⑦は「早い」と「遅い」が背中合わせになっているため、この部位をヘッドミーツテイルと呼ぶ（犬が自分のシッポを噛んでいるような状況）。どの電極をリファレンスとするか、また基準点からみた「早い」「遅い」の設定を何msとするのかによってヘッドミーツテイルの場所は変わる。

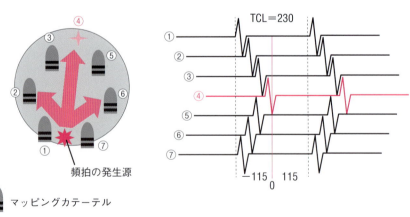

図14 巣状興奮（focal pattern）の頻拍のマッピング模式図
頻拍周期（TCL）は230msであるが、リファレンスに対して最も早く興奮しているのは①・⑦の電位（－115ms）、最も遅く興奮しているのはリファレンスである④の電位（±0ms）であり、④よりも遅いタイミングの電位が観察されない。つまり、この頻拍は周期こそ230msであるが、マップした心房は115msで1拍分の興奮を終了している。

たマップはボルテージマップ（voltage map）、あるいはサブストレートマップ（substrate map）と呼ばれ、頻拍症の発生や維持にかかわる素地（不整脈基質）を把握し、焼灼部位を決定するうえで重要となります。

健常な心筋は電位波高が高く、傷害を受けた心筋は低電位になる傾向があり、洞調律中あるいは任意のペーシング中に、電位波高の高低を3D上に構築することでこれらの分布を視覚的に知ることができます。では、傷害を受けた低電位の病的心筋はなぜ頻拍の素地となるのでしょうか？

心筋細胞には、一度興奮すると次の刺激で興奮できるようになるまでに必要な時間（不応期）があります。そのため、リエントリー性不整脈の発生には、その不応期を十分に脱するための遅い伝導路（必須緩徐伝導部位）が必要となります。この必須緩徐伝導部位は、開心術時の切開線や変性・壊死心筋などの瘢痕組織の間や電気的障壁〔房室弁輪や分界稜（crista terminalis）など〕との峡部に存在します。この必須緩徐伝導部位は、低電位領域に存在します。

図12-bはバイポーラ・ボルテージマップ設定の下限を0.50mV、上限を0.51mVにしたものであり、0.5mV以下が赤色、0.51mV以上が紫色に表示（カットオフ0.5mV）され、0.5mV以下の低電位領域が描出されます。カットオフ値をおよそ0.5〜0.3mV前後の範囲で漸減（または漸増）させながら、"より低電位な領域"と"比較的低電位な領域"を区別することで"より低電位な領域"に挟まれた"比較的低電位な領域"の描出を試み、アクチベーションマップと見比べて、必須緩徐伝導部位を推定します（tiered decreasing voltage map techniqueと呼ばれます）。この方法は、マクロリエントリーや局所のミクロリエントリーの心房性不整脈を治療するうえで「少ない通電回数で最大の効果を」もたらす有益なマッピングテクニックであると考え、当院では積極的に取り組んでいます。

本症例では、SVCの直下に見られた低電位領域は、術式から推測して縫合されたパッチの部分に相当するかと考えられました。また、右房後壁下部の低電位領域とダブルポテンシャルは、その位置からそれぞれ静脈洞と分界稜の存在を示唆するものであり、伝導障壁になっているものと考えられました。アクチベーションマップの所見では、頻拍はパッチと切開線の間の部位からのエントレインメントペーシングはPPIが頻拍周期に一致し、頻拍回路上と診断しました。

> **MEMO：分界稜と静脈洞**
>
> 分界稜（クリスタ ターミナリス：crista terminalis）は，心房中隔より上大静脈前方を横切って右房側壁を下降し下大静脈前方につながる右房内隆起状構造物であり、発生学的に原始心房と静脈洞（サイナス ベノーサス：sinus venosus）とを分けている。静脈洞は静脈系血管（右静脈角）が拡大しながら原始心房と合わさった部分で、電気生理学的に同部位は低電位かつ分界陵と同様にダブルポテンシャルがしばしば観察され、必須緩徐伝導路に近接し電気興奮伝播の障壁になりうると考えられている[5]。

ボルテージマップに加えて、アイソクローナルマップ（等時線図）を観察する

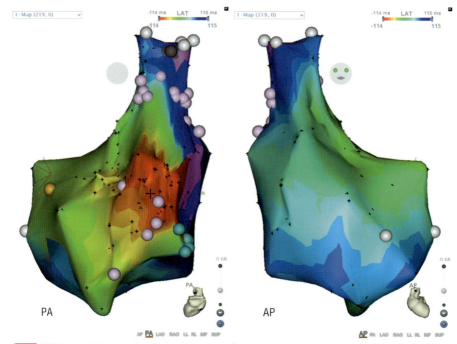

図15 頻拍中の右房のアイソクローナルマップ
前壁側（AP）よりも後壁側（PA）側のほうが等時線の間隔が密であることから、伝導速度が低いことがわかる。

ことで、頻拍の回路上における伝導が早い領域と、遅い領域を視覚的に識別することができます（**図15**）。

　アイソクローナルマップとは、ある地点から到達できる時間が等しい地点を結んだ線によって描かれたものをいいます。つまり、伝導が早い領域は、距離が離れていても興奮のタイミングに差が少なく、等時線の間隔が広くなります。一方、伝導が遅い部分は、伝導が早い部分と比較して当時線の間隔が密になります。伝導が遅い領域はリエントリーを成立させる緩徐伝導路になりやすいため、同じ回路上でもより通電のターゲットになります。フラグメントした電位所見からも、同部位を必須緩徐伝導部位として旋回していると思われました。

　よって、本症例では、右房後壁の上下にある低電位領域に挟まれた部位は、頻拍の緩徐伝導路となりうる部位を最短距離で遮断できる至適通電部位と考えることができます。

❸ アブレーション中のやりとり

医　焼灼を開始する前に、横隔神経の存在を確認するため高出力ペーシングをしてください。

技　トゥイッチングは見られません。では、イリゲーションカテ、出力30Wで通電を開始します。

看　頻拍が停止しました！　頻拍が停止したということは、頻拍の回路を遮断できたということですか？

- 医 いいえ。このまま線状焼灼を続けます。
- 研 low voltage area の間をつなぐような焼灼ラインが完成しましたね。
- 医 ペーシングをして頻拍の誘発を試みてください。
- 技 頻拍は誘発されません。
- 研 では、今度こそ治療終了ですね。
- 医 まだまだ。ブロックラインが完成しているかどうかCSOSペーシングをしながらCARTO®マップを作成してみましょう。
- 技 ブロックラインを越えて興奮は伝播していません。ペーシング部位から最も遅く興奮している場所との時間差は、100ms以上あります。
- 医 わかりました。さらに念のためディファレンシャルペーシングで、両方向性のブロックラインを確認しておきましょう。

よくわかる解説その③：至適通電部位とエンドポイント

　トゥイッチングとは、横隔神経がペーシングにより捕捉され、横隔膜がしゃっくりのように動くことをいいます。トゥイッチングが観察される部位で通電を行う必要がある場合は、低出力・短時間の通電を慎重に行い、横隔神経傷害を予防する必要があります。

　これまでの解説を総括すると、至適通電部位は頻拍の必須緩徐伝導路を最短で安全に遮断することができる場所です。必須緩徐伝導路ではフラグメントポテンシャル（fragment potential）やダブルポテンシャルが観察される場合もありますが、バイスタンダー（頻拍回路とは無関係な）の領域で観察される場合もあり、それだけで必須緩徐伝導路であるということはできません。一方、必須緩徐伝導路上であっても健常心筋とさして形状の違わないシングルポテンシャル（single potential）を呈する場合もあり、電位波形の形状のみで至適通電部位の評価は困難です。また、エントレインメントペーシングはペーシング部位が「頻拍の回路上か否か」を知ることができますが、どのように焼灼するのが最も有効であるかを判断するには不十分です。そこで3Dマッピングシステムを併用して瘢痕組織および低電位領域を同定し、頻拍の必須緩徐伝導路となりうる領域を推定します。

　通電中に頻拍が停止することは、通電部位に必須緩徐伝導路が含まれている根拠として重要な所見の1つです。ただし、通電中に発生した期外収縮により頻拍が停止したのではないことの確認が必要で、頻拍周期が通電中に徐々に延長した後に頻拍が停止した場合は、有効通電であったと考えられます。

　さらに、治療のエンドポイントは頻拍の停止だけでは不十分です。術前に頻拍が誘発された手技のみならず、薬物使用を含めさまざまなペーシングを行って当該頻拍が誘発不能となったことを確かめます。その際に、新しい頻拍が誘発されることも珍しくありません。開心術後など、心房内に切開線や複数の変性した心筋が存在する場合、1つの頻拍を根治したとしても、誘発を行うとまた別のリエ

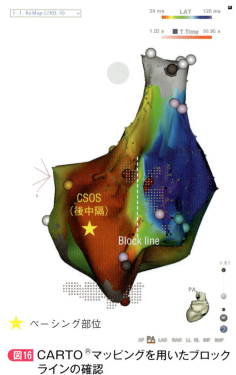

★ ペーシング部位

図16 CARTO®マッピングを用いたブロックラインの確認

ントリー回路を旋回して頻拍が発生しうるためです。そのような場合には、新たな頻拍に対するマッピングが必要となり、いくつかのブロックラインを作成することも考慮されます。

最後に、目的とするブロックラインの完成が確認されることもアブレーションのエンドポイントの1つです。ブロックラインが完成しているかは3Dマップシステムでも確認することができ（**図16**）、今回の症例ではCSOSから連続的にペーシングを行った際の右房をマッピングし、興奮がブロックラインを通過せず、十分な伝導時間をもってブロックラインの反対側を周回し右房を伝播していることが確認され、ブロックラインは完成と判断しました。また、任意の電極からディファレンシャルペーシング（詳細はCase3、p.188〜200参照）を行うことで確認することも可能です。

引用・参考文献

1) Tang, CW. et al. Use of P wave configuration during atrial tachycardia to predict site of origin. J Am Coll Cardiol. 26（5），1995, 1315-24.
2) Kistler, PM. et al. P-wave morphology in focal atrial tachycardia: development of an algorithm to predict the anatomic site of origin. J Am Coll Cardiol. 48（5），2006, 1010-7.
3) Hachiya, H. et al. Topographic distribution of focal left atrialtachycardias defined by electrocardiographic and electrophysiological data. Circ J. 69（2），2005, 205-10.
4) 櫻田春水．"心室頻拍・細動"．EPS：臨床心臓電気生理検査．井上博ほか編著．医学書院，2007, 299.
5) Lin, YJ. et al. Role of the right atrial substrate in different types of atrial arrhythmias. Heart Rhythm. 6（5），2009, 592-8.

（杉村宗典）

Case 5
右室流出路起源心室頻拍
(RVOT-VT)

はじめに

　右室流出路起源（right ventricular outflow tract：RVOT）の心室頻拍（VT）は、12誘導心電図で安定した単一の心電図波形を伴う整った不整脈で、左脚ブロック様、下方軸パターン（Ⅱ、Ⅲ、aV_Fで上向きのQRS）を呈します。この頻拍は、運動や興奮で誘発されやすい例もあれば、安静時に生じるものもあります。

　最も一般的な症状は動悸です。時に持続性心室頻拍となることもありますが、多くの場合生命予後は良好で、全体の20%に自然回復が認められます[1]。よってアブレーションの適応は、症状の強い症例となります。

右室流出路起源心室頻拍の心電図の特徴

　起源の同定を、体表面の12誘導心電図で事前に評価できれば治療計画が立てやすくなりますので、ここでは心電図の基本から解説します。心電図には四肢誘導と胸部誘導があります。四肢誘導は体を前から見た平面、胸部誘導は体を輪切りにした平面で考えます。右室流出路は肺動脈に接合する部分なので、心臓全体でいうと右前の上部についています。そこから興奮が始まる時、その興奮は四肢誘導（体を前から見た）の平面では下向き、胸部誘導（輪切り）では左後ろ向きになります（**図1**）。

　右室流出路起源期外収縮のQRS波形は、Ⅱ、Ⅲ、aV_Fで高いR波を示し、Ⅰ誘導ではr波を示します（**図2**）。心電図で軸を見る時にはⅠ誘導の方向とaV_F誘導を見て決めますが、この期外収縮のQRS軸は下向きになります（これを「下方軸」と表現します）。

　右室流出路起源では、右室が先に興奮して左室が遅れて興奮するため、**図1-b**のように左後ろ向きの興奮となります。心電図では向かってくる興奮は陽性、去っていく興奮は陰性となるため、右室起源では胸部誘導のV_1誘導やV_2誘導で大きな陰性波となり、左室の位置にあるV_5誘導やV_6誘導で大きな陽性波となります。このような波形を左脚ブロック様波形と呼びます。

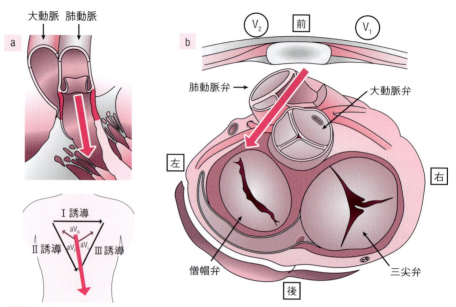

図1 右室流出路起源心室頻拍の興奮が伝わる向き
a：四肢誘導で興奮の向きは下向き
b：胸部誘導での興奮の向き
赤矢印は興奮の向きを表す。

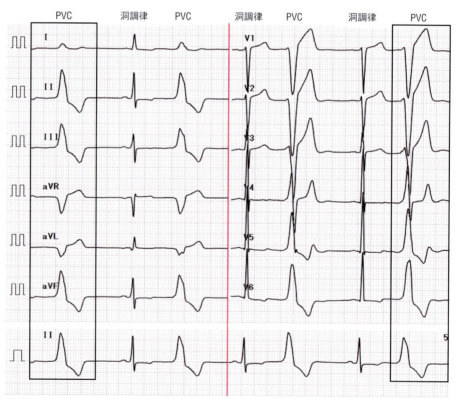

図2 右室流出路起源心室期外収縮の心電図
HR：67回/min、左室肥大所見（＋）
①Ⅱ・Ⅲ・aV$_F$：下方軸、Rにnotch（＋）、②移行帯：V$_4$、③Ⅰ：Rパターン、④V$_1$-V$_3$：深いS波により、右室流出路自由壁由来が疑われる。

> **MEMO 1：起源ごとに異なるV_1誘導の波形**
>
> 興奮の起源によって、V_1の波形は異なります。**図3**[2)]に、①〜⑤までの異なる興奮の起源をV_1にて記録した波形をそれぞれ示します。①のような右室流出路起源では左脚ブロック様、⑤のような左室流出路起源では右脚ブロック様となります（**図4**参照）。

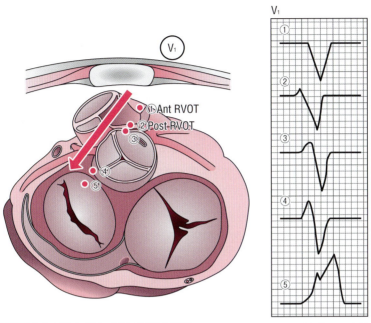

図3 起源ごとに異なるV_1誘導の波形
①右室流出路（前側）起源、②右室流出路（後側）起源、③右冠尖起源、④左冠尖起源、⑤左室流出路起源

（文献2より改変）

a 左脚ブロック様；
　右室流出路起源

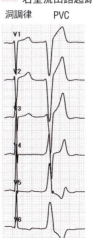

b 右脚ブロック様；
　僧帽弁輪前側壁起源

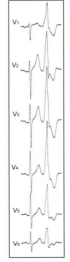

図4 左脚ブロック様・右脚ブロック様波形

右室起源か？ 左室起源か？

重要なのは移行帯（R波とS波が同じ大きさになる誘導）で、V_4〜V_6のものはほとんど右室流出路起源といってよいです。逆にV_1〜V_2が移行帯のものは左室起源のものを念頭に置く必要があります。

また、Ⅰ誘導でs波がない場合も右室起源を疑います。Ⅰ誘導のs波は右向きの興奮を示し、右室起源では左（後ろ）側へ興奮が伝わるためです。

図6[3)]に示すように、「R-wave duration index」「R/S wave amplitude index」も判定に有用です。

R-wave duration indexは、V_1（またはV_2）においてR波とQRS波の幅の比をとったものです。右室起源であればV_1（またはV_2）におけるR波の幅が狭いかR波がありません（**図3**参照）。これはV_1（またはV_2）に向かう前向きの興奮よりも、後ろ向きに離れていく興奮が主体となるからです。よって、右室起源のR-wave duration indexは小さくなります（カットオフは50％未満です）。

また、右室起源ではV_1（またはV_2）から遠ざかる成分が大きくなるため、R波高が小さくS波高が高くなります。このR波高とS波高を比にしたものがR/S wave amplitude indexで、右室起源では小さくなります。

右室流出路起源心室頻拍は、さらに自由壁側と中隔側に分けられます。

右室自由壁起源では、右室が先に興奮して後から左室が興奮するため、両心室の興奮のずれによりⅡ、Ⅲ、aV_Fにノッチができるという所見が認められます。一方、中隔起源では右室と左室がほぼ同時に興奮するためノッチを認めません（**図5**）。

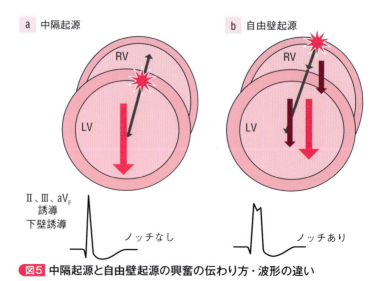

図5 中隔起源と自由壁起源の興奮の伝わり方・波形の違い

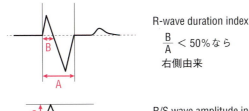

図6 R-wave duration indexとR/S wave amplitude index

(文献3より引用)

$\frac{B}{A}$、$\frac{C}{D}$ともV₁誘導とV₂誘導で計算し、大きいほうの値をとる。

RVOT-VTに対するEPS・カテーテルアブレーション治療の実際

カテ室再現会話

症例は40歳女性。約3年前にはじめて動悸を自覚し、2年前から月に1度自覚するようになりました。10分ほど持続しては停止し、長い時は1時間ほど続くこともありました。1年前からは毎日のように動悸を自覚し、日常生活に支障を来すようになったため、アブレーション目的に当院を紹介受診されました。

医：これが術前に記録された発作時の心電図です（**図7**）。このVTの起源はどこかわかりますか？

研：II、III、aV_Fで上向きのQRSを認めます。また、左脚ブロックパターンを示しており、移行帯はV₄とV₅の間です。これらよりRVOT起源のVTと考えられます。

医：その通り！アブレーション前に病棟でVTを認めましたが、ATP（アデホス）で停止しました。ATPで停止する頻拍の機序としてはリエントリーではなくトリガードアクティビティが考えられ、これは右室流出路起源に特徴的です。これに対し左室起源（注；左室の脚枝由来）のVTはベラパミル（ワソラン®）で停止することが多く、機序はリエントリーが多いことが対照的ですね。

頻回に術前に頻拍が認められても、流出路（OT）由来のVTは術中にぴたりと出なくなることがあります。準備を急ごうか。（CS、His、RA、RV、RVOT 20極の電極カテを配置して）右室造影（RVG）を行います。右室の形態、動きも正常ですね（**図8**）。

研：どうしてRVGをするのですか？

医：このタイプの不整脈では、不整脈源性右室心筋症（ARVC）の除外が必要です。ARVCは主に右室心筋の脂肪変性が起こり、右室の拡大、機能低下とともにVTを伴

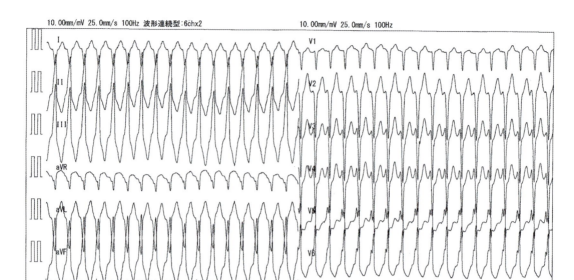

図7 頻拍発作時の12誘導心電図

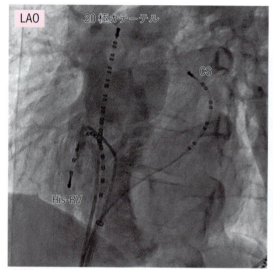
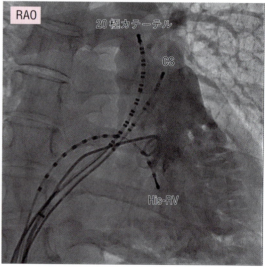

図8 RVG

うことが知られています。必ず術前にはRVGを行い、奇異性運動膨隆（右室流出路、心尖部、漏斗部に見られる）、肥大肉柱（解剖学的三角形やその他の領域に見られる）などの所見がないことを確認します[4]。

🧑‍⚕️医 今自然にVTが起こったね！ クリニカル（＝術前に認められているもの）かどうか確認してください！

🧑‍🔧技 確認します。…VTのサイクルレングスは300msecです。術前のVTと同じだと考えられます。

🧑‍⚕️医 （VTが自然停止後）RVのapex（＝心尖部）からオーバードライブで誘発して！ 140ppmで！

- 技 （ペーシングしながら）なかなか誘発できません。Ｖのエキストラもやってみます。
- 医 なかなか誘発されないね…アウトフロー（＝流出路）にアブカテを持っていくから、ここからペースマップしてください。
- 技 では、出力5Vの設定でペーシングを開始します。5Vでキャプチャーしますので、出力を下げます。2Vでキャプチャーされなくなりました。最後にキャプチャーされたペーシングでペースマップを見ます。RVOTの前中隔側でのペースマップはパーフェクトです（**図9**）。
- 研 ペースマップとは何でしょうか？
- 医 洞調律時にカテーテルの先端を電気刺激します。するとカテーテルの先端から心室の興奮が始まり、心室全体に広がります。不整脈の時も起源から始まり心室全体に広がるので、ペースマップはカテーテルの先端の位置と不整脈の起源が同じ部位であるかどうかを確認するための手技です。したがって、起源に近いところにカテーテルがある場合、ペーシングした時のQRS波形とVT時のQRS波形が同じになります。
- 医 体表面12誘導心電図は名前の通り12誘導ありますので、すべてのQRS波形が頻拍の形と完全に同じであれば12点満点〔perfect (excellent) pace map〕となります。12誘導のうち11誘導が同じQRSで、1つの誘導が悪い場合は11点とか、相関性がもう一息の場合は11.5点と評価します。パーフェクトペースマップが得られた部位ではその部位での焼灼が望ましく、少なくともグッドペースマップ（10〜11/12）の

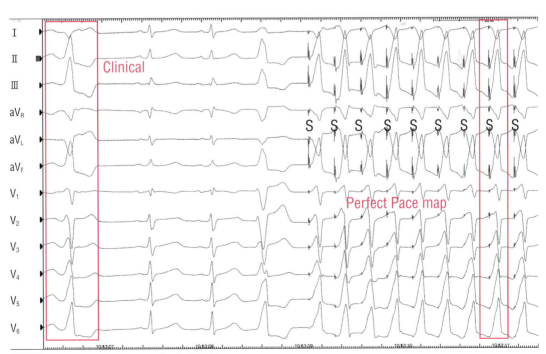

図9 パーフェクトペースマップの心内電位
ペーシングを開始する前にクリニカルを認める。RVペーシングを開始すると12誘導すべてがクリニカルと同じ波形であった。

部位での焼灼が望ましいです[1]。

🧑‍🔬【研】なぜ2Vまで出力を下げ、最後にキャプチャーされた出力で見ているのですか？

👨‍⚕️【技】出力が大きいと広い範囲の心筋をキャプチャーしてしまうため、最小出力でペースマップを行います。

👨‍⚕️【医】パーフェクトペースマップも見られたし、カルトマップしていこうか。

🧑‍🔬【研】カルトマップする意義は何ですか？ さきほどのペースマップが12点満点の部分を通電すればそれだけでは不十分なのでしょうか？

👨‍⚕️【技】今行っているのは、ペースマップのよかったところをCARTO®で赤くなるように色付けし、視覚的に起源がわかるようにしたものです（**図10**）。本当はVTの時にCARTO®を用いアクチベーションマップをとるほうがよいです。アクチベーションマップではVTのオリジン（起源）を推定できます。しかし、ペースマップではその興奮が広がる出口がペーシング部位に近いことしかわかりません。オリジンと出口が離れていて、なおかつ出口が複数ある場合、ペースマップで一致する部位をターゲットにするだけでは不十分といえます。

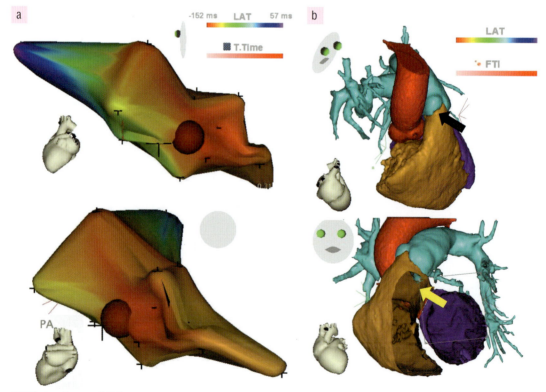

図10 カルトマップ画像
a：カルトマッピングの画像
　ペースマップを用いて点数がよかったところを暖色系、悪かったところを寒色系で表している。赤玉が通電ポイント、前中隔にあたる。
b：心臓CT
　心臓CTで通電ポイントを示す。黒矢印と黄色矢印は同部位を示す。

- 医 ゴールデンスタンダードはペースマップを用いて焼灼するのではなく、頻拍中、頻拍より30msec以上の先行する箇所を焼灼することです。

＊　＊　＊

- 医 よし、ここを通電しましょう。イリゲーションカテで出力30Wの設定でいきます。
- 看 今から体が熱くなりますからね。危ないですから動かないでくださいね。
- 医 60秒で通電をやめます。…もう一度追加通電をしますね。これで誘発してみて！
- 技 RVのオーバードライブからいきます。誘発されません。
- 医 じゃあ、イソプロ（イソプロテレノール）をいきましょう。…出ないですね。アンチレクス®もいってください。出ないですね。誘発を続けてください。ここまで誘発しても出ないので、終了します。ありがとうございました。

＊　＊　＊

- 研 手技を終了するタイミングについて教えてください。
- 医 この患者さんはなかなかVTが誘発されなかったですが、焼灼前に誘発されたVTが、焼灼後に誘発されなくなることが理想です。その場合であっても、さきほどのように薬剤負荷は行います。
- 研 でも、アンチレクス®って重症筋無力症の診断にテンシロンテストとして使う薬ですよね？VTの誘発に何か関係があるのですか？
- 医 副交感神経刺激作用があるので、夜間に起こるVTを誘発することができる可能性があります。持続時間が短いので、副作用が出ても持続せず対応可能となるメリットもあります。イソプロテレノールは交感神経を刺激する薬で、運動やストレスで出現が多くなるVTが誘発されやすくなります。
- 医 術中全くクリニカルが見られなくなり、薬剤で誘発しても全く認められません。こういった症例は外来で様子を見るしかないですね。

引用・参考文献

1) 沖重薫編著. よくわかる臨床心臓電気生理. 2版. 中外医学社, 2008.
2) Tabatabaei, N. et al. Supravalvular arrhythmia: identifying and ablating the substrate. Circ Arrhythm Electrophysiol. 2 (3), 2009, 316-26.
3) Ouyang, F. et al. Repetitive monomorphic ventricular tachycardia originating from the aortic sinus cusp: electrocardiographic characterization for guiding catheter ablation. J Am Coll Cardiol. 39 (3), 2002, 500-8.
4) 安武正弘監訳. エッセンシャル心臓電気生理学. メディカル・サイエンス・インターナショナル, 2014.

（黒田真衣子）

Case6
発作性心房細動 (PAF)

CHAPTER 4 / 6

はじめに

　心房細動（atrial fibrillation：AF）は、心房が規則的な収縮を行っている洞調律時とは異なり、細かく震えているような状態にあります。その不規則で多数の興奮が房室結節である程度間引かれ、ランダムに心室に伝わるため、心室のリズムも不規則となります。

　発作性心房細動（paroxysmal atrial fibrillation：PAF）はその持続期間が数秒～数日であり、その後、自然に洞調律に戻るものと定義されています（MEMO1）。PAFの原因には睡眠不足、嗜好品の過剰摂取、強い精神的ストレスなどをきっかけに発症するものと、器質的心疾患（心臓の形態的な異常）に続発するものがあります。PAFの起こり始めは心拍数が非常に速いことが多く、強い動悸と不安、胸痛やめまい、ひどい場合には一過性に意識消失発作を起こすこともあります。また、心房がまとまった収縮をしないことから血液がよどみ、心房内に血栓が生じ、それが剥離して脳やその他の動脈に詰まる塞栓症を引き起こすリスクがあります。心機能の低下した例では、心房の収縮による心室の血液充満が得られないことから、心不全症状を呈する場合もあります。

MEMO 1：心房細動の経過による分類
1. 初発心房細動
   心電図上、初めて心房細動が確認されたもの。心房細動の持続時間は問わない
2. 発作性心房細動
   7日以内（多くは24時間以内）に心房細動が自然に停止する
3. 持続性心房細動（persistent atrial fibrillation）
   自然停止せずに7日以上持続し、除細動や薬物により停止する
4. 長期持続性心房細動〔long-standing（lasting）persistent atrial fibrillation〕
   自然停止せず1年以上心房細動が持続している
5. 永続性心房細動（permanent atrial fibrillation）
   治療によっても停止しないか停止してもすぐに心房細動となる

　AFの経過による分類は、心房細動アブレーションの適応を考慮するうえでとても重要です。肺静脈隔離術は、あくまでも肺静脈およびその周囲の組織のみをターゲットにしています。心房細動の持続が長期化することで、心筋組織の変性（線維化）が進行します。このため左房や右房の組織の変性が高度となり拡大している長期持続性心房細動症例では、肺静脈隔離術のみでは再発が多くなります。

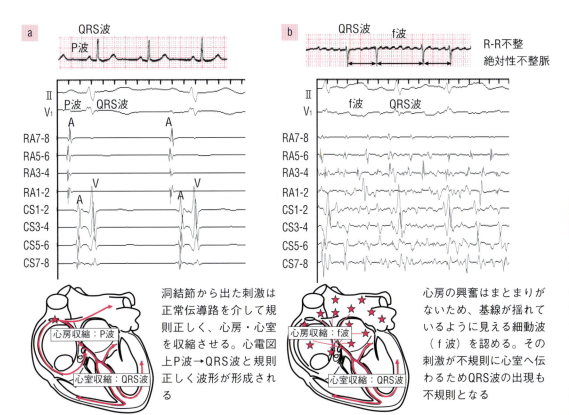

図1 正常洞調律（a）と心房細動時（b）の興奮伝播様式と心電図の比較

心房細動の体表面心電図と心内電位

　心房細動時は心房興奮にまとまりがないため、12誘導心電図はP波が消失して、基線が揺れているように見える細動波（f波）を認めます。その不規則な興奮が不規則に心室へ伝わるため、QRS波の出現も不規則となります（絶対性不整脈：**図1**）。徐脈でQRS波が一定に出現する場合は、完全房室ブロックの合併が考えられます。

心房細動の発生起源と肺静脈隔離術

　近年、抗不整脈薬や電気的除細動による治療に加え、心房細動の原因となる上室性期外収縮の発生源である肺静脈をターゲットとしたアブレーション治療が行われるようになりました。

　心房細動の発生は、心房が電気的に不安定なタイミングでの心房刺激がきっかけとなります。その原因となる上室性期外収縮の発生源は、多くの場合肺静脈内に存在するとされており[1]、心房細動に移行する際には発火現象（ファイアリング：firing）と呼ばれる高周波の異常興奮を肺静脈内に認めることがあります。

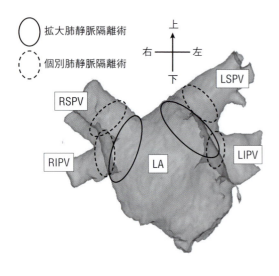
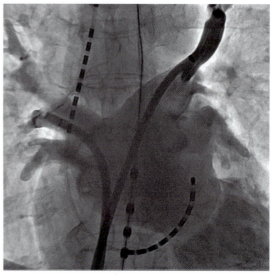

図2 肺静脈隔離術の模式図
RSPV（right superior pulmonary vein）：右上肺静脈、RIPV（right inferior pulmonary vein）：右下肺静脈、LSPV（left superior pulmonary vein）：左上肺静脈、LIPV（left inferior pulmonary vein）：左下肺静脈、LA：左房

そこで肺静脈が左房への開口する部位を全周性に焼灼し、肺静脈と左房の電気的交通を遮断することで心房細動の発生源を封じ込める治療が考案されました[2]。これを肺静脈隔離術といいます。**図2**に左房造影と焼灼ラインの模式図を示します。4本の肺静脈それぞれについて隔離を行う個別の肺静脈隔離に対し、現在では肺静脈狭窄を予防するため、また肺静脈内の焼灼ラインより左房側に存在する期外収縮の発生源を逃さないよう、肺静脈前庭部を含めた拡大肺静脈隔離術が主流となっています[3]。また、近年では肺静脈と同時に左房後壁も一括で電気的に隔離する Box isolation という治療も増えてきています[4]。

心房細動に対するアブレーションの実際

心房細動に対するアブレーションの手技は、他の不整脈と比べて長時間となることが多く、治療中の看護も重要となります。本項では、電気生理学的なやりとりのみならず、当院で使用している「PAFに対するアブレーション看護マニュアル」（p.240参照）に基づいた看護師の行動や役割についても紹介します。

● カテ室再現会話

❶患者入室・カテーテル挿入・左房造影

🧑‍⚕️看 治療中に、無意識に体が動いてしまうといけないので、ベッドに固定しますね。痛くないですか？ 大丈夫ですね。

🧑‍⚕️技 治療中は眠っていただくのですが、呼吸が不安定になることがありますので呼吸を

補助するマスクをつけますね。

医 右鎖骨下静脈から RA-CS カテーテルを挿入したからペーシング閾値を見ておいて。

技 CS のディスタルとプロキシマルから 0.5V まで乗ります。問題ありません。

医 心房中隔穿刺を行います。ブロッケンブロー針を出してください。ロングシースを左房に進めます。まず、左房造影をするから、ATP（アデノシン三リン酸）用意して。

看 ATP30mg 用意しました。

（AV ブロックになったのを見計らって）

医 左房造影します。

よくわかる解説その①：心房中隔穿刺と左房造影

研 患者入室後にマスクの装着をしましたが、なぜですか？

医 CARTO®や EnSite™ のような 3D ナビゲーションシステムを使用した場合のマッピング精度を保つために、手足の固定や鎮静薬などで患者さんの体動はできる限り抑えたいものです。しかし、鎮静薬の効き具合によっては、呼吸抑制が起こることもあります。そのため、当院では ASV を使用し血中の酸素濃度が下がらないようにしています。このように患者さんの体動を抑えつつ、ASV などを使用し鎮静下でも安定した呼吸管理を行うことは、アブレーションの安全性や術後の管理のことも考えると重要な要素です（**MEMO2、3**）。

研 なるほど。では、なぜ造影の際に ATP を使用しなくてはならないのですか？

医 ATP は刺激伝導系の伝導障害を引き起こす作用があり、心室の収縮を一時的に停止させることができます。それにより左房の中に造影剤が充満し、しっかりと左房の状態を把握することが可能となります。また、施設によっては ATP の静注ではなく、RV からの Rapid Pacing により一時的に心室細動と同様の状態を作り出し左房内の血液の流れを滞らせ、左房造影を行う施設もあります。

研 でも、3DCT の画像も参考にするので、それを見ながらしたらいいのでは？

医 後で説明しますが、CARTO MERGE®（カルトマージ）によって 3DCT 画面も参考にしながら焼灼を行うけど、CT の撮影日が別の日なので、CT から作成したイメージと今現在の左房に変化がないかなどを確認することは大切です。

また、左房の後壁を通電する際に食道への損傷を最小限に抑えるために、入室後の準備の時に食道温度測定のカテーテルを飲み込んでもらっています。しかし、食道カテーテルで温度を測っているからといって、その情報を過信してしまうのは危険です。温度が上がらなくてもカテーテルがずれてしまっている可能性もありますし、食道カテーテルから離れた場所でも食道損傷をしていないとは限らないからです。

POINT

●食道温のピットフォール

透視画像で食道カテーテルから離れた場所であることを確認し通電を行っても、食道損傷を来す恐れがあります。食道が幅広いものであったり蛇行していたりすることも考えられるので、左房後壁の通電を行う際は必ず温度カテーテルの位置をこまめに調節し、食道損傷のリスクをできるだけなくせるように日頃から意識しておくとよいでしょう。

MEMO 2：ASV（adaptive-servo ventilator）

オートセットCS（ASV）は、マスク式人工呼吸器（NPPV）の一種です（図3）。オートセットCSは呼吸器疾患のほか、心不全患者の肺うっ血に起因する呼吸不全の治療にも用いられています。その特徴の1つとして従来のNPPVとは異なり、患者さんの呼吸を学習することで、その呼吸パターンに同調して滑らかな圧力を供給することができます。これにより、オートセットCSは陽圧呼吸療法に対する忍容性がより向上した治療器といえます。

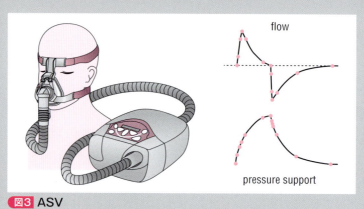

図3 ASV

MEMO 3：ラリンゲルマスク

最近ではアブレーション中の呼吸管理において、食道挿管するタイプのラリンゲルマスクを使用する病院も増えてきています（図4）。全身麻酔を必要とするため、麻酔科との連携が必要となりますが、アブレーション中の呼吸管理や術後の管理までより安全に治療を行えるという利点があります。

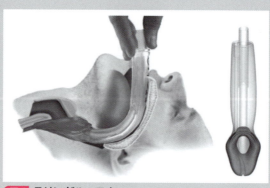

図4 ラリンゲルマスク

❷ 治療直前のセットアップ

医：じゃあ、アブカテを右のPV（肺静脈）の奥まで持っていくから、呼吸をとってください。

技：はい！ 呼吸とれました。

医：じゃあ、アブカテのゼロをとってください。

技：了解です！…ゼロとれました。

医：マージを合わせていくね。後壁のポイントをとってください。

（ポイント取得後、マージを合わせます。）

技：はい！ マージできました。

医：それじゃあ、リングカテーテルを挿入したからPAC（心房期外収縮）が出たら教えてね。

技：PAC確認できました！ LSPVからのファイアリングでAFに移行しています。

> よくわかる解説その②：セットアップとCARTO MERGE®

研：呼吸やアブカテのゼロをとっていましたが、何のためにそのような準備が必要なのですか？

技："呼吸をとる"というのは、CARTO®上に心内カテーテルの呼吸変動を記憶させることを指しています。いくらしっかりと心筋にカテーテルを押し付けていたとしても、患者さんの呼吸によって心臓も動いてしまうので、CARTO®上でポイントを取得する際に呼気のタイミングや吸気のタイミングで取得したポイントが混在していると、正確な焼灼ラインの形成が困難になってしまいます。そこで、CARTO®に心内カテーテルの呼吸変動を記憶させ、ポイント取得を呼気終末に統一することで、安定した部位でポイント取得が可能となるのです。

次に、"ゼロをとる"というのは、CARTO®でコンタクトフォースという機能を使用するための準備であり、心房内でアブカテが心筋に当たっていない状態にして、ゼロ調整をすることです。コンタクトフォースを使用することでアブカテ先端が心筋に押し当てられている力をg（グラム）で表示し、また力の向き（ベクトル）を矢印で3D画像上に表示することができるため、目標とする場所へのアプローチをより正確に行うことが可能となるのです。

研：では、マージとは何ですか？ どういうところに気をつけて行えばよいのですか？

技：マージとは、カテーテルや心腔内エコーなどを用いて3Dシステムで作成した3次元構造物（ジオメトリ）と、事前に記録しておいたCT画像などとを融合させる機能です（詳細はp.70参照）。カテーテルでジオメトリ作成を行う際の注意点は、心筋にしっかりとカテーテルが当たっている状態で、後壁およびroofを満遍なくマッピングすることです。

次に、マージをピッタリ合わせるために当院で工夫していることは、術者にLIPV bottomでカテを固定してもらい、透視も参考にしながらLIPVのbottomでポイントを記録しておくことです。これは、LIPV bottomへのカテーテルのアプローチが他の

PVやカライナ（carina）などに比べて容易であること、またLIPV bottomで取得したポイントは後壁側であるため、左房のすぐ後ろに走行する椎体により心房の拍動の影響を受けにくいという利点があるからです（左房の構造は**図5**参照）。LIPV bottomで取得したポイントとCT上のLIPV bottomをランドマーク・レジストレーション（**図6**）し、後壁ポイントをサーフェイス・レジストレーション（**図6**）することで、多くの場合精度の高いマージが可能です。しかし、CTの撮影を行った時と術中とでは、左房の大きさやPVの位置などに若干のズレが生じている場合もあるので、画面に表示されているLASSO®カテーテルとの関係性や焼灼の際のアブカテの位置などから微調整することも必要となってきます。当院では、サーフェイス・レジストレーション後にLPVのカライナ前壁にアブカテを配置してもらい、マージが合っているか再度チェックを行ってから焼灼を開始しています。

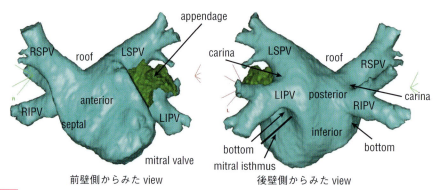

図5 左房の各部位の名称

RSPV：右上肺静脈、RIPV：右下肺静脈、LSPV：左上肺静脈、LIPV：左下肺静脈、roof：左房の上部（直訳：屋根）、anterior：前壁、bottom：肺静脈の底部、posterior：後壁、septal：中隔、inferior：下壁、carina：上下肺静脈の分岐部、appendage：心耳、mitral isthmus：僧帽弁の解剖学的峡部

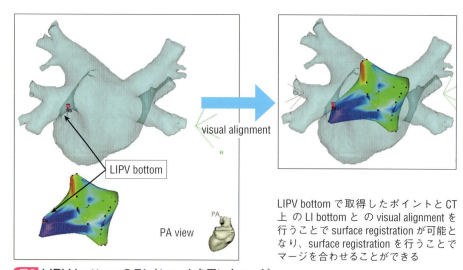

LIPV bottomで取得したポイントとCT上のLI bottomとのvisual alignmentを行うことでsurface registrationが可能となり、surface registrationを行うことでマージを合わせることができる

図6 LIPV bottomのランドマークを用いたマージ

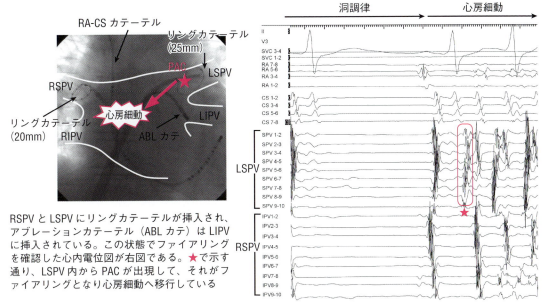

RSPVとLSPVにリングカテーテルが挿入され、アブレーションカテーテル（ABLカテ）はLIPVに挿入されている。この状態でファイアリングを確認した心内電位図が右図である。★で示す通り、LSPV内からPACが出現して、それがファイアリングとなり心房細動へ移行している

RSPV：右上肺静脈　　LSPV：左上肺静脈
LIPV：左下肺静脈　　PAC：心房期外刺激

図7　電極カテーテルの配置とファイアリング

🧑‍🎓**研** よくわかりました。あと、ファイアリングとは何でしょうか？

🧑‍⚕️**技** ファイアリングとは、日本語で発火現象といい、PACなどが原因で心房細動が誘発されることをいいます。心室細動が起こるきっかけとなるR on Tという言葉を聞いたことがあると思いますが、これは心室の受攻期（心電図上T波の前半部）と呼ばれる時期に、別の刺激（期外収縮など：R波）が起こり細動化するものです。心房も心室と同様に収縮期と拡張期があり受攻期があります。心房細動は、その受攻期に別の刺激（PAC）が入り、"P on T"で起こることが多いです[1]。PAFの原因となるPACの発生源は、多くの場合肺静脈（PV）内に存在するとされており[2]、そのファイアリングにより心房細動に移行します。

図7の透視画像に示したようにカテーテルを配置した状態で、洞調律から自然に心房細動が発生すれば、どの肺静脈からPACやファイアリングが生じたかを確認することができます。図7の心内電位は心房細動が生じた瞬間です。LSPVからファイアリングが生じ、引き続き心房細動となっていることがわかります。

❸ 通電の開始と肺静脈電位の変化

🧑‍⚕️**医** マージもいい感じだね。じゃあ、左肺静脈のカライナのアンテリオール側から通電するよ。出力30ワット、温度上限は45℃、イリゲーションフローは17mL/minになってるね！CARTO®も1画面は前壁から、もう1画面はインナービューにして見やすくして。

（通電開始）

🧑‍⚕️**技** コンタクトフォースは12gで良好です。VISITAG™ポイントもとれました。

技 アブカテの電位が先行しています。

医 じゃあ、ここは35ワットに出力を上げるよ。イリゲーションフローを30mL/minに変更して。

技 PV電位遅れてシーケンスも変化しました。

医 それでは、後壁に向かいます。

よくわかる解説その③：VISITAG™によるポイントの取得と肺静脈電位の変化

研 通電中はVISITAG™を指標に焼灼を進めていましたが、なぜですか？

医 VISITAG™という機能は、CARTO®マッピング上に焼灼ポイントを取得する際に客観的に焼灼効果が得られたかどうかを判断する役割があります。従来の焼灼ポイントはCARTO®の操作者がアブカテの固定や電位の変化、インピーダンスの変化などを総合的にみてポイントを取得するというようなことを行っていました。VISITAG™設定では、吸気と呼気の判別、アブカテの固定（焼灼中にアブカテが何秒間そこに留まっていたか）、コンタクトフォース、インピーダンスの変化など焼灼効果を判定するうえで、極めて重要なパラメーターのカットオフ値を事前に設定することが可能なのです。それらのパラメーターを術者の指示のもと設定しておくことで任意の条件を満たした時にのみポイントがつくような設定にすることができるのです。

研 なるほど！ということは、VISITAG™でポイントが取得できれば、その部位への通電は有効通電であったとある程度の根拠を持っていえるということですね。

医 その通り！しかし、その設定には注意が必要です。図8に当院でのVISITAG™の設定を示しますが、あまりにも厳しい設定にしてしまうとカテの固定の難しい箇所や食道の裏を焼灼する時になかなかポイントがとれずに困る場面も出てくるでしょう。とはいえ、すぐにポイントが取得できるような設定にすると、有効通電であるという信頼性は弱くなってしまいます。初めは比較的ポイントのとりやすい設定にしておいて、術者の熟練度やストラテジーに合わせて厳しくしていくというようにすればよいでしょう。

❹ 肺静脈電位の消失

医 通電を続けていくよ。

技 PV電位がディレイしてシーケンスが変化しました！

医 ほぼ一周焼き終わったけれど、PVポテンシャルが残っているね。一番早期性があるのはどこ？

技 RIPVの1-2で早くて、9-10でRS、1-2と7-8でリバースです。

医 後ろのカライナ付近がギャップかな？アブレーションカテーテルをそこへ持っていくよ。アブカテのPVポテンシャルの早期性はどう？

技 リングカテーテルの電位とほぼ同着でよいと思います。

医 では、通電します。PV電位がなくなったね！

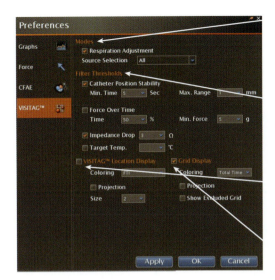

・Modes
Respiration Adjustment
－呼吸によるカテーテル位置変動を認識し修正する機能
Source Selection
－どの Map の VISITAG™ を表示するかを選択

・Filter Threshold
安定性のクライテリア

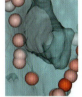

・VISITAG™ Location Display
VISITAG の表示方法①
－今までの Tag と似た表示

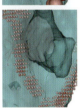

・Grid Display
VISITAG™ の表示方法②
－カテーテルの軌跡に近い表示

図8 当院での VISITAG™ 設定画面

> **よくわかる解説その④：肺静脈電位の消失**

研 PV ポテンシャルが、ディレイしてシーケンスが変化したのは、なぜですか？

医 これは、肺静脈の電気的隔離が徐々に進行していることを示す所見です。隔離が進行すると肺静脈内に進入する興奮伝播のルートが限定されていくので、心房の興奮から肺静脈の興奮までに要する時間の延長（ディレイ）やシーケンス変化を認めます。

研 リングカテーテルの早期性は、早いほどよい気がしますが、それでよいのでしょうか？ また、リバースとはどういうことなんでしょうか？

技 基本的には、焼灼がなされていない部位から電気興奮が肺静脈へ進入します。リングカテーテルでは最も早期に PV ポテンシャルを認める部位の近くに、伝導可能な狭い部位（ギャップ：GAP；間隙）があると考えられます。また、GAP を抜けた興奮は、そこからリングカテーテルを回るように興奮伝播が起こるため、その GAP を挟む電極間で極性が反転（リバース）します。アブレーションカテーテルを GAP に配置すると、リングカテーテルにおける肺静脈電位よりもより早期に肺静脈電位を観察することができます（**図9、10**）。ただし、心房筋線維の走行によっては、リングカテーテルの最早期興奮部位から離れた場所に GAP がある場合もあるため、注意が必要です。

❺ 隔離後の確認手技

医 リングカテからペーシングしてください。

技 PV キャプチャーして、左房とはディソシエイション（解離）してます！

医 ATP を使うよ。

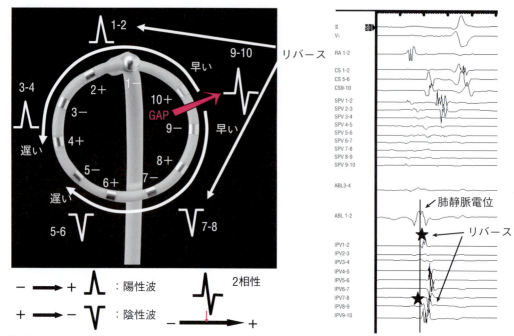

図9 伝導可能な隙間（GAP）のリングカテーテル電位とアブレーションカテーテル電位（文献1より引用）

通常、リングカテーテルは左図のように双極間で電位をとらえている。マイナスからプラスへ興奮伝播が起こると陽性波、プラスからマイナスへ興奮伝播が起こると陰性波となる。また、一度向かってきて途中から離れていく場合は、2相性の波形となる。左図のように9と10の電極の間に伝導が可能な狭い部位（GAP：間隙）が存在すると、そこから抜けた興奮は10→4と9→5へと興奮伝播が起こる。ゆえに、1-2、3-4電位は陽性波となり1-2電位のほうが早く、7-8、5-6電位は陰性波となり、7-8のほうが早くなる。そして、9-10電位は2相性電位となる。

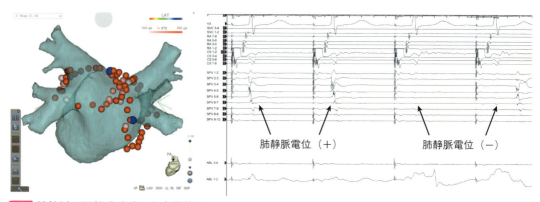

図10 肺静脈の隔離成功時の心内電位図

（ATP 静注）

技 AVブロックになりました。再伝導はありません。RSPVからオートマティシティー（自動能）がありますけど、ディソシエイションしてます。

よくわかる解説その⑤：隔離後の確認（end point）

研 肺静脈内に電位が見られなくなったということは、左心房の電気興奮が肺静脈に伝導されなくなったことを示すわけですから、左房－肺静脈間は電気的に隔離されたといってよいのではないのでしょうか？

医 左房の興奮が肺静脈に伝播しなくなったけど、ファイアリングが起こらないためには肺静脈の興奮が左房に伝播しないことが大切です。だから肺静脈内からペーシングを行い、肺静脈は捕捉され、その興奮が左房へ伝わらず、心房は洞調律であること（解離）を確認します（**図11**）。ペーシングをしなくても、今まで心房を細動に陥れてきた肺静脈の異常興奮が、肺静脈隔離後に孤立して観察される場合があり、このような現象をフォーカル・フィブリレーション（focal fibrillation）といいます（**図12**）。

研 あと、なぜATPを使用するのですか？ ATPは房室結節に作用して、リエントリー性の頻脈を停止させる薬物ですが、隔離の確認に使用する意義を教えてください。

技 ATPは先生が言うように房室結節などの伝導を遮断しますが、心房・心室などの細胞に対しては膜電位の過分極と不応期の短縮効果により、肺静脈－左房間における電気的伝導の再開を促進するといわれています。肺静脈隔離術終了後の遠隔期における再発は肺静脈－左房間の再伝導によることが多く、ATPによる確認試験は再発の低下に有用であると考えられています[5, 6]。しかし、最近の研究ではコンタクトフォースやVISITAG™といった技術の進歩を始め、手技や装置の進歩によりATPの重要性は薄れてきているという報告もあります[7]。

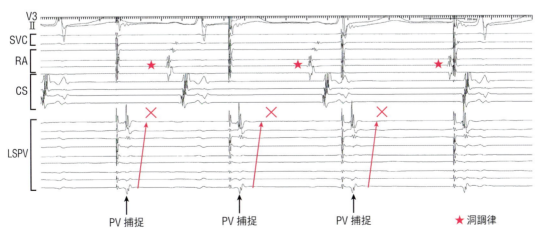

図11 肺静脈内からのリングカテーテルペーシング
PV内からのペーシングにて、PVの心筋は捕捉されるも、左房へのコネクションはなく、洞調律である。

a focal fibrillation

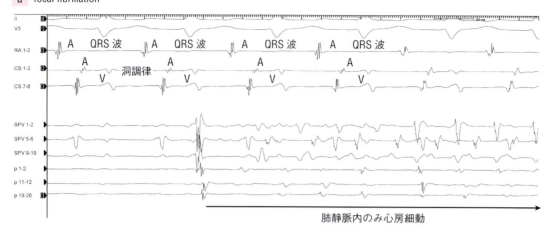

b automaticity（自動能）

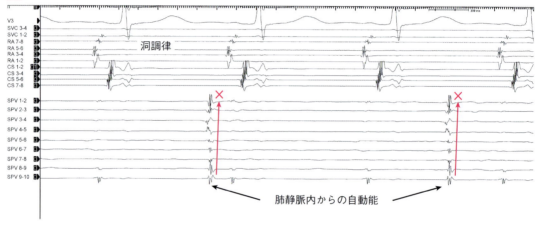

図12 肺静脈隔離後のさまざまな現象
a：肺静脈の中だけが細動の状態にあるが、心房は洞調律である。
b：肺静脈が自動能によって興奮している（矢印）が、左房には伝導していない。

最近では、高周波で心筋を焼灼することで電気的隔離を行うものとは異なり、特殊なバルーンを使った新しい治療法も確立されてきています。ここでは、その代表的なものを紹介します。

●クライオバルーンアブレーション（図13）

　バルーン形状のカテーテルに冷気ガスを送気し、標的部位を円周状に一括で冷却することでバルーンに接した心筋組織を壊死させます。

●ホットバルーンアブレーション（図14）

　カテーテル先端に取り付けられたバルーンの中の液体を温めて、心筋組織を焼灼します。これにより、電極が心筋組織に直接触れず、バルーン内液を介して間接的に加熱されます。

　いずれの治療法も従来の高周波によるアブレーションに比べると、

・治療時間の短縮
・スチームポップや血栓形成のリスク低減
・シンプルな手技により術者によるばらつきの減少

などの利点があります。

●バルーンカテーテルを用いたアブレーション治療の欠点

　横隔神経障害、肺静脈狭窄が比較的起こりやすいとされています（CHAPTER5、p.276〜278 参照）。

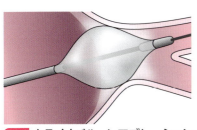

図13 クライオバルーンアブレーション

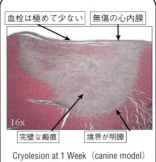
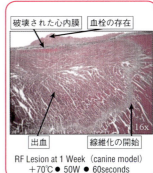

（文献9より引用）

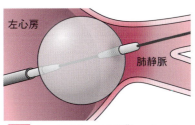

図14 ホットバルーンアブレーション

資料　PAFに対するアブレーション看護マニュアル（天理よろづ相談所病院）

心房細動に対するアブレーション

目的：心房細動を引き起こすと考えられる肺静脈から左房へ伝わる電位を、焼灼により隔離（アイソレーション）する

事前準備

- 薬　品…医師の口頭指示書に沿って行う
- 固定具…膝用：ソフトナース・マイクロ®・デュラポア™、前腕用：10cm幅の抑制帯または手首用抑制紐
- 清潔トレイに追加…カット穴開き、小敷、糸、針、クーパー、23Gカテラン針、アブレーション用ペアン、カラーテープ、シリンジ10mL、20mLロック各4本、2.5mLロックなし2本
- 使用物品
  - 《シース》右鎖骨下：7Fr（100mm）
  - 　　　　　FA：3Fr（100mm）
  - 　　　　　FV：8FrSL-0と8.5FrSL-0、8FrPREFACE
  - 　　　　　　　8.5Frアジリスなど
  - ブロッケンブロー針（RFニードル）
  - 《電極カテ》CS：日本光電・ライフライン・IBIなど
  - 　　　　　　　　6Fr20極（心腔内D.C兼用）
  - 　　　　　　PV：ラッソorリベロ
  - 　　　　　　　　（15mm、17.5mm、20mm10極など）
  - 《カルトマッピング用カテ》7Frナヴィスター 8mmtip（Dカーブ）
  - 　　　　　　（Cカーブ）4mmtip（Dカーブ、Fカーブ）
  - 　　　　　　など
  - 《アブカテ》7Frファンタジスタ 8mmtip（M/Lカーブ）
  - 　　　　　　＊ナヴィスターが4mmtipの時に出す
  - 　　　　　　ヘイロー：日本光電 5Fr10極（401655）

●エンサイトの場合
シース：10Fr FAST CATH
ワイヤー：32 260cm
　　　　　（日本光電404878）
PVカテ：ラッソ102515または
　　　　202515（径が可変式）

●イリゲーションの場合
マップカテ：ナヴィスターサーモ
　　　　　　クール3.5mmtip
利点：カテ先端を冷却しながら通電するため血栓形成の低リスク化や部位に左右されずに安定した通電が行える
☆水分負荷が多くなるので輸液は最小限（キープペース）に抑える。1時間おきに水分出納をチェックする

看　護

- 不整脈に伴う患者の不安や恐怖を共感し、精神的苦痛を緩和できるよう援助する
- 長時間、同一体位に伴う身体的・精神的な苦痛緩和への援助を行う
- 焼灼に伴う、灼熱感や疼痛など苦痛緩和への援助を行う
  ある程度は、我慢ができるよう声をかけて励ます。アイスパックによる冷罨法などを行う

注意事項

- 鎮静薬の使用に伴う呼吸抑制に注意する！…SpO₂モニター、呼吸状態の観察、気道確保等
  - 枕を外して下顎挙上する場合、医師に動くことを伝える!!
  - 気道閉塞がある場合、エアウェイ・経鼻エアウェイ使用も考慮する
- 鎮静薬の使用に伴う不穏に注意する！…突然の体動があるかもしれないため
- マッピング中にカテがずれると、余計な時間がかかる。焼灼中にカテがずれると危険である！
  （心タンポナーデにつながる）→患者に説明し、深呼吸はしないようにすること、咳や体を動かしたい時も声をかけるように伝えておくこと

☆医師や臨床工学技士は手技にかなり集中します。看護師の役割は患者が治療を最後まで頑張れるよう支えることです。ちょっとした表情の変化にも気づいて、声をかけていきましょう。苦痛の訴えや要望が出たら、医師にも伝え、みんなで対策を考えましょう
☆患者は、術中の看護師の対応に期待をしています。術前訪問での説明内容を振り返り、期待に沿った援助が行えるよう頑張りましょう

治療の流れ	看護のポイント
①入室	術前訪問チェックリストを参考に、その人にとっての安楽な体位を調整する
②心電図モニターを装着、対極板を貼付、SpO₂モニターを装着、四肢固定（膝、前腕部へ） ☆ソセゴン®＋アタラックス®-P＋生理食塩液 IVDスタート（持参がなければ医師へ確認する）終了したらプレセデックス®を開始する（医師へ確認要）同時に、酸素投与を開始する	「本人の承諾を得て施行」と記録する 鎮静による呼吸抑制・血圧低下に注意する！
③イソジン®液消毒（右鎖骨下、両鼠径部）	清潔な布で顔を覆う。呼吸苦感などないか適宜声かけをする
④タイムアウト、局所麻酔、穿刺 ⑤右鎖骨下（Sub, V）へシースを留置する 　☆FVシース用ヘパリン生食液を接続する 　医師がラインを満たすのを介助する 　食道温；センシサーモ挿入	疼痛による迷走神経反射に注意する！ キシロカイン®アレルギーに注意する！ 清潔ドレープ上へ点滴ライン2本出す ライン内のエアを完全に抜くこと！
⑥sub.VシースよりCS電極カテーテルを挿入 　→CSシースへ、テルモ生食液を接続する 　→その側管へIV用プロタノール®を接続 　（持続用プロタノール®の中から20mLをロック付きシリンジに取り分けたものをつなぐ 　1 mL＝5 μg）	医師へ点滴ラインを渡す。先端を医師が保持し、看護師が満たして医師がCSラインへ接続する 血圧低下時のボリュームアップルートとするため持続薬剤はつながないこと。通常は、確保ペースでOK！
⑦FAシース留置→圧ラインを接続する 　　　　　　　動脈圧モニタリングの開始	
⑧ブロッケンブロー針にて心房中隔を穿通、FVシースを留置する 　☆ヘパリンポンプ開始＞末梢側管よりIVD 　☆ヘパリン3,000単位＞CS側管よりIV 心タンポナーデを疑う時は、ポータブルエコーで確認する 明らかに心タンポナーデの際は、エコー室へ電話する ドレナージ時はCOOKのキット（排液バッグなしの分）を出す	穿通時は体動、咳、会話、深呼吸しないよう説明をする 合併症に心タンポナーデあり。血圧変動に注意！血圧低下→点滴全開、ヘパリン拮抗→硫酸プロタミン投与、心拍補助→ノルアドレナリン投与など 医師へ確認し、迅速に対応する！　患者への「大丈夫」の声かけも大切である
⑨マッピング用カテの挿入 ⑩PV・LAの造影　☆アデホスを使用し、撮影する ⑪PV電極カテの挿入 ⑫ASV開始	胸がムッとするが、しばらくして治まることを説明する。一瞬、洞停止、房室ブロックになるので血圧低下や徐脈になる 空気の漏れがないようにマスクを強めに装着することを説明。また、鎮静のかかりきっていない状態なので陽圧換気により多少の不快感を伴うことを説明。

☆今後は、十分に鎮静させる → 呼吸抑制に注意する！
SpO₂、血圧…記録
寝てもよいが深呼吸はしないように説明する

末梢ルートはフラッシュ禁止！
ヘパリン、プレセデックス®、ドロレプタン®、プロタノール®の急速投与になるので、クレンメをテープ固定

⑬2回目心房中隔に穿通、FVシースを留置する → 体動に注意する！
血圧変動に注意する！
 ☆ヘパリン3,000単位追加＞CS側管よりIV
 ☆ACT測定（30分おき） ------- 目標は300前後 脳梗塞の発症を予防する
 ☆血液ガスを測定（60分おき）

⑭心腔内D.C施行…AFを消失させ、PACの起源をみる → 睫毛反射を確認する。完全な鎮静下で行う。呼吸抑制に注意する！ 抑制ができれば下顎挙上、酸素流量をアップする
 ☆ラボナール®を使用する

AF、PACの出現状況で順番は変わる
⑮AF誘発ペーシング → 覚醒があれば…「これから心臓を刺激していく。ドキドキするが心配ない」、「脈を速くする薬を使う。ドキドキするが辛抱して」と励ます。頻拍時により血圧低下がみられる。気分不快などないかを注意する
 ☆プロタノール®負荷＞指示量でフラッシュ、テルモ生理食塩液を全開で流して後押しする
⑯ナヴィスターにてLA内、PVマッピング カルトマージ

CTで撮影した心臓と食道をカルト上で融合すると、よりその人に近い画像となる

⑰焼灼部位の決定、通電の開始 → 突然の体動に注意する！ 寝ていても痛みで覚醒することが多い。通電中であることを伝え、励ます。深呼吸、発声は避ける
 ☆L-PV焼灼の前に…
 ☆鎮静は十分か？→フェンタニルの使用も考慮する

食道温モニタリングのためのチューブ挿入、テープ固定

⑱確認 → 鎮静下でも嚥下反射はありうる。声かけ嚥下を促す。嘔吐しそうなら顔を横に向け、誤嚥を防止する
 ☆アデホスの使用、プロタノール®で負荷
  PVの電位が消失し、A波とV波のみの電位となる！
   →PVアイソレーションを終了する
 ☆持続ヘパリンOFF

⑲AFL or SVCのアブレーション → 突然の体動に注意する！ 寝ていても痛みで覚醒することも多い。もう少しであることを伝え、励ます。深呼吸、発声は避ける
 ・ヘイロー・カテーテルを挿入
  ☆RAイスマスもしくはSVCの焼灼
  ☆ペーシング、プロタノール®で負荷
   →ブロックラインの形成を確認する

⑳終了
 ☆硫酸プロタミン（ヘパリンを中和させる薬）＞IVまたはIVD（CSより） → 副作用に〝ショック〟あり！投与前後の血圧、心拍数を記録する
 ☆プレセデックス®、O₂…医師へ確認のうえ、offにする
 ☆末梢ラインはプロポフォールの混入があるため交換する → 終了したことを伝え、労をねぎらう。神経学的所見の確認。まだシースが入ったままなので動かないように説明する。深呼吸を促す。SpO₂低下があれば酸素吸入を継続する
  シース抜去、用手圧迫、エラテックス®テープで固定（また、枕子を使用する場合もあり）

引用・参考文献

1) Haissaguerre. M. et al. Spontaneous initiation of atrial fibrillation by ectopic beats originating in the pulmonary veins. N Engl J Med. 339, 1998, 659-66.
2) Haissaguerre. M. et al. Electrophysiological end point for catheter ablation of atrial fibrillation initiated from multiple pulmonary venous foci. Circulation. 101, 2000, 1409-17.
3) Oral, H. et al. Catheter ablation for paroxysmal atrial fibrillation : Segmental pulmonary vein ostial ablation versus left atrial ablation. Circulation. 108, 2003, 2355-60.
4) Kumagai, K. Box isolation for atrial fibrillation. Journal of Arrhythmia. 27 (4), 2011, 314-23.
5) Hachiya, H. et al. Clinical implications of reconnection between the left atrium and isolated pulmonary veins provoked by adenosine triphosphate after extensive encircling pulmonary vein isolation. Journal of Cardiovascular Electrophysiology. 18 (4), 2007, 392-8.
6) Matsuo, S. et al. Reduction of AF recurrence after pulmonary vein isolation by eliminating ATP-induced transient venous re-conduction Journal of Cardiovascular Electrophysiology. 18 (7), 2007, 704-8.
7) Kobori, A. et al.;UNDER-ATP Trial Investigators. Adenosine triphosphate-guided pulmonary vein isolation for atrial fibrillation: the UNmasking Dormant Electrical Reconduction by Adenosine TriPhosphate (UNDER-ATP) trial. Eur Heart J. 36, 2015, 3276-87.
8) Khairy, P. et al. Lower incidence of thrombus formation with cryoenergy versus radiofrequency catheter ablation. Circulation. 107 (15), 2003, 2045-50.
9) Pappone, C. et al. Mortality, morbidity, and quality of life after circumferential pulmonary vein ablation for atrial fibrillation : Outcomes from a controlled nonrandomized longterm study. J Am Coll Cardiol. 42, 2003, 185-97.
10) Ouyang, F. et al. Electrophysiological findings during ablation of persistent atrial fibrillation with electroanatomic mapping and double lasso catheter technique. Circulation. 112, 2005, 3038-48.
11) ACC/AHA/ESC Guidelines for the management of patients with atrial fibrillation : a report of the American Heart Association task force on practice guidelines and the European Society of Cardiology Committee for Practice guidelines and policy conferences. Circulation. 104, 2001, 2118-50.

（安田健治／吉川美幸）

Case7
器質的心疾患を背景に持つ持続性心室頻拍

はじめに

　流出路起源心室頻拍に代表される特発性心室頻拍/心室期外収縮（Case 5）と違い、ここでは背景に何らかの器質的心疾患を有していて、頻拍発作時に血圧低下を伴うような突然死のリスクが極めて高い症例や、すでに植込まれている植込み型除細動器（ICD）の頻回作動というような緊急を要する症例でのアブレーションを考えます。原疾患として多い例としては、陳旧性心筋梗塞や拡張型心筋症、心サルコイドーシスといった心筋障害が広範に来しているような症例が挙げられます。機序としては、心筋障害部位を必須緩徐伝導路とするリエントリー性がほとんどです。

アブレーションまでの実臨床での流れ

　いわゆるVT/VF（心室頻拍/心室細動）ストーム（ストームとは嵐の意。24時間以内に除細動が必要とされる持続性VT/VFが3回以上生じる状態を指します）で緊急搬送された場合、まずはアミオダロンやニフェカラントに代表されるVaughan-Williams分類（ボーン・ウィリアムス分類）Ⅲ群の抗不整脈薬の投与や点滴β遮断薬の投与、気管挿管管理での深鎮静、必要に応じて大動脈バルーンパンピング（IABP）や経皮的心肺補助装置（PCPS）などの補助循環装置などを試みます。上記治療が奏功すれば、原疾患や心不全の管理、薬剤調整後にICD植込み、その後に退院という流れになるかと思われます。しかし、上記加療が無効の場合や、すでにICDが植込まれており十分な投薬管理がなされているなかでのICD頻回作動の場合は、緊急あるいは準緊急アブレーションの適応と考えられます。また、前医ですでにあらゆる処置がなされたうえでの、アブレーション目的での紹介搬送入院、ということもありえます。
　いずれにせよ、予定入院が多い日常の不整脈アブレーションとは異なり、普段にも増して緊迫した現場となりえますし、アブレーション関連のスタッフ全員にテキパキした動きが求められます。

VTアブレーションの戦略

　VT時の12誘導がとられている場合、右室由来か左室由来か、流出路起源か流入路起源かなどを大まかに探ります（Case5参照）。しかし、モニター心電図上でしかVTがとられていない場合もあります。病棟でVTが生じた場合、血圧が許す限り12誘導心電図を記録することを心がけましょう。もちろん圧なしの場合は心肺蘇生術に移行し、躊躇なく除細動を行います。

　次に、カテ室での実際のアブレーション戦略を示します。まずは臨床上認められているVT（「クリニカルVT」と呼びます）がカテ室で誘発されるか否か、誘発されるならば、血行動態が安定しているかどうかでアブレーションの戦略が変わってきます。

　どうしてもVTが誘発できない場合やVTが誘発されても血行動態が安定しない場合には、洞調律下あるいはペーシング下でのサブストレイトマッピング（ボルテージマッピングともいいます）を行い、低電位領域（ローボルテージゾーン）で示される障害された部位や遅延電位に代表される異常電位からVTの回路およびその必須緩徐伝導部位を想定し、ペースマッピングも参考にしながらアブレーションを行います。

　比較的血行動態が安定しているVTの場合、アクチベーションマップを基に頻拍回路の想定を行います。リエントリー性VTの場合、緩徐伝導部位でしばしばVT中の拡張期電位（ダイアストリックポテンシャル）あるいは前収縮期電位（プレシストリックポテンシャル）と呼ばれるQRSより早期に記録される電位を認めます。同部位を中心にエントレインメント手法を駆使し、頻拍に「必須」な緩徐伝導部位を想定しアブレーションを行います（**図1**）。

　アブレーションのエンドポイントは各症例によりますが、①通電中に頻拍周期

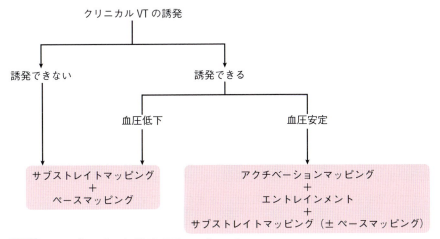

図1 VTアブレーション戦略のフローチャート

の延長を伴いながらVTが停止すること（これはアブレーションによるリエントリー回路の修飾・離断を示しています）、②想定される回路における必須緩徐伝導路周囲の十分な通電が行われること、③その後にVTが誘発されないこと、などが挙げられます。

しかし、VTがカテ室で誘発されない症例やクリニカルVT以外のVTがいくつも誘発された場合、どこをアブレーションのエンドポイントとすべきかは悩むところです。遅延電位に代表される異常電位を可能な限り除去することで、理論的には必須緩徐伝導部位を焼灼できる可能性が高く、VTが誘発されない症例やVTが生じると血行動態が破綻する症例では、それをエンドポイントとすることもあります。ただし、不要な部位の焼灼をしている可能性も十分にあり注意が必要です。また、低左心機能のため長時間のアブレーションに耐えられない場合には、カテ室という特殊環境で生じえた全てのVTを治療対象とはせず、クリニカルVTや比較的生じやすいVTの治療のみに焦点を絞ることもあります。個々のケースでその時の最善策を考えなくてはなりません。

また、アブレーションにて今回のVT回路の離断に成功しても、背景心疾患が進むにつれ新たなVT回路が生じるかもしれません。あくまで現在生じているVTの根治療法であって、VTそのものの根治療法ではありません。背景心疾患の加療を含めた術後のフォローアップも大切になります。

器質的心疾患を背景に持つ持続性心室頻拍におけるアブレーション治療の実際

カテ室再現会話

医 症例を提示してください。

研 症例は70歳男性です。拡張型心筋症、完全房室ブロック、心室頻拍に対し10年前にICDが挿入されましたが、繰り返す心不全入院のため5年前に除細動器付き両心室ペースメーカ（CRT-D）にアップグレードされました。慢性心不全の状態はやや改善しましたが、ICDの頻回作動を認めたため今回緊急入院となり、アブレーション予定となりました。

看 患者さんが入室されました。

医 EF30％台で低左心機能症例ですので、頻拍持続による心不全増悪も考えられます。頻拍中のアクチベーションマップを作成する前に、まずはサブストレイトマッピングを行いましょう。VT中の12誘導心電図では、前胸部誘導で右脚ブロックパターンなので左室由来が疑われます。そのため、左室を中心にマッピングすることにします。

技 ローボル（ローボルテージゾーン）のカットオフ値を0.5mVとします。つまり、0.5mV未満を異常低電位と定義します。

🧑‍🔬㊅ 特に左室中隔基部領域に低電位領域を認めます（**図2**）。

👨‍⚕️㊩ そうですね。そして、低電位領域と正常心筋の境界部を中心に、遅延電位や分裂電位といった異常電位を認めます（**図2**のピンク色のタグや水色のタグ）。では、VTを誘発してみましょう。心室から基本周期500msecで400msecの連結期からシングル（単発期外刺激）10msecダウンでお願いします。ダブル（2連発期外刺激）まで行ってください。

🧑‍🔧㊧ わかりました。

👨‍⚕️㊩ 500の350-310で誘発されました（**図3**）。

🧑‍🔬㊅ ほぼ上方軸（Ⅱで±、Ⅲ・aV_Fで上向き）で、胸部誘導で右脚ブロックパターンです。少なくとも流出路起源ではなく、左室由来の頻拍のようです。

👨‍⚕️㊩ これはクリニカルVTと同じ波形です。血圧は収縮期90mmHgくらいでギリギリ安

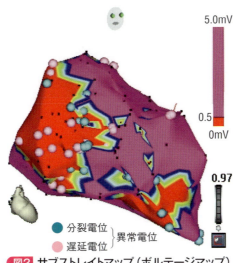

● 分裂電位 ┐
● 遅延電位 ┘ 異常電位

図2 サブストレイトマップ（ボルテージマップ）

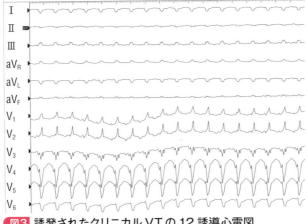

図3 誘発されたクリニカルVTの12誘導心電図

定しているので、アクチベーションマップを描いてみましょう（**図4-a**）。

🧑‍🔬⚙️赤→橙→黄→緑→青→藍→紫の順に追ってみると、時計回りに旋回しているマクロリエントリータイプの頻拍のように見えます。

👨‍⚕️⚙️追えている頻拍は409｛＝208－（－201）｝msecですので、頻拍周期460msecをまだ満たしていません。また、今回とったポイントは多くで拡張期電位が確認できました。

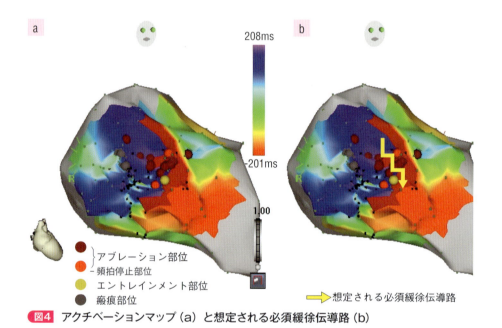

図4 アクチベーションマップ（a）と想定される必須緩徐伝導路（b）

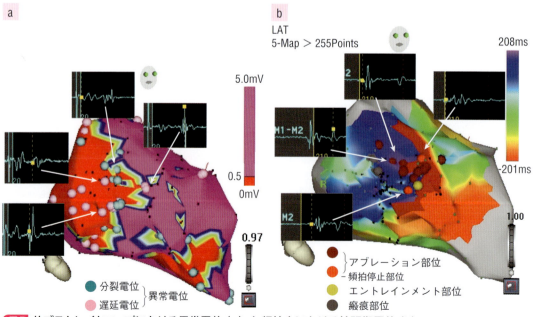

図5 サブストレイトマップにおける異常電位（a）と頻拍中における拡張期電位（b）

医 今回はサブストレイトマップを参考に低電位領域の部分を中心にマッピングをしたので、拡張期電位が多く認められたのでしょう。ある程度狭い範囲でのアクチベーションマップなので、この図だけで全てを読み取ることは困難ですが、おおよその回路の想定はできそうです。

先ほどのサブストレイトマップ（**図2**）では、低電位領域の心筋と正常心筋の境界部分に遅延電位などの異常電位を認めました（**図5-a**）。そして同部位では、頻拍中には拡張期電位を認めています（**図5-b**）。この部分が必須緩徐伝導部位の可能性があります（**図4-b**）。

COLUMN 遅延電位と拡張期電位の関係

拡張期電位は、リエントリー性心室頻拍においてしばしば緩徐伝導部位で認められます。同部位は洞調律時には遅延電位が記録されることが多いです。その機序は**図6**のようなシェーマを考えると理解しやすいかもしれません。

図6-aは洞調律時（あるいはペーシング下）の心内心電図です。黒矢印はQRS波形とほぼ同時に記録される電位で、QRSに遅れて興奮する電位（遅延電位）が赤矢印です。一方**図6-b**は頻拍中の心内心電図です。赤矢印は拡張期電位を示しており、QRS波形とほぼ同時に記録される黒矢印の電位の間に存在します。

このように、必須緩徐伝導路で記録される拡張期電位は、洞調律中では伝導遅延を伴った異常電位（遅延電位など）を示します。ただし「逆必ずしも真ならず」で、遅延電位部位が必ずしも頻拍回路における必須緩徐伝導部位ではないことに注意が必要です[1)]。

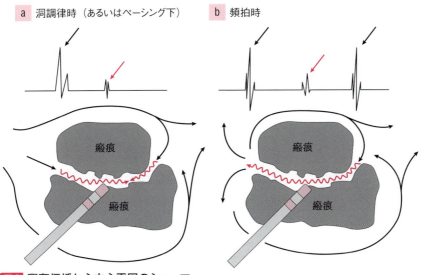

図6 興奮伝播と心内心電図のシェーマ

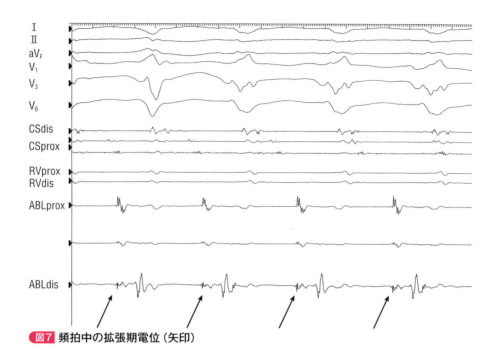

図7 頻拍中の拡張期電位（矢印）

- 医 先生、次は何をすべきだと考えますか？
- 研 推定される必須緩徐伝導路上でのエントレインメントです。
- 医 そうですね！では、行ってみましょう。
  拡張期電位（**図7**）の早期性はどうでしょうか？
- 技 QRS onset より 80ms 先行しています。
- 医 ここで、エントレインメントをしてみましょう。サイクルレングス（頻拍周期）は 460msec なので、そうですね…440msec で行ってください。
- 技 わかりました。
- 医 先生、エントレインメントの所見を言えますか？（**図8**）
- 研 PPI（ポストペーシングインターバル）の計測をお願いします。また、アブカテから QRS までの間隔（S-QRS、スティム QRS）の計測をお願いします。
- 技 PPI は 460msec で VT サイクルレングスと一致しています。また、スティム QRS と拡張期電位（DP）から QRS までの間隔（DP-QRS）はともに 80msec で一致しています。
- 研 80 割る 460 はえっと…
- 技 約 0.17 です。
- 研 ありがとうございます。では、所見をまとめます。
  まずはペーシング中の波形は VT 波形と同じで、コンシールドエントレインメントの所見です。PPI は VT のサイクルレングスと完全に一致します。さらにスティム QRS は 80msec で、DP-QRS と一致しています。以上から頻拍はリエントリーで、同部位のスティム QRS は頻拍周期の約 17% で、30% 未満であることから、必須緩徐伝導

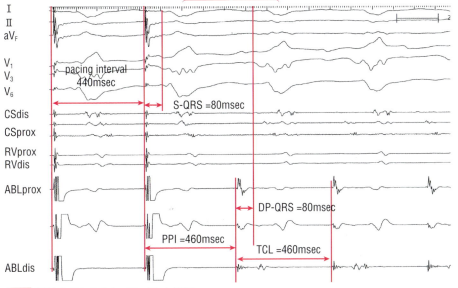

図8 頻拍中のエントレインメント所見

頻拍周期 TCL460msec に対し 440msec でペーシングを行い、コンシールドフュージョンを呈している。また、TCL ＝ PPI（＝ 460msec）、S-QRS ＝ DP-QRS（＝ 80msec）であり、TCL に対する S-QRS の割合は 80/460 × 100 ＝ 17％と計算され、図10のアルゴリズムにしたがって必須緩徐伝導路の出口付近（図9）にペーシング部位があることがわかる。（PPI；ポストペーシングインターバル（Case4 参照）、S-QRS；カテ刺激から QRS までの時間、DP-QRS；拡張期電位から QRS までの時間）

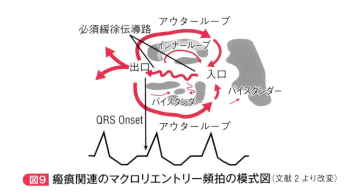

図9 瘢痕関連のマクロリエントリー頻拍の模式図（文献2より改変）

路で、なおかつ出口側であると考えられます。

医 完璧だね！

よくわかる解説その①：エントレインメントによる入口出口の判定

エントレインメントの基本事項に関しては、すでに case4 瘢痕性心房頻拍に詳細がありますので、基本的な考え方は同部位の解説を読み直して復習してください。ところで、PPI が頻拍周期に一致する部位で焼灼を行えば、必ず頻拍は停止するのでしょうか？ 答えは否です。その理由を考えてみることにします。

図9は、瘢痕関連のマクロリエントリー頻拍の素地（サブストレイト）を模式化したものです。完全に死滅した線維化組織（瘢痕）の中に、わずかに生存した伝導障害を有する組織が緩徐伝導路の役割を果たします。このうち本当に頻拍の維持に「必須」である部位を必須緩徐伝導路と呼んでいます。アウターループは、頻拍の回路上ではありますからPPIは頻拍周期に一致します。ですが、必須緩徐伝導路ではないため、この部位を通電しても頻拍が止まりません。
　では、必須緩徐伝導路でエントレインメントペーシングを行うとどうでしょうか？　もちろんPPIは頻拍周期と一致しますが、次に重要なのはコンシールドエントレインメントという現象です。コンシールド（concealed）とは不顕性（表に現れない）という意味です。コンシールドフュージョンと呼ぶこともあります。
　アウターループからエントレインメントペーシングを行うと、興奮の伝播様式は頻拍中のものと異なり、それは体表面心電図や心内電位に現れます。しかし、必須緩徐伝導路から行うと、興奮の伝播様式は頻拍中のものと同一であるにもかかわらず、頻拍は乗っ取られて（エントレインメントされて）います。つまり、乗っ取られていることが表立って現れないため、不顕性エントレインメントと呼ばれています。コンシールドフュージョンと呼ぶのは、エントレインメント中には回路内において電位としては観察されないものの、逆行性に興奮している部分は存在するためです。ただし、スローコンダクションゾーンの中には頻拍の発生維持に必須でない部位も存在します。これを電気生理学的検査（EPS）では、バイスタンダー（傍観者の意）と呼びます。
　では、ペーシング部位が果たして必須緩徐伝導路上なのか、外なのか、また伝導路上だとしても入口付近か、中央部か、出口付近かの判定の具体的な方法について述べます。
　生じているVTの頻拍周期（VTCL）より10〜20msec程度短い周期で、ペーシングを行います。まず第一にコンシールドフュージョンを認めなければ、必須緩徐伝導路上にはありません。PPIがVTCLとほぼ一致（±30msec）、あるいはカテ刺激からQRSまでの時間（S-QRS間隔）が拡張期電位からQRSまでの時間（DP-QRS間隔）とほぼ一致（±20msec）であれば、必須緩徐伝導路上の可能性が高いです。さらにVTCLに対するS-QRSの割合 {(S-QRS/VTCL)×100} が30％以下で出口、31〜50％で中央、51〜70％で入口となり、これらは必須緩徐伝導路上といえます。一方70％を超える場合はインナーループと呼ばれる瘢痕内のループ上にあり、ここは必須緩徐伝導路ではないため通電しても頻拍は止まりません。以上のアルゴリズムを図10に示します。先に示した模式図（図9）とともに、とても有名な図なので、しっかり理解しましょう。

　医　まずはここで通電しましょう。30Wでお願いします。
　技　わかりました。あ、VTが停止しました！

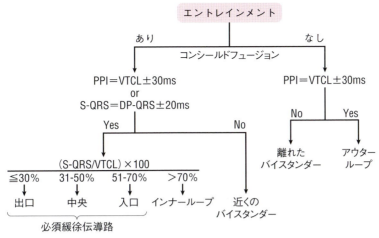

図10 エントレインメントにおける入口出口の判定アルゴリズム

(文献2より改変)

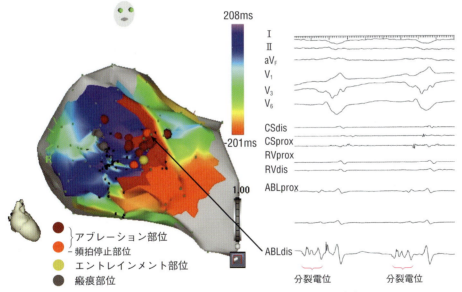

図11 通電部位（赤タグ）と最終通電部位における局所電位（分裂電位）

- 医 少しカテを先ほどの通電部位よりやや前壁側に動かしました。再度誘発お願いします。
- 技 わかりました。クリニカル VT が誘発されました。
- 医 QRS に先行するフラグした電位（fragmented potential：分裂電位）を認めます（**図11**）。よい電位ですね。
- 看 先生、収縮期血圧 80mmHg まで下がってきました。あと、少し体動があるようです。O_2 2L ネーザル下で酸素飽和度は100%で、酸素化は安定しています。
- 医 わかりました。少し急ぎましょうか。先ほどの通電部位からほとんど近くであることを考えると、ここもクリティカルイスムス（必須緩徐伝導路のこと）である可能

性が高いです。通電しましょう。

技 サイクルレングスが徐々に延長してVTが停止しました！

医 よい反応ですね。この周囲を追加通電することにします。その後に何度か誘発を試みてください。

技 わかりました。

（心室からの期外刺激や連続刺激を何度か試行）

技 誘発されません！

医 では、セッションを終了としましょう。

* * *

研 先生、頻拍周期を満たすまでにアクチベーションマップを今回描かずに通電を開始したのはなぜですか？

医 確かにもう少しアクチベーションマッピングを詳細に行って頻拍周期を満たせば、全体の頻拍回路の全容がさらに詳細に見えてくるはずです。ただ、エントレインメントの所見において、頻拍機序はリエントリーで同部位が必須緩徐伝導路付近であることがわかりました。同部位は中隔付近でしたので、左室のみならず右室の一部も頻拍回路に含まれる可能性が高く、3次元的な広がりを持って両心室に伝播する回路を呈していると思われました。また、低左心機能の症例であることを考慮すると、綺麗なマップを作ろうとしている間に心不全が増悪したり、血行動態の破綻にてアブレーション継続が困難となるかもしれません。以上の理由で、頻拍の概要がわかった時点で、その部位の通電を速やかに開始しました。理想は完璧なEPSですが、実臨床では各症例の状況に応じて臨機応変な検査が求められます。

研 フラグした電位を認めた最終成功通電部位のところでエントレインメントをしなかったのはなぜですか？

医 直前の通電部位をわずかに動かしたのみで、この付近が大事な部位であることは心内心電図からもほぼ自明でした。確かにここはエントレインメントをしてみてもよかったかもしれませんが、血圧も低くなっており、やや不穏状態を認め始めていたので、そのまま通電しました。これも先ほどと同じ理由です。

* * *

医 ところで先生は非常によく勉強していましたが、循環器内科志望だっけ？

研 いろいろ迷っていたんですが、この研修期間で循環器内科に行くことを決意しました！特にアブレーションが面白すぎて。ありがとうございました！

医 そうですか、それは嬉しいね。研修お疲れさまでした。一緒にまた仕事をしましょう。待っていますよ！

ステップアップ講座

❶ 心外膜アブレーション

心外膜側に心室頻拍の基質を持つ疾患の場合、従来通りの心内膜側からのマッピングでは回路同定は困難で、通電しても不十分なことがあります。拡張型心筋症や心臓サルコイドーシスなどの非虚血性心疾患は、特に心外膜起源が多いとされています。冠静脈内から部分的に心外膜側の通電は可能ですが、血流による冷却効果などもあり十分にアブレーションできないこともしばしばあります。そもそも冠静脈の走行部位以外の心筋への通電は不可能です。そこで始められたのが、心窩部から直接心嚢内にアプローチする方法です。1996年にSosaらにより初めて報告されました[3]。今まで諦めざるをえなかった心外膜起源のVTに対する有効なアプローチ方法として広まりましたが、心嚢液が貯留していない状態での心嚢穿刺は比較的危険を伴う手技であり高度な技術を経験が必要とされます。

心外膜由来かどうかは12誘導心電図でも大まかに予想がつきます。鑑別については、過去に優れた論文がいくつも発表されています。代表的なものを挙げると、胸部誘導における擬性デルタ波の存在、Ⅰ誘導におけるq波の存在、胸部誘導におけるQRS波形のonsetからpeakまでの時間とQRS波形幅の比（maximum deflection index：MDI）が0.55以上であることなどです[4〜6]。VTアブレーションでは、術前の心電図から心外膜起源かどうかを事前に吟味しておく必要があります。**図12**に、当院での心外膜起源のVTであり心外膜アブレーションが奏功した症例での12誘導心電図を示します。擬性デルタ波、Ⅰ誘導でのq波を認め、MDIは0.55以上です。

❷ LAVA (local abnormal ventricular activities：ラバ)

クリニカルVTが誘発されない場合やVT時に血行動態が安定しない場合、洞調律時（またはペーシング下）のサブストレイトマッピングを行い、瘢痕組織と障害心筋部位を見極め必須緩徐伝導部位を想定しながらアブレーションを行います。ここで大切になる異常電位は、遅延電位（delayed potential, late potential）、破砕電位（fractionated potential）、分裂電位（fragmented potential）、二重電位（double potentials）です。これらの異常電位は特徴がオーバーラップしていて、全てをクリアに鑑別することは困難です。こういった異常電位をまとめてLAVAと呼び、LAVAをターゲットとしたアブレーションを行おうとフランスボルドー大学のJaïsらが2012年に提唱しました。原著論文から抜粋したLAVAの例を**図13**[7]に示します。高周波成分を認める心室電位であり、遅延伝導特性を有することが大きな特徴といえます。LAVAのすべてが心室頻拍に関連していないかもしれませんが、心室頻拍時にこれらの電位が心室電位前方に出現した場合は頻拍に関連した部位の電位を示している可能性が高いと思われます。

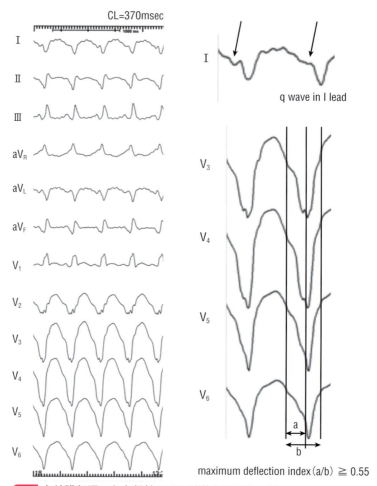

図12 心外膜起源の心室頻拍の12誘導心電図の一例

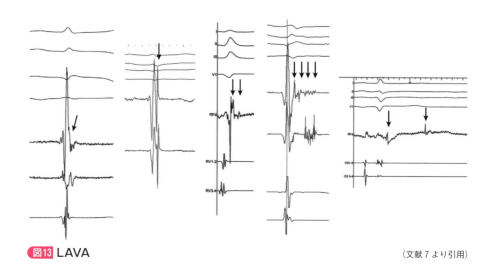

図13 LAVA

（文献7より引用）

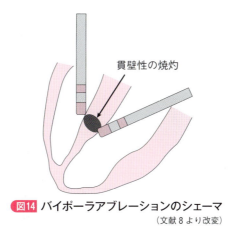

図14 バイポーラアブレーションのシェーマ
(文献8より改変)

❸ バイポーラアブレーション

　通常のアブレーションは、アブレーションカテーテルと体表の対極板との間に高周波エネルギーを通電するユニポーラアブレーションです。しかし、心筋深層部に不整脈の起源や基質が存在する場合には十分な抵抗熱（ジュール熱）が伝わらず根治できない場合があります。例えば、肥大型心筋症での肥大した心筋（特に中隔など）や心室瘤が不整脈源となる場合などが挙げられます。このような症例に対し、バイポーラアブレーションが有効なことがあります。心腔内に留置した2つの活性電極に高周波エネルギーが通電され、両電極カテーテルともにイリゲーションカテーテルが必要となります。バイポーラアブレーションの最大の特徴は、貫壁性の焼灼が可能となることです（**図14**）。ただし、市販のアブレーションカテーテルでは認可された方法ではなく、回路を組むには若干の工夫を要します。また、心室中隔で施行された場合には心室中隔穿孔や房室ブロック、自由壁の場合には心室壁穿孔の危険性があります。

引用・参考文献

1) 多田浩. "心室における障害電位". 心内局所電位：アブレーションに役立つ特殊電位観察法. 小林義典ほか編. 南江堂, 2014, 222-9.
2) Stevenson, WG. et al. Exploring postinfarction reentrant ventricular tachycardia with entrainment mapping. J Am Coll Cardiol. 29 (6), 1997, 1180-9.
3) Sosa, E. et al. Endocardial and epicardial ablation guided by nonsurgical transthoracic epicardial mapping to treat recurrent ventricular tachycardia. J Cardiovasc Electrophysiol. 9 (3), 1998, 229-39.
4) Berruezo, A. et al. Electrocardiographic recognition of the epicardial origin of ventricular tachycardias. Circulation. 109 (15), 2004, 1842-7.
5) Daniels, DV. et al. Idiopathic epicardial left ventricular tachycardia originating remote from the sinus of Valsalva: electrophysiological characteristics, catheter ablation, and identification from the 12-lead electrocardiogram. Circulation. 113 (13), 2006, 1659-66.
6) Vallès, E. et al. ECG criteria to identify epicardial ventricular tachycardia in nonischemic cardiomyopathy. Circ Arrhythm Electrophysiol. 3 (1), 2010, 63-71.
7) Jaïs, P. et al. Elimination of local abnormal ventricular activities: a new end point for substrate modification in patients with scar-related ventricular tachycardia. Circulation. 125 (18), 2012, 2184-96.
8) 野上昭彦. "バイポーラアブレーション". 不整脈治療update 第1巻アブレーション治療戦略の新たな段階. 奥村謙ほか編. 医薬ジャーナル社, 2014, 154-62.

（大西尚昭）

CHAPTER 5

実践から学ぶ！
カテーテルアブレーションの
合併症・急変時の対応

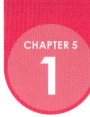

チャートでわかる！術中合併症・急変時の対応

看護師・セカンドオペレーターが合併症にいち早く気づくためにどう考え、どう動くか

　アブレーション中術者は手技に集中しているため、患者さんの状態変化に気づきにくいといった現状があります。そういった点をふまえて、看護師（あるいはセカンドオペレーター）が患者さんの状態やバイタルサインの変化にいち早く気づき、必要に応じて術者へ報告し速やかに処置が行えるよう常に準備しておくことが極めて大切になります。

　アブレーション中の患者さんのバイタルサイン変動は、大きく分けると**血圧低下**と**酸素飽和度の低下**の2つが挙げられます。それらが生じた場合の対応や行動についての思考回路のコツは、

1. 重篤な合併症が生じていないか
2. よくある原因は何か

の2本立てで考えるクセをつけることです。アブレーション看護に慣れてしまうと、「よくある原因」ばかり考えてしまい、背後にある重篤な合併症を見逃す危険があります。重篤な合併症を常に除外する意識が大切になります。

　次に具体的に見ていきましょう。以下は「看護師」の視点で解説していますが、セカンドオペレーターも同様の視点で観察しましょう。

血圧低下

　フローチャート①（**図1**）を見てください。以下、フローチャートをたどりながら本文を読み進めていってください。

　まず、鑑別で重要な病態に**心タンポナーデ**と**出血性ショック**があり、これらが生じていないかを確認することから開始します。

　血圧が低下した時には、まず看護師は患者観察と状況の把握を改めて行うことから開始します。確認項目は、①意識レベル（深い鎮静状態か）、②心臓のどの部位を焼灼した後に血圧低下したのか、③脈拍数の変化（頻脈か徐脈）や血圧波形の変化です。直前にポップ音（焼灼されている心筋内での急激な温度上昇に伴う水蒸気爆発による「ポン」という音のこと）が聴取されたら、心タンポナーデの可能性が高まります。ただし、ポップ音は術者にしか聴こえない場合もありま

☆重篤な合併症である心タンポナーデ、出血性ショックの除外を念頭に動く
☆多くの場合は、過鎮静、薬剤、心臓自律神経節の通電、頻脈・徐脈による影響である

☆アブレーションでは常に心エコーや心嚢ドレナージキットを使用できるよう準備しておく

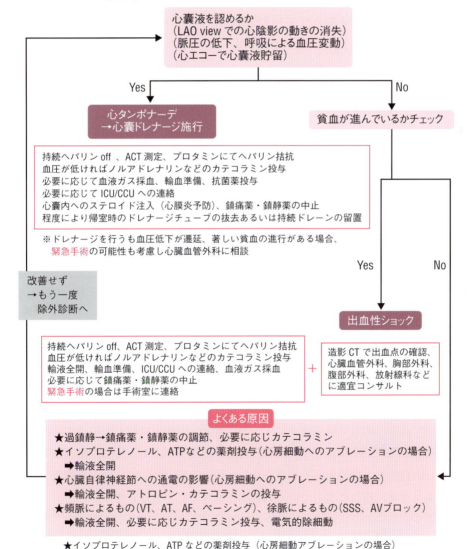

図1 フローチャート①血圧が低下した場合

す。術者が「ポップした」と自己申告する場合もありますので、術者の声にも耳を傾けます。

血圧低下が遷延している場合には、輸液全開、必要ならノルアドレナリンなどのカテコラミン投与を検討します。そのうえで（ほぼ同時に）原因検索に移ります。

透視上（特にLAO view）で心陰影の動きが消失していたら、心タンポナーデをまず疑います。心タンポナーデの血行動態は拡張障害を来しており、脈圧（収縮期血圧と拡張期血圧の差）は小さくなります。また、血圧（Aライン）の呼吸性変動を認めます。通常吸気時には胸腔内は陰圧になり右室への静脈還流量が増加するため、右室が拡張し左室を圧排して心拍出量が低下します。正常でも吸気時に10mmHg未満で低下しますが、心タンポナーデでは拡張障害のため10mmHg以上低下します（これを「奇脈」といいます）。一般的にモニター上で明らかな呼吸性の血圧変動を認めたら、心タンポナーデのサインだと思いましょう。さらに心エコーで心嚢液の量を確認します。

透視で心陰影の動きを確認することによる拍動性変動の低下は心タンポナーデの診断に感度が高く、実際心エコーを当てるより早期に心タンポナーデの存在を判断する根拠になるといわれています。パルス透視にしていると判断が難しい場合があることに注意が必要ですが、心嚢穿刺までに時間がかかると時に危険な状況になる場合もあり、透視の所見だけで心嚢穿刺の準備に入る場合があります。一方、看護師は少なくとも「ひょっとしたら心エコーが必要になるかも…」と考え、心エコーの置き場所を確認したり、電源がスタンバイになっているかを確認してもよいと思います。心嚢ドレナージを行う場合は一刻を争う処置が必要であるため、すぐに動けるように事前の心構えは大切です。ドレナージキットの場所を頭のなかで確認しておくことも大切です。心タンポナーデの詳細に関しては、心タンポナーデの項（p.267）を参照してください。

心嚢液が貯留しておらず、心タンポナーデが否定できそうなら、心臓以外での出血に伴う出血性ショックを除外する必要があります。例えば、大腿静脈穿刺に難渋した場合には後腹膜出血を来している可能性もあり、出血性ショックが疑われます。必要に応じて緊急採血にてヘモグロビンの値を確認し、急速に進行する貧血所見がないかを確認します。もし貧血が進んでいるようなら、輸液によるボリューム負荷および輸血のオーダーをしつつ、造影CTにて出血点を確認する必要があります。場合によっては、外科的止血術が必要となります。

心タンポナーデと出血性ショックを除外して、初めて「よくある原因」を考えます。よくあるものとしては**過鎮静によるもの**、**薬剤投与の影響**（イソプロテレノール、ATPなど）、**心臓自律神経節への通電の影響**（心房細動アブレーションの場合）、**頻脈によるもの**（VT、AT、AFペーシングなど）、**徐脈によるもの**（SSS、AV blockなど）、などが挙げられます。鎮静薬や鎮痛薬、イソプロ

テノール、ATPなどの薬剤投与の影響の場合は、輸液ペースアップにて様子観察していきます。なお、点滴などは医師指示のもとで行うことが多いですが、看護師側から「血圧が低めなので輸液を早めておきますね」と術者に伝えてもよいと思います。心臓自律神経節への通電の影響の場合には、輸液ペースアップや必要に応じてアトロピンやカテコラミン投与を行います。徐脈が原因の場合では輸液や必要に応じてカテコラミン投与を、頻脈の場合には電気的除細動を行うこともあるので、アブレーション中は除細動器を常にスタンバイしておきます。

慣れてくれば1の手順、すなわち「心タンポナーデ」か「出血性ショック」が生じている可能性は、経験的に割と簡単に除外できるようになります。例えば、透視像で心陰影の動きが全く問題なければ、わざわざエコーで確認する必要は少ないですし、心拍数があまり早くなければ出血性ショックの可能性は低く、採血で確認しなくてもよい場合もあります。

ただし、最初から2の「よくある原因」から考えるのではなく、まずは1の重篤な合併症を除外するクセをつけましょう。そして、「よくある原因」だと思っても、常に重篤な合併症の可能性は頭の隅に残しておきます。また、輸液などで対応しても血圧低下が遷延するなど「何か変だな」と思ったら、立ち止まってもう一度1の重篤な合併症の除外診断をし直すことが大切です。

酸素飽和度低下

フローチャート②（図2）を見てください。除外しなくてはならないものとして、**心不全増悪、気胸、CO_2 ナルコーシス**が挙げられます。

酸素飽和度低下の持続が見られたら、気道確保と酸素投与（あるいは酸素増量、必要ならマスク換気）を行いながら、患者観察および今現在の状況の把握、確認を行います。気道粘膜からの分泌物や鼻出血（AFアブレーションでの食道温モニターの留置時に生じえます）による気道閉塞もありうるので吸引の準備をしましょう。もともと心機能が低下している症例かどうか、鎮静薬の使用状況の確認、睡眠時呼吸障害や慢性閉塞性肺疾患（COPD）の既往の有無などが大事なポイントです。また、体動（p.266 COLUMN参照）により経皮的動脈血酸素飽和度（SpO_2）モニターが外れている可能性もあります。

低左心機能の症例では、アブレーション中の容量負荷により心不全の増悪が容易に起こりえます。聴診で湿性ラ音を認めたら間違いありません。酸素投与や利尿薬の投与、非侵襲的陽圧換気（NIPPV）の準備、場合によっては気管挿管の可能性もあります。重篤な場合はアブレーション手技を中止せざるをえなくなります。

また、鎖骨下静脈穿刺を行った場合は、気胸の合併症も起こりえます。透視上ですぐに気胸の有無は確認できます。陽圧呼吸管理を行っていれば気胸を増悪さ

☆重篤な合併症である心不全増悪、気胸、CO_2ナルコーシスの除外を念頭に動く
☆多くの場合は、過鎮静による一過性の酸素飽和度の低下である

☆アブレーションでは常に呼吸状態に対する準備を確認しておく
　①ASVの有効な稼働
　②エアウェイ・バッグバルブマスク・リザーバーマスクの準備
　③吸引の準備

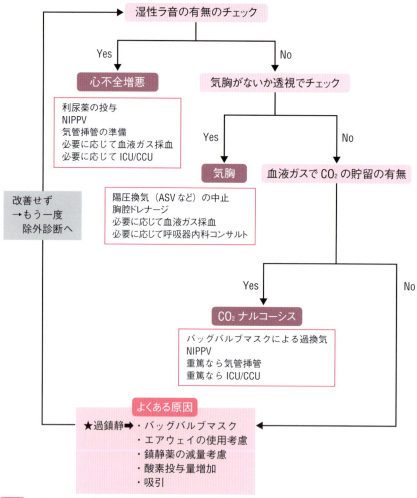

図2 フローチャート②酸素飽和度が低下した場合

せるため、中止しなくてはなりません。一定以上の気胸を認めたら胸腔ドレナージキットにて対処が必要です。

酸素飽和度低下を認めた場合は酸素投与が原則ですが、睡眠時呼吸障害やCOPDの既往があったり、肥満（特に首周囲の脂肪）がある場合は高濃度酸素投与によりかえって呼吸抑制が生じCO_2ナルコーシスとなる場合があることは認識しておく必要があります。そこで、血液ガスデータでのCO_2の貯留の確認も必要となります。エアウェイの装着、NIPPV装着、場合によっては気管挿管管理が必要なこともあります。ただ、心房細動アブレーション時はヘパリンの投与がされているため、エアウェイの装着時は後出血が起こりうることにも注意が必要です。

これらを除外した後に「よくある原因」を考えます。一般的には、**過鎮静**による一過性の酸素飽和度低下が圧倒的に多いです。

鎮痛薬・鎮静薬など薬剤の投与直後は酸素飽和度の低下が多く見られますが、徐々に上昇してくるようなら経過観察します。舌根沈下しにくいような気道確保の工夫も必要です。また、鎮痛薬・鎮静薬の減量を考慮します。しかし、それでもなお頻回に酸素飽和度の低下、もしくはその遷延化するようなら、やはり背後に重篤な合併症（心不全、気胸、CO_2ナルコーシス）が潜んでいることがありますので、もう一度振り返ってひとつひとつそれらを除外診断するよう心がけましょう。

（佐治恭子／大西尚昭）

患者さんの体動はどうする？

　治療中の患者さんの体動について、皆さんの施設ではどのような対策がとられているでしょうか。焼灼の的が数ミリ単位の「点」であるアブレーション治療においては、微細な体動も大敵です。穿刺中、マッピング中、通電中…どの段階においても、治療時間が延びる、それだけでなく、例えば心タンポナーデといった重篤な合併症につながりかねないからです。術者にとってだけでなく、患者さんにとっても体動は不利益となるのです。

●**体動を防ぐための工夫**

　長時間の同一体位は患者さんにとって苦痛が大きく、特に腰痛などの持病があると、開始早々楽な姿勢を求めて動き出す…意識下で行う治療においては特に、考えなければなりません。検査台へ臥床した際には、患者さんにとっての安楽な体位を調整しましょう。患者さんの協力なしに安静を保つことは難しいため、訪問などによる事前の説明と情報収集は重要となります。鎮痛・鎮静下においては、不随意に動く可能性があります。安全のため、十分な説明をしたうえで、可能な範囲で固定させてもらいましょう。

●**体動が起こった時、どう考える？**

　アブレーション治療では、通電による疼痛、長時間臥床に伴う身体的苦痛に対して、可能な範囲で鎮痛・鎮静を行います（ただしVPC・VT症例では鎮痛薬・鎮静薬を用いることでVPC・VTが消失してしまうことがあるので、必要最小限で行います）。

　では、なぜ体動が起こるのでしょう？ 多くの場合、鎮痛・鎮静が浅く、患者さんが苦痛を感じてしまうためと考えます。鎮痛薬・鎮静薬を追加して苦痛が除去できれば、体動が落ち着く場合も多いですが、「動く＝鎮痛・鎮静が足りない」ではありません。治療の経過に合わせ「なぜ動いたのかな？」と原因を追究する思考が大切です。なぜなら、危険な合併症の前兆である場合も考えられるからです。「バイタルサインに変化はない？」「表情は？ 冷汗は？ ほかの身体変化は？」など、患者さんに「何か起こっているかもしれない！」という危機感を持ってアセスメントすることは、患者さんを観察する時間が最も多い看護師だからこそできる技だと考えます。医師への情報提供も確実に行いましょう。

　体動に関するこのような患者観察は、治療を少しでも短時間に、患者さんの苦痛を最小限に、そして合併症に備えた早期発見・早期対応を可能にします。患者さんにとっての安全・安楽を守るために、観察能力・アセスメント能力を磨いていきましょう。

（吉川美幸）

CHAPTER 5-2 心タンポナーデ

はじめに

心臓は、心外膜という薄い袋のようなもので取り囲まれています（図1）。心臓と心外膜の間には、通常10～20mL程度の液（心囊液）があり、心臓の滑らかな動きのための潤滑油の働きをしています。心タンポナーデとは、この間に血液などが漏出して、たまった液により心臓が圧迫され、拡張不全を来した状態をいいます。アブレーション治療時は、カテーテルなどによる心筋穿孔が原因で起こることが多いと思われます。

実症例

心室期外収縮（VPC）アブレーションの症例について、解説します。術中の収縮期血圧は140mmHg、拡張期血圧は78mmHgでした。右室流出路アブレーション中に患者さんから「首から背中にかけて痛い」と訴えがありました。冷汗著明、顔面蒼白であり、血圧は100/65mmHg、脈圧は62mmHg（140-78）から35mmHg（100-65）に減少し、動脈圧の呼吸性変動を認めました（図2）。また、心陰影の動きの消失を認めました。心エコーにより中等量の心囊液が確認でき、心囊ドレナージを施行しました（図3）。末梢ラインより血漿分画製剤の点滴と抗菌薬を開始、プロタミン20mg静注、ノルアドレナリン20μg静注、Pig tailドレナージチューブ留置後に心囊液の吸引を施行しました。その後、心囊内にステロイドの注入を行い、動脈圧ラインを確保しICUに入室しました。

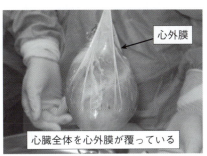

図1 生体（豚）の心臓
心臓全体を心外膜が覆っている

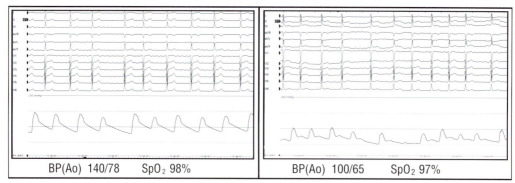

BP(Ao) 140/78　　SpO₂ 98%	BP(Ao) 100/65　　SpO₂ 97%
通電前（9：42）	通電後（9：44）

図2 通電前後の患者バイタル

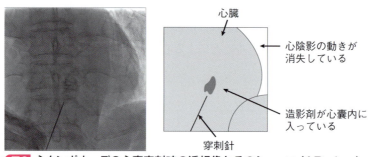

図3 心タンポナーデの心嚢穿刺時の透視像とそのシェーマ（AP view）

　心嚢液の貯留があれば、血圧低下、脈圧の減少と呼吸性変動を認め、術中の透視画像にて心陰影の動きの消失を認めます。心エコーを施行し、確定診断をつけ、心嚢液の動きの量が多ければ、迅速に心嚢ドレナージを施行します。同時に循環血液量を確保し、昇圧薬を投与して血圧低下を防ぎます。全身ヘパリン化をしているため、血液凝固時間の測定をしながらプロタミンを投与し、ヘパリンを中和します。その後の心外膜炎の合併症予防のため、抗菌薬の静脈注射の投与、ステロイドの心外膜注入を行います。

心タンポナーデを避けるための工夫

　心タンポナーデは、全ての症例で起こる可能性があります。「**通電時にポンと音がした時（ポップ現象）**」「**カテーテルで強く心筋を押し付けて焼いて、急激に温度が上昇した時**」「**心房中隔穿刺による誤穿刺**」などで起こりやすく、注意が必要です。

呼吸に対する注意

　通電中に呼吸変動が大きいと、カテーテルがずれ思わぬ部位を焼いてしまう危険があります。また、3Dマッピング時などに深呼吸をすると、胸郭が大きく動

き、マッピング上の解剖学的位置関係がずれる恐れがあります。そのため患者さんの呼吸状態に注意します。

❶ 深呼吸を避ける

通電や3Dマッピングの際は、事前に「深呼吸を避け、できる限り普段と変わらない呼吸をする」ことを患者さんに説明して協力を得ます。また、通電中は絶対に話しかけないように注意しましょう。

❷ 鎮静薬の投与量調整

鎮静薬の投与量が多いとチェーンストークス様呼吸になりやすいため、SpO_2値以外に呼吸状態、術中採血のCO_2値も観察し、鎮静薬の投与量と酸素の投与量を調整します。

抑制

当院では、鎮静薬を使用する心房細動症例においては、大きな体動を防ぐために患者さんの同意のうえで抑制を行っています。抑制部位は上肢、手関節部、下肢です。上肢には抑制帯（10〜15cm幅）を使用し、上半身を巻きこんで検査台に固定します。手関節部には抑制帯を使用します（p.91参照）。

（筧　晴雄）

3 塞栓症

はじめに

塞栓症とは、血栓や空気が血流に乗って血管を詰まらせ、塞栓部位より遠位部が虚血に陥り、諸臓器が機能不全に陥る状態のことをいいます。塞栓物質には**血栓**と**空気**があります。治療後の安静も含めて安静が長時間になる場合は、下肢の深部静脈に血栓が生じることもあります。

血栓塞栓症

実証例

発作性心房細動術後、翌日に左半盲が発見され、CTを施行しました（**図1**）。神経内科コンサルトを行い、エダラボン（ラジカット®）の静脈注射を行いました。今回は発見時刻が翌日であり、血栓溶解療法（tPA）の適応はありませんでした。

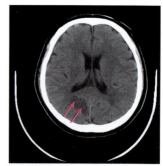

図1 脳梗塞CT画像
矢印部位の右後頭葉の低濃度領域が梗塞部位。

脳梗塞に対してはtPAを行える可能性があるため、脳梗塞症状の早期発見が大切です。また、術中の発見であればそのままカテーテルによる血栓回収できる可能性があるため、脳血管治療チームへの速やかなコンサルトが大切です。

脳塞栓は、治療に使用するシースやカテーテルに血栓が付着し、それがはがれて脳血管へ飛来することで起こります。左心系の治療時には十分な注意が必要であり、特に肺静脈隔離術は他のアブレーション治療よりも長時間になることが多いため、脳塞栓のリスクも上昇すると考えられます。通電中のカテーテル先端の急激な温度上昇は血栓形成を促進する可能性があり、抵抗値の上昇は血栓の付着による場合があるため、通電中の温度、抵抗値の監視も重要となります。

脳塞栓を合併しても、患者さんのバイタルサインが大きく変化することは少ないため、早期に合併症を発見するためには、①**患者意識レベル**、②**四肢運動障害**

表1 アブレーション後の神経学的診察

①患者意識レベル	声かけにより容易に開眼できるか？
②四肢運動障害	握力、足先運動の左右差がないか？
③構音障害	受け応えが可能であるか？ろれつがまわるか？
④瞳孔	声をかけたほうを両眼で向くことができ、瞳孔径に左右差がないか？

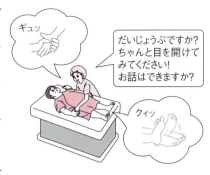

の有無、③構音障害の有無、④瞳孔の確認などが必要です（**表1**）。鎮静薬を使用する症例は、術中の意識レベル評価は困難ですが、ほとんどの場合は声かけにより容易に開眼するので、各検査の合間や治療後に意識レベルを確認するようにします。また、退室時は必ず患者さんへの声かけを行い、確認する必要があります。

血栓塞栓症を避けるための工夫

血栓塞栓を低減するための全身ヘパリン化

血栓を予防するために、全身ヘパリン化による血液凝固時間（activated clotting time：ACT）のコントロールが必要となります。前述したように、肺静脈隔離術は、他の治療に比べ治療時間が長くなること、心房細動の持続による血流低下などにより血栓が形成されやすいです。そのため、肺静脈隔離術におけるACTのコントロールは300～350秒を維持するように推奨されています。

当院の肺静脈隔離術におけるヘパリン投与方法について紹介します。カテーテルを挿入後、ヘパリンNaを静脈注射します。投与量は患者さんに応じて違いますが、目安は3,000～5,000単位になります（DOACは治療日の朝に内服を止めます。ワーファリンは内服を止めません。そのため、DOAC内服患者であればヘパリン5000単位、ワーファリン内服患者であればヘパリン3,000単位を静脈注射します）。また、ヘパリンの持続静注をヘパリンNa5,000単位＋生食20mL；計25mL、5mL/h、つまり1時間1,000単位の速度で開始します。ヘパリンNa投与から30分ごとにACTを測定し、300秒未満の場合は医師の指示にて追加投与、あるいは持続点滴速度の変更を行います（例えば3,000単位追加、あるいは持続ヘパリンの増量など）。

空気塞栓症

心房細動症例では、左房内に挿入されたロングシースへの電極カテーテルの出し入れを行う際に、シースのバルブの隙間から空気が一緒に注入されやすくなり

ます。特に鎮静により無呼吸が誘発された場合などは、胸腔内圧が極度に陰圧となるため、カテーテルの出し入れ時に多量の空気が引き込まれ、空気塞栓症の引き金になる場合もあります。空気塞栓症は無症候にすむ場合が多いかもしれませんが、冠動脈塞栓症の場合は心電図の下壁誘導のST上昇で気が付くことがあります。これは仰臥位では解剖学的に右冠尖が上方にあるため、引き込んだ空気が右冠動脈に流入したことによります。また、デフレクタブルシース（Agilis™など）の使用で無症候性の空気塞栓脳梗塞が多いとの報告もあり、注意が必要です。

空気塞栓発症時の対応

空気が冠動脈内に流入すると、胸痛を伴い起き上がったりする場合がありますが、空気が脳へ飛ばないよう、頭を上げないように注意します。患者さんに声をかけて不安の軽減に努めましょう。心電図でSTが上昇している場合は、冠動脈の造影を行って空気塞栓の有無を確認します。動脈に挿入されたシースのサイズが小さい（4Frなど）場合はシース交換の準備が必要です。もし、冠動脈内に空気の存在が確認できたら、吸引などは難しいため、ヘパリン生食などでフラッシュをして冠動脈内の空気を押し戻すか、または末梢へと流します。これでほとんどの症例で症状は改善しますが、塞栓が解除されるまでは血圧の低下に注意し、必要時にはノルアドレナリン静注、補液にて血圧を維持することが大切です。また、硫酸イソソルビド（ニトロール®）、ニコランジル（シグマート®）など血管拡張薬を使用する場合もあります。気付くのが遅れ、処置が遅れるとショックに陥る場合もあるため注意が必要です。

空気塞栓予防のための工夫

当院では、空気塞栓を予防するために、挿入されているシースの側管からヘパリンNa入りの生理食塩液を、カテーテルの出し入れの時だけ注入し、水圧を利用し空気が入らないようにしています。その準備・方法は図2の通りです。また、無呼吸を誘発しないように、鎮静レベルを調節することことも大切です。

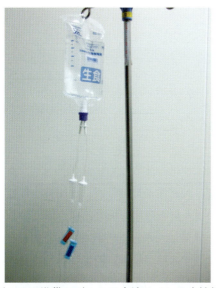
①ボトルの準備＆ボトルに点滴ライン2本接続

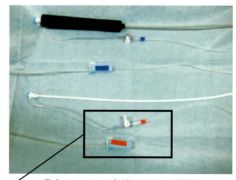
②各シースに点滴ラインを接続

操作したいカテーテルのラインから生理食塩液を流す際、色分けしておくと、どのクレンメを操作すればいいか一目瞭然である。

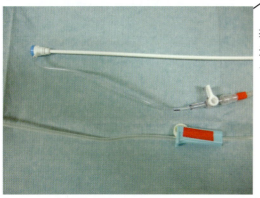
③クレンメと点滴ラインの先端に同色のテープを貼る。

図2　シースの側管から接続するラインの一例
①生理食塩液500mLにヘパリンNa3,000単位を加えたボトルを準備し、ボトルの口に点滴ラインを2本接続する。
②各シースに点滴ラインを接続する。
③シースとクレンメに同色のテープを貼る。
④シースの出し入れの際に、例えば「赤色のクレンメを開けてください」と言う。

（筧　晴雄）

食道関連合併症

はじめに

　食道関連の合併症として、左房食道瘻、食道迷走神経障害、食道炎、食道潰瘍などがあります。なかでも一番重篤なのは左房食道瘻であり、瘻が形成されると心内膜炎、敗血症、心筋梗塞、脳梗塞を併発し、非常に高い死亡率であるとされています。左房食道瘻は、左房後壁を焼灼する肺静脈隔離術に特異的な合併症と言っても過言ではなく、通電に伴う熱伝導が主な原因となります。また、イリゲーションカテーテル使用時に、リスクが高くなるといわれています。

実症例

> 　心房細動術後、帰室後2日目に患者さんより食後の腹痛の訴えがあり、冷汗著明、腹部膨満もあり、胃のあたりの圧痛を認めました。上記内容を主治医に報告、腹部X線写真にて胃拡張を認めました。末梢ラインよりプロトンポンプ阻害薬を静脈注射し、3日間の絶食・輸液加療にて軽快しました（**図1**）。

　食道関連合併症は、食道迷走神経障害により起こる消化器症状であり、絶食と点滴加療を行います。腹痛等の消化器症状は患者さんにとって苦痛が大きく、早期の発見をすることが大切です。術直後にげっぷが頻発しないか、腹部の違和感

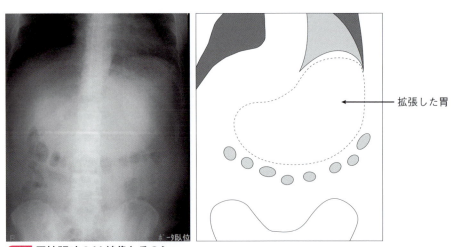

図1 胃拡張時のX線像とそのシェーマ

はないかなど患者さんの症状を観察しましょう。また、患者さんに多大なストレスを与えるため、メンタルのサポートも行いましょう。

食道関連合併症を低減させるための工夫

通電中の食道内温度をモニタリングする

当院では、口腔から食道温センサーカテーテル（センシサーモ™食道モニタリングシステム）を食道まで挿入します（**図2**）。当院では鼻出血予防で、鼻からではなく口から飲み込んでもらうため、患者さんには「うどんを飲み込むような感じで飲み込んでください」と声をかけ、医師に透視を出してもらい、先端が食道に入っているか確認しながら行います。この時、カテゼリーを用いると挿入が容易にできます。

通電中は、アブレーションカテーテルの近傍へ温度測定用カテーテルを近づけてモニタリングし、39℃でアラームが鳴る設定にしています。場合によっては通電を継続することがありますが、組織の破壊は42〜43℃から始まるため40℃の時点で通電は中止するようにしています。しかし、食道温センサーカテーテルで食道すべての温度をモニタリングできるわけではないということを知っておきましょう。

プロトンポンプ阻害薬（PPI）の内服を行う

アブレーションに伴う食道関連合併症のピークは、2〜3週間後といわれています。アブレーション当日からPPIを3カ月間、予防的に内服します。退院後は、患者管理にて内服を続けるので、必要性については十分に説明しましょう。

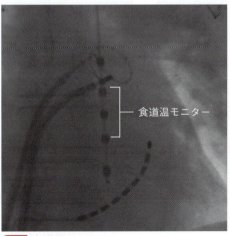

図2 食道温モニター

（筧　晴雄）

CHAPTER 5 肺静脈狭窄

　肺静脈狭窄は、心房細動アブレーションにおける肺静脈隔離術後に起こりうる合併症です。肺静脈内に通電を行いすぎると起こりえます。3Dマッピングシステムが発展したなかで、肺静脈の個別隔離から拡大肺静脈隔離へと変遷し、肺静脈入口部より左房本体部を焼灼するようになり、このような合併症は認めにくくなっています。4本ある肺静脈のうち血管径がもともと小さめの左右の下肺静脈（LIPVやRIPV）の起始部の有意狭窄（50％以上の狭窄）が起こりやすいです（図1）。通常、1本だけの狭窄ないし閉塞では無症状なことが多いですが、血痰などの症状で判明する場合があります。2本以上の肺静脈に有意狭窄を来していると、主に労作時の息切れなどの症状が現れることがあります。また、血痰を認めることもあります。バルーンカテーテルを用いた個別肺静脈隔離術（p.239参照）が最近盛んに行われつつありますが、バルーンを肺静脈内部に入れすぎた状態でアブレーションを行うと肺静脈狭窄が起こりうるので、注意深い観察フォローが必要です。

　一般に術後肺狭窄は緩徐に進行します。当院では3～6カ月後に可能な限り全例について、術後の造影CTにてPV狭窄を認めないかを確認しています。

　肺静脈狭窄の治療法は、バルーンやステントを用いた血管形成術が有効であったとする報告が散見されますが、再狭窄の問題もあり標準的治療は確立されていません。

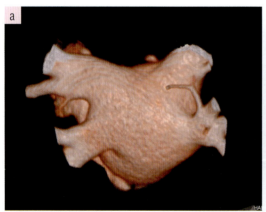 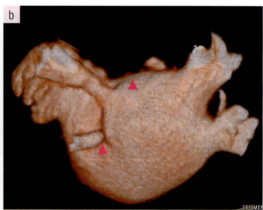

図1 肺静脈隔離後に左上下肺静脈に狭窄を認めた症例（PA view）
a：アブレーション前、b：アブレーション後

（大西尚昭）

CHAPTER 5-6 横隔膜運動低下

　横隔膜運動低下は、心房細動アブレーションで生じうる合併症です。横隔膜の動きを司る横隔神経は**図1**のような走行をしています。症例によっては、右横隔神経が右肺静脈や上大静脈と非常に近接していることがあります。そのため、右肺静脈隔離中は、なるべく右肺静脈入口部から離れた部位での隔離を目指します。また、時折透視上にて横隔膜の動きを確認することも必要です。

　非肺静脈起源の心房細動として重要な上大静脈の隔離術を行う際にも、右横隔神経障害に注意が必要です。当院では必ず隔離前にアブレーションカテーテルからペーシングを行い、横隔神経の捕捉がないことを確認のうえ、20W20秒の通電を行います。横隔神経捕捉を認めた場合には15W20秒の通電にとどめています。また、通電中に横隔膜の運動低下がないか確認し、認めた場合には手技を中止します。X線写真にて横隔膜の運動低下を認めていないかを確認します（**図2**）。

　バルーンカテーテルを用いた個別肺静脈隔離術（クライオバルーン、ホットバルーン）では、通常の高周波カテーテルに比べ、横隔膜障害が生じやすく注意が必要です。クライオアブレーションでは、右肺静脈冷凍隔離術中にわざと横隔神経刺激を行い横隔膜の運動低下を認めた時点で手技を中断するなどの対策がとられています。

　一般的に、片側の横隔膜の軽度運動低下を認めていても、無症状なことがほとんどです。また、仮に生じたとしても外来での経過で改善していくことがほとん

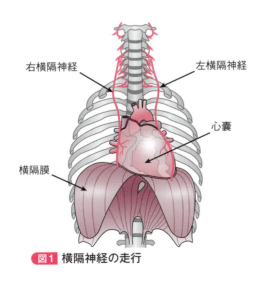

図1 横隔神経の走行

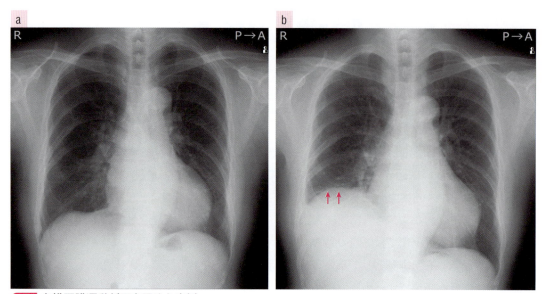

図2 右横隔膜運動低下を認めた症例
a：アブレーション前、b：アブレーション翌日
bでは右横隔膜の挙上を認める。

どとされています。ただし不可逆的なこともまれにあり、やはり術前に合併症としての説明はしておくべきかと思われます。

（大西尚昭）

7 術後房室ブロック

　発作性上室頻拍アブレーション術前において、術後房室ブロックの合併症の説明は必須です。中隔ケント束の房室回帰性頻拍、ヒス束近傍の心房頻拍の場合は注意が必要です。房室結節回帰性頻拍の場合は、通常はヒス束から離れた遅伝導路を注意深く焼灼するため房室ブロックが合併することは少ないですが、遅伝導路が速伝導路とやや近接しておりアブレーションに難渋し、通常よりやや高位のヒス束近く（速伝導路近く）で焼灼せざるをえなかった場合は注意が必要です。

　術後は必ず12誘導心電図でPR間隔を確認しましょう。万一PR間隔が延長して、術前にはなかった1度房室ブロックや2度房室ブロックを認めた場合は、注意しなくてはなりません。房室ブロックを認めた場合は、入院期間を延長して、モニター管理をして房室ブロックの進行がないかを確認したり、退院後は通常より早めのタイミングでの外来フォローをする必要があります。また、退院後万一ふらつきなどを自覚したら、房室ブロックが進行している可能性もあるため、すぐに来院していただく旨の説明が必要です。

　通常右室側からの通電によるブロックは一過性で、改善することがあります。房室結節回帰性頻拍のアブレーション後に完全房室ブロックとなった症例では、約3週間後に完全に正常化した症例もあります。この要因として、焼灼による迷走神経の一過性亢進が関係しているかもしれません。しかし、左心系からの通電ではヒス−左脚本幹へ障害が生じるため、短い通電でも永続的な房室ブロックとなりえます。このため、ベラパミル感受性心室頻拍例で左脚本幹部近傍へのアブレーション時には、通電前に心内電位でアブレーションカテーテルにヒス束が見えていないか十分に確認する必要があります。

（大西尚昭）

索引

数字

1度房室ブロック	125
2度房室ブロック	125
3Dマッピングシステム	64
3次元構造物	68
3度房室ブロック	127

A

accelerated junctional rhythm	15
accessory pathway	16
activation mapping	21
adaptive-servo ventilator	230
A-extra pacing	156, 177
AF	226
AFL	17, 188
anatomical	20
annotation	20
anterior	16
anterior wall	18
anteroseptal	16
antidromic AVRT	16
antidromic common AFL	17
appendage	18
Array	21
ASV	230
ATP	229
——の作用	187
atrial extra pacing	15
atrial fibrillation	226
atrial flutter	17, 188
atrioventricular reentrant tachycardia	168
automaticity	18
AVNRT	148
AVRT	168
——のリセット現象	181

Aのエキストラ	15
Aのディファレンシャル	15

B

bottom	18
Box isolation	18, 228
Brokenbrough	18
Brugada	137

C

cardiac tamponade	20
carina	18, 232
CARTO MERGE®	70, 229
CARTO® システムの原理	65
CARTOSOUND®	68
cavotricuspid isthmus	17
CCW	17
CFAE	18
CHA_2DS_2-VASC スコア	82
$CHADS_2$ スコア	82
channel	19
circuit	19
clockwise	17
CO_2 ナルコーシス	263
common AFL	188
common atrial flutter	17
common type AVNRT	15
concealed WPW syndrome	16
contact force	21
contact mapping	21
continuous fractionated atrial electrogram	18
correct SNRT	118
Coumel	16
counter clockwise	17
CTI	17
CURRENT テクノロジー	65

CW	17
cycle length	19

D

decremental conduction	15, 156
diastolic potential	19
differential atrial overdrive pacing	15
differential pacing	17
dissociation	18
double potentials	19
DSM	21
dual pathway	15
dynamic substrate mapping	21

E

effective refractory period	15
electrophysiological study	28
EnGuide	21
EnSite Array™ システム	67, 75
EnSite NavX™ システムの原理	66
EnSite™ Fusion™	70
entrainment pacing	17
entrance	19
EPS	28
——におけるVT・VFの誘発試験	143
ERP	15
exit	19

F

far field potential	19
fast pathway	15
firing	18, 227
focal fibrillation	18, 237
focal pattern	19
focus	19

280

fragmented potential	15	
fusion	21	
f 波	227	

G

GAP	20,	235
GAP phenomenon	20	
Geometry	21	

I

inferior wall	18
initiation	19
intermittent WPW syndrome	16
IVR	108

J

jump up phenomenon	15

L

landmark	21
lateral	16
LAVA	255
left inferior pulmonary vein	18
left superior pulmonary vein	18
LIPV	18
local abnormal ventricular activities	255
LSPV	18

M

MAGNETIC テクノロジー	65
manifest WPW syndrome	16
merge	21
midseptal	16
mitral isthmus	18
modify	15

N

Narula 法	119

O

one echo phenomenon	15
organized	18
orthodromic AVRT	16
orthodromic common AFL	17
over drive pacing	15
overdrive suppression	19

P

PAF	226	
ParaHisian pacing	16,	160
paroxysmal atrial fibrillation	226	
paroxysmal supraventricular tachycardia	148	
passive	19	
pause	19	
POP phenomenon	20	
post pacing interval	17	
posterior	16	
posterior wall	18	
posteroseptal	16	
PPI	17, 194,	275
propagation mapping	21	
PSVT	148	
pulmonary vein isolation	18	
pulmonary vein potential	18	
PVC scan	15	
PVC スキャン	15,	160
PV アイソレーション	18	
PV キャプチャー	235	
PV ポテンシャル	18	

R

RA isthmus	17	
RAOD	156,	177
reentry	19	
registration	21	
reset	15	
ridge	20	
right inferior pulmonary vein	18	
right superior pulmonary vein	18	
right ventricular outflow tract	217	
RIPV	18	
roof	18	
RSPV	18	
Rubenstein 分類	116	
RVG	221	
RVOD	156,	177
RVOT-VT	217	
RV オーバードライブ	156,	177

S

SACT	118
scar	19
SCZ	19
septal	16
septal wall	18
sequence	15
sinoatrial conduction time	118
sinus node recovery time	118
slow conduction zone	19
slow pathway	15
slow pathway potential	15
SNRT	118
SPP	15
SSS	116
Strauss 法	120
substrate mapping	19

索引

surface		21

T

TAPVC		201
termination		19
total anomalous pulmonary venous connection		201

U

uncommon AFL		188
uncommon atrial flutter		17
uncommon type AVNRT		15

V

VA		15
VA conduction		154
ventricular atrial conduction		15
ventricular extra pacing		15
V-extra pacing	153,	175
virtual potential		21
VISITAG™	21,	234
visual alignment		21
voltage map		21
VT アブレーションの戦略		245
V のエキストラ		15

W

Wenckebach block		15
WPW 症候群		168

あ

アイソクローナルマップ		214
アクセサリーパスウェイ		16
アクチ（ティ）ベーションマップ	21,	211
新しいカテーテル		46
アタラックス®-P		24
アッペンデイジ		18
アデノシン三リン酸		229
アデホス		22
アトロピン	25,	135
アナ（ノ）テーション		20
アナトミカル		20
アネキセート®		24
アブレーション中のモニタリング		45
アブレーションの適応		47
アミサリン®	23,	25
アレー		21
アンコモン・フラッター		17
アンコモン AVNRT		15
アンチドロミック・フラッター		17
アンチドロミック AVRT		16
アンチレクス®		22
アンテリオー（ル）	16,	18
アンテロセプタル		16
イグジット		19
異常自動能		40
イスムス		17
イソプロテレノールの作用		160
イニシエーション		19
イリゲーションカテーテル	45,	57
インターベンショナル・ラジオロジー		108
インターミッテント		16
インデラル®		25
インフェリオー（ル）		18
ヴァーチャル電位		21
ヴィジュアル・アライメント		21
ウェンケバッハ・ブロック		15
右室造影		221
右室流出路起源心室頻拍		217
右心房の解剖学的峡部		17
エンガイド		21
エンサイトフュージョン		70
エントランス		19
エントレインメントペーシング	17, 206,	209
横隔神経	36,	277
横隔膜運動低下		277
オーガナイズ		18
オーソドロミック・フラッター		17
オーソドロミック AVRT		16
オートマティシティー		18
オーバードライブ	15,	134
オーバードライブサプレッション	19,	117
オルソドローミックキャプチャー		206

か

回帰		150
回帰性		19
開始		19
解剖学的		20
解離		18
回路		19
カウンタークロックワイズ		17
拡大肺静脈隔離術		228
拡張期電位		19
下大動脈と三尖弁輪の峡部		17
過鎮静		265
合併症	106,	260
カテーテルの種類		45
カフェ		18
下壁		18
カラーマッピング		71
カライナ（カリーナ）	18,	232
カルトサウンド		68
カルトマージ	70,	229
カルトマップ		224

間隙	235	高頻度刺激	15	周期	19
間欠性 WPW 症候群	16	後部中隔	16	出血性ショック	260
患者準備	89	後壁	16, 18	術後病棟管理	103
患者退室	97	コモン・フラッター	17	術後房室ブロック	279
患者入室	88	コモン AVNRT	15	術前訪問	78
緩徐伝導領域	19	コンシールド	16	術中鎮静	93
完全房室ブロック	125	コンスタントフュージョン	206	術中モニタリング	96
期外刺激法	35	コンタクトフォース	21, 231	出力	43
気胸	263	コンタクトマップ	21	上下肺静脈の分岐部	18
器質的心疾患を背景に持つ持続性心室頻拍	244			焼灼用カテーテル	56
基質マッピング	19	**さ**		静脈洞	213
逆方向性房室回帰性頻拍	16	サーキット	19	ショートシース	58
逆方向旋回の通常型心房粗動	17	サーフェイス	21	食道温度測定のカテーテル	229
ギャップ	20, 235	サーフェイス・レジストレーション	232	食道関連合併症	274
ギャップ現象	20	サイクル	19	食道内温度	275
局所の電位	74	最早期部位の測定	183	処置	85
空気塞栓症	271	細動波	227	心外膜アブレーション	255
クーメル現象	16	再発	106	心耳	18
クールドチップカテーテル	58	サブストレートマッピング	19	心室期外刺激	15
クライオアブレーション	49	サブストレートマップ	213	心室期外刺激法	140, 153, 175
クライオバルーン	50, 277	三尖弁下大静脈峡部依存性心房粗動	188	心室期外収縮	63
クライオバルーンアブレーション	239	酸素飽和度	260	心室頻回刺激法	131
クロックワイズ	17	サンリズム®	24	心室連続刺激法	156, 177
継続内服	106	シーケンス	15, 154	心臓電気刺激装置	52
血圧低下	260	シース	58	心タンポナーデ	20, 260, 267
血栓形成	44	ジオメトリ	21, 68	心内電位記録装置	52
血栓塞栓症	270	磁界テクノロジー	65	心不全増悪	263
ケミカルアブレーション	51	刺激伝導系	30	心房期外刺激	15
検査	84	事前準備	81	心房期外刺激法	131, 156, 177
顕在性 WPW 症候群	16	室房伝導	15, 154	心房細動	62, 226
減衰伝導	15, 156	至適通電部位	163	心房粗動	17, 188
ケント束の推定	175	自動車の運転	142	心房中隔穿刺	18, 229
ケント束の伝導特性	177	自動能	18	心房頻回刺激法	130
ケント束の部位の推定	169	ジャンクション	15, 164	心房連続刺激法	156, 177
高血圧	105	ジャンプアップ現象	15, 156	睡眠時呼吸障害	106
				スカー	19
				隙間	20

索引

スティムレータ	52
スロー・パスウェイ	15, 150
スロー・パスウェイ電位	15
スロコン	19
正方向性 AVRT の 12 誘導心電図	173
正方向性 AVRT の心内電位	172
正方向性房室回帰性頻拍	16
正方向旋回の通常心房粗動	17
絶対性不整脈	227
セプタル	16, 18
線維化組織	19
潜在性 WPW 症候群	16
潜在性房室ブロック	130
先端冷却機能付き焼灼用カテーテル	57
前部中隔	16
前壁	16, 18
総肺静脈還流異常	201
僧帽弁の解剖学的峡部	18
塞栓症	270
側壁	16
ソセゴン®	23

● た

ターミネーション	19
ダイアストリック・ポテンシャル	19
体動	266
ダブルポテンシャル	19
遅延電位と拡張期電位の関係	249
チャンネル	19
中隔	16, 18
中隔ケント束の存在確認	160
中部中隔	16
通常型 AVNRT	150
通常型心房粗動	17, 61, 188
――の証明検査	194
通常型房室結節回帰性頻拍	15
通電中の反応	164
停止	19
ディソシエイション	18
ディファレンシャル・ペーシング	17, 196
デクリメンタル	15
デュアル・パスウェイ	15
デルタ波	168
電界テクノロジー	65
電気生理学的検査	28
電極カテーテル	54
トゥイッチング	215
洞結節	30
洞結節回復時間	118
洞結節自動能の評価	117
洞結節のリセット	118
洞不全症候群	116
洞房伝導時間の評価	118
時計方向回転	17
ドパミン塩酸塩	24
トリガードアクティビティ	37, 40
ドルミカム®	23
ドロレプタン®	23

● な

ナロキソン塩酸塩	23
二重伝導路	15
ノルアドリナリン®	24
ノルアドレナリン注射薬	24
ノンコンタクト・マッピングシステム	75

● は

パーフェクトペースマップ	223
肺静脈隔離術	18
肺静脈狭窄	276
肺静脈電位	18
肺静脈の底部	18
バイポーラアブレーション	257
発火現象	18, 227
パッシブ	19
パラヒスペーシング	16
瘢痕性心房頻拍	201
反時計方向回転	17
ビジタグ	21
ヒス束電位図記録	128
左下肺静脈	18
左上肺静脈	18
非通常型心房粗動	17, 188
非通常型房室結節回帰性頻拍	15
必須緩徐伝導部位	213
被ばく低減	108
肥満	106
病棟への術前訪問	78
病変サイズ	43
病歴聴取	81
非リエントリー性頻拍	48
ファー・フィールドポテンシャル	19
ファイアリング	18, 227
ファスト・パスウェイ	15, 150
ファティーグ現象	131
フェンタニル	23
不応期	35
フォーカス	19
フォーカル・パターン	19
フォーカル・フィブ	18
フォーカル・フィブリレーション	237
フォーカル AT	212
副伝導路	16
フュージョン	21

フラグメント電位	15
フラッター	17
ブルガダ症候群	137
プルキンエ線維	30
プレセデックス®	23
プロカインアミド	25
プログラム刺激	34
プログレッシブフュージョン	207
プロタノール®	22
プロタミン硫酸塩	23
ブロッケンブロー	18
プロトンポンプ阻害薬	275
プロパゲーションマップ	21
プロプラノロール	25
分界稜	213
ペーシング後復元周期	17
ペースマップ	223
ヘッドミーツテイル	212
ヘパリンナトリウム	23
防護3原則	110
房室回帰性頻拍	168
房室結節回帰性頻拍	148
房室伝導	156
房室ブロックの原因	125
房室ブロックの分類	125
放射線管理	108
傍ヒス束ペーシング	16, 160
ポーズ	19
ポステリオー（ル）	16, 18
ポステロセプタル	16
ポストペーシングインターバル	209
補正洞結節回復時間	118
ボックスアイソレーション	18
発作性上室頻拍	60
——の種類	148
発作性心房細動	226
ホットバルーン	50, 27
ホットバルーンアブレーション	239
ポップ現象	20, 44
ボトム	18
ボルテージマップ	21, 213

ま

マージ	21, 231
マイトラルイスムス	18
マニフェスト	16
右下肺静脈	18
右上肺静脈	18
ミッドセプタル	16
申し送り	98
モディファイ	15

や・ゆ

薬物負荷試験	120, 132
有効不応期	15, 36
誘発と誘発後の手技	159

ら・わ

ラシックス®	23
ラテラル	16
ラバ	255
ラボナール®	23
ラリンゲルマスク	230
ランドマーク	21
ランドマーク・レジストレーション	232
リエントリー	19, 36, 40, 150
リエントリー性不整脈	48
リエントリーの成立	191
リセット	15
リセット・エントレインメント現象	40
リターンサイクル	37
リッジ	20
リファレンス	73
リファレンス電位	210
隆起	20
硫酸アトロピン	22
ルーフ	18
レジストレーション	21
連続刺激法	34
ロングシース	59
ワンエコー	15, 156

●監修者紹介

中川義久（なかがわ　よしひさ）

1986年3月　京都大学医学部卒業
1986年6月　京都大学医学部附属病院
1987年4月　浜松労災病院内科
1990年1月　社会保険小倉記念病院循環器科
2002年4月　国保松戸市立病院循環器科医長
2003年3月　京都大学博士（医学）
2004年8月　京都大学医学部附属病院循環器内科講師
2006年8月　天理よろづ相談所病院循環器内科部長
2006年10月　京都大学医学部臨床教授
2006年12月　京都大学医学部非常勤講師
2010年5月　天理よろづ相談所病院栄養部部長（兼任）

専門・主な研究領域
虚血性心疾患・冠動脈インターベンション・医学教育

著書
心臓内科医のひとりごと．同友館，2000.
研修医・看護師のための心臓カテーテル最新基礎知識．三輪書店，2003.
研修医・看護師のための心臓カテーテル最新基礎知識 第2版．三輪書店，2004.
中川義久編：心臓カテーテル検査の基本とコツ．羊土社，2009．（共著）
恋する医療統計学．南江堂，2015.

本書は、2010年小社刊行の書籍『看護師・研修医・臨床工学技士のためのカテーテルアブレーションの治療とケア』の内容をもとに新たに執筆したものです。

看護師・研修医・臨床工学技士のための
実践！ カテーテルアブレーション治療とケア
──「むずかしい」が「おもしろい」に変わる！／
「カテ室再現会話」とひと目でわかる「疾患別診断・治療のポイント」で予習はカンペキ！

2017年4月5日発行　第1版第1刷
2021年7月10日発行　第1版第4刷

監　修	中川 義久
編　著	貝谷 和昭／柴田 正慶
発行者	長谷川 翔
発行所	株式会社メディカ出版 〒532-8588 大阪市淀川区宮原3-4-30 ニッセイ新大阪ビル16F http://www.medica.co.jp/
編集担当	鈴木陽子
装　幀	渡部裕一（ティオ）
本文イラスト	ホンマヨウヘイ／K's design
組　版	株式会社明昌堂
印刷・製本	株式会社シナノ パブリッシング プレス

© Yoshihisa NAKAGAWA, 2017

本書の複製権・翻訳権・翻案権・上映権・譲渡権・公衆送信権（送信可能化権を含む）は、(株)メディカ出版が保有します。

ISBN978-4-8404-6164-1　　　　　　　　　　　　　　　Printed and bound in Japan

当社出版物に関する各種お問い合わせ先（受付時間：平日9：00〜17：00）
●編集内容については、編集局 06-6398-5048
●ご注文・不良品（乱丁・落丁）については、お客様センター 0120-276-591